U0198038

实用急重症超声学

吕发勤　黎檀实　主编

清华大学出版社

北京

内 容 简 介

本书从临床应用出发，以临床急重症疾病及病症为基础，参考国内外最新论著文献，简明扼要阐述基础理论，重点阐述常见急重症超声影像学特点及其引导的床旁介入治疗，并配以大量图片，突出实用性，可满足广大急诊及超声临床一线医师需要，以期提高急重症临床救治水平。

图书在版编目（CIP）数据

实用急重症超声学 / 吕发勤，黎檀实主编. —北京：清华大学出版社，2019
ISBN 978-7-302-53630-7

Ⅰ. ①实⋯ Ⅱ. ①吕⋯ ②黎⋯ Ⅲ. ①急性病 – 超声波诊断 ②险症 – 超声波诊断 Ⅳ. ① R445.1

中国版本图书馆 CIP 数据核字（2019）第 180691 号

责任编辑：肖　军　周婷婷
封面设计：傅瑞学
责任校对：赵丽敏
责任印制：杨　艳

出版发行：清华大学出版社
　　　　　网　　址：http://www.tup.com.cn, http://www.wqbook.com
　　　　　地　　址：北京清华大学学研大厦 A 座　　　邮　　编：100084
　　　　　社 总 机：010-62770175　　　　　　　　邮　　购：010-62786544
　　　　　投稿与读者服务：010-62776969, c-service@tup.tsinghua.edu.cn
　　　　　质量反馈：010-62772015, zhiliang@tup.tsinghua.edu.cn
印 装 者：涿州汇美亿依印刷有限公司
经　　销：全国新华书店
开　　本：185mm×260mm　　　印　张：17　　　字　数：371 千字
版　　次：2019 年 12 月第 1 版　　　印　次：2019 年 12 月第 1 次印刷
定　　价：198.00 元

产品编号：083209-01

编 者 名 单

名誉主编　唐　杰

主　　编　吕发勤　黎檀实

主　　审　周登峰

副 主 编　周　璇　王月香

编　　委　（按姓氏笔画排序）

王月香　中国人民解放军总医院第一医学中心

卢宏泉　中国人民解放军总医院第一医学中心

吕发勤　中国人民解放军总医院第一医学中心

刘义灏　中国人民解放军总医院第一医学中心

李　民　中国人民解放军总医院第一医学中心

李岩密　中国人民解放军总医院第一医学中心

李秋洋　中国人民解放军总医院第一医学中心

张明博　中国人民解放军总医院第一医学中心

周　璇　中国人民解放军总医院第一医学中心

周登峰　中国人民解放军总医院海南医院

费　翔　中国人民解放军总医院第一医学中心

徐　虹　中国人民解放军总医院第一医学中心

唐　杰　中国人民解放军总医院第一医学中心

焦子育　中国人民解放军总医院第一医学中心

管立勋　中国人民解放军总医院海南医院

黎檀实　中国人民解放军总医院第一医学中心

序 Preface

近三十年来，超声医学以惊人的速度飞速发展，其诊断和引导的介入性超声技术几乎涉足了临床科室的各个领域，为临床解决问题的同时，自身已由辅助临床诊断科室发展为真正的临床医学学科，包括诊断与治疗等方面，成为微创外科学不可或缺的技术。

与CT、核磁共振、数字减影血管造影仪器等大型影像设备比较，超声具有机动灵活的特点，大型台式超声仪均是可移动机。除此之外，便携式超声仪在急诊和患者床旁得到广泛应用；近年来问世的掌上口袋机为即时床旁（point of care）的应用提供便利，并力求成为临床医师的眼睛，特别是在急危重症抢救中的应用，其价值已得彰显。

与常规日常影像诊断和介入诊疗不同，急危重症救治时要求快速、准确、高效，而超声是专业性强的影像技术，超声图像的识别和分析是其在临床推广应用的主要瓶颈。

近年来已有一些急诊超声的著作面世，部分是由从事超声专业的医师撰写，由于专业的关系，这些专著或内容局限，或范围有限；部分由急诊医师撰写，但以翻译版本多见，自己的实践较少，难以举一反三。本书作者是超声与临床专业的医师，投入大量时间和精力与急救部联合，一起查房、共同病例讨论、参与患者救治，其扎实的理论源于丰富的实践。本书特色主要体现在：一是急危重症多学科领域的从头到脚（from head to toe）的超声应用；二是超声造影、介入超声、容积导航等新技术在急救中的灵活运用；三是每张超声图像都是作者与疾病争夺时间的积累，每个病例都是一个完整的故事，其明晰度不但有利于超声专业的医师掌握，更利于其他专业临床医师的理解和应用。

有鉴于此，我作为一个创伤医学工作者，愿做此序，以志贺！

中国工程院院士

中华医学会创伤学分会名誉主任委员

中华医学会组织修复与再生分会主任委员

2019 年 7 月 30 日

前　言　

急危重症是超声应用的新领域，其快速发展的原因，首先是急危重症诊疗水平的提高，其依赖于影像技术的早期诊断，或早期影像引导的介入治疗。第二，急危重症院前救治的加强，现场和转运途中的施救水平的提高，都加快了超声在该领域的发展。第三，超声技术的飞速发展，在急危重症救治过程中发挥了举足轻重的作用。硬件方面，仪器便于携带，人能到的地方，仪器就能到，可在现场和转运途中随时对病情进行监测和评估；高端便携仪器的问世，可方便地用于即时床旁诊疗。软件方面，磁导航引导的介入技术、超声造影、容积导航、弹性成像等单项或联合模式可以实现从头到脚的病情评估，如腹部、肢体、心胸、周围组织、外周神经以及颅脑疾病等，急危重症救治过程中超声引导的可视性操作，如失血性休克时，超声引导的外周静脉穿刺置管，超声引导的困难气道管理等。

近年来，国内部分医院急诊科医生开始将便携式超声用于急危重症患者的抢救，但由于超声图像的"客观性"，因其识别的困难而受到质疑，加之各类超声成像新模式的出现，其应用受到很大限制，规范和培训的需要成为必然：①仪器调节：尽管超声仪器设备逐步实现智能化，但一键式操作仍难以完成最便携超声的技术操作，加之创伤救治的原则快速、准确、有效。②操作方法：超声成像是多角度、多切面的连续性扫查，其成像受操作者的技术手法影响大，而急危重症救治情况下，由操作医生完成快速诊断及其引导的微创治疗。③超声图像识别：超声是最便携、有效的影像学技术，但图像识别需要专门的基础知识和临床经验的积累。

本书从超声技术在急危重症救治过程中的临床应用角度出发，总结编者作为超声医师，以急诊超声医学为亚专科的 15 年临床经验，较为系统、全面地阐述了急危重症救治中的超声技术、应用及其价值。特点：①实用性：操作方法、步骤明确，尤其是超声引导的介入性操作方法、技巧的临床应用，全书使用多幅超声图像，以便于读者理解。②前沿性：使用了超声新技术，结合最新文献，对急危重症的超声技术应用进行了概括和总结。③规范性：尽管部分临床医师已尝试将便携式超声应用于急危重症的救治，因没有规范化教材，应用水平参差不齐，普及应用受到限制。④系统性：全面阐述了超声技术在急危重症的应用领域，实现了超声从头到脚的病情评估和引导的介入治疗。

书中缺陷和错误敬请各方专家不吝指正和赐教。

吕发勤　黎檀实

2019 年 6 月 30 日

目　　录　Contents

第 1 章　腹部创伤和急腹症

第 1 节　腹部实质性器官创伤

一、肝脏创伤

【病因】

　　肝脏创伤可分为钝器伤和锐器伤，在平时，占腹部创伤的 15%～20%，以钝器伤多见。临床上较常见的致伤因素是撞击伤和坠落伤，也可见刀刺伤、挤压伤和爆炸伤等。已存在病变的肝脏受到外力打击后，更容易导致损伤。

【病理及临床表现】

　　肝脏创伤后常出现腹腔内出血，出血量大时引起失血性休克，不及时救治威胁患者生命，临床上出现失血性休克的表现。另外，肝破裂时胆道的损伤可导致胆汁漏入腹腔引起胆汁性腹膜炎，出血可破入胆道，自胆道进入十二指肠引起呕血或黑便。

　　临床上较常用的肝脏创伤分级是美国创伤外科协会（American Association for the Surgery of Trauma，AAST）于 1995 年确立的分级标准，其分级基础是手术病理，分级依据是有无肝包膜下血肿、包膜下血肿占肝脏表面的百分比、创伤深度以及有无血管损伤及血管损伤程度等。鉴于 CT 在肝脏创伤诊断中的作用，1998 年 Becker 等提出了 CT 对肝创伤的分级标准，分级依据是 CT 图像上的肝包膜破裂、肝实质裂伤及血肿的程度。

　　肝脏创伤以右叶多见，左叶相对少见，除了左右位置的差别外，在病理及临床表现方面与脾脏创伤极为类似。肝被膜下破裂有转为真性破裂的可能，中央型肝破裂可发展为继发性肝脓肿。

【检查方法】

　　患者常采取平卧位或侧卧位，右上腹部肋缘下、剑突下和肋间隙多切面显示肝脏。每处均采用连续性扫查，观察肝实质、肝包膜及腹腔情况。超声造影采用经肘部静脉团注法，将聚焦调至肝脏的深部位置，启动超声造影条件。超声造影观察肝实质灌注情况，确定肝脏是否存在创伤灶、测定创伤灶大小，判定是否存在活动性出血。

【超声表现】

1. *常规超声*　二维超声可见包膜连续性中断，包膜下血肿时表现为肝表面与实质间的新月形或不规则无回声区。创伤早期实质回声均匀或不均，可见片状偏强回声区或回声强弱不等，部分可见片状无回声区，且边界不清晰（图1-1-1a）。肝周可见积血和（或）积液形成的无回声区，腹腔常可探及游离液体。肝创伤后血肿呈无回声结构，内透声性好或欠佳。创伤早期彩色多普勒显示创伤灶周围血流信号增加（图1-1-1b），但肝门部大血管损伤时，血流信号明显减少或消失。

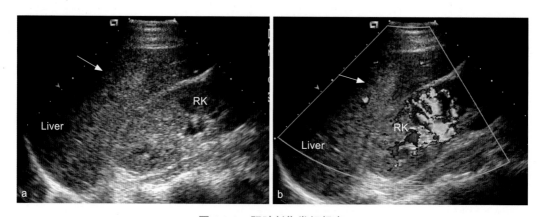

图1-1-1　肝脏创伤常规超声

a. 二维超声图像显示肝创伤早期实质回声不均，可见片状偏强回声区（箭头所示），边界不清楚；

b. 肝创伤后早期彩色多普勒显示创伤灶周围血流信号增加，箭头所示为肝创伤灶，Liver—肝脏；RK—右肾

2. *超声造影*　灰阶超声造影可清晰显示肝内创伤灶，创伤灶在动脉期、门脉期和延迟期均为无增强和（或）低增强，呈负性显影，与周围正常肝实质界限清晰（图1-1-2），而周围正常肝组织在注入超声对比剂后逐渐增强，增强可持续5～6分钟。肝锐器伤的创伤灶边界整齐，钝器伤的创伤灶形态多不规则，钝器伤创伤灶的边缘及内部常可见形态不规则的残存正常肝组织。创伤累及包膜时，超声造影能清晰显示包膜破裂口形状及大小。肝创伤活动性出血的超声造影表现为：①创伤灶内部或周边的异常增强区，回声高于周围正常组织，呈"条状""结节状"或"梅花状"（图1-1-3），且动态观察时，异常增强区可发生不同程度的形态改变，部分异常增强区后方可见声影。②累及包膜的创伤活动性出血，在肝周积液的衬托下表现为"喷泉"或"涌泉"状，缓慢的渗血表现为"滴水"状。③在无肝周积液时，累及包膜的活动性出血表现为浓聚的对比剂自包膜破口流向包膜外，并在肝周形成异常增强结构，动态观察形态发生变化。

【鉴别诊断】

超声造影能够清晰显示肝创伤的部位、形态、范围及创伤程度，显著改善了常规超声在肝创伤中的诊断价值（表1-1-1），其在肝创伤诊断中的优势还在于能显示活动性出血，从而更准确地判断伤情。

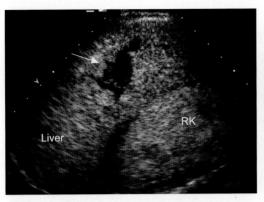

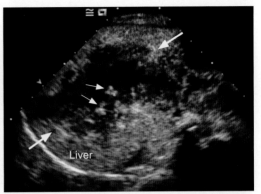

图 1-1-2 肝创伤超声造影

经外周静脉注射超声对比剂后，肝右后叶实质内见无和低增强区，为创伤灶，其外形不规则，与周围正常肝组织界限清楚（箭头所示），Liver—肝脏；RK—右肾

图 1-1-3 肝创伤伴活动性出血超声造影

肝脏创伤灶（大箭头所示）内的活动性出血表现为异常增强的结节状或梅花状，回声高于周围正常肝组织，动态观察其形态发生改变（小箭头所示），Liver—肝脏

表 1-1-1　204 例可疑肝创伤患者的常规超声与超声造影的诊断比较

方法	敏感性	特异性	准确率
常规超声	42.7%（73/171）	63.6%（21/33）	46.1%（94/204）
超声造影	97.7%（167/171）	97.0%（32/33）	97.5%（199/204）

　　鉴别诊断主要是肝创伤灶与肝内其他局灶性病变的鉴别，活动性出血灶与残存正常组织的鉴别。

　　1. 肝内囊性病变　肝内囊性病变在常规超声图像上表现为边界清楚的无回声区，常有侧方声影，后方回声增强。尽管超声造影的各时相均为无增强，但其形态相对规则。而肝创伤灶在创伤早期常规超声表现为偏强回声或未见明显异常，血肿形成后显示为无回声区；超声造影时创伤灶多呈不规则形，内部可见活动性出血，结合创伤病史可予鉴别。

　　2. 血管瘤　超声造影显示动脉期病灶周边多呈结节状增强，部分呈均匀增强，门脉期和延迟期可呈全瘤增强或不完全增强，尽管瘤体内可见无增强区，但形态相对规则。以上特征可与肝创伤灶鉴别。

　　3. 肝内坏死性结节　经外周静脉注射超声对比剂后可出现三期无增强，但多数边界规则，且没有创伤史，临床上多为无症状患者，超声显示腹腔及肝周无积液，可资鉴别。

　　4. 创伤灶内残存正常肝组织　超声造影显示肝创伤后活动性出血为异常高增强区，与残存正常肝组织的增强容易混淆，但前者系血管损伤后对比剂外溢（extravasation 或 leakage）、浓聚（pooling）所致，仔细观察其增强区的形态发生改变，而创伤后残存正常肝组织则不然，其形态无变化。

【临床价值】

　　既往肝脏创伤的影像学诊断主要包括增强 CT 和常规超声等，特别是多平面螺旋增强 CT 是诊断的金标准，其优势在于能够判定肝脏创伤的部位、创伤灶范围及有无活动性出血，并能确定腹腔及腹膜后的积血。常规超声是肝脏创伤首选的检查方法，对创伤灶的诊断准确率不高，但对肝脏创伤后腹腔积液的检出率可达 100%，且该技术可以方便地用于急诊床旁，床旁超声引导的腹腔诊断性穿刺便于确定腹腔积液的性质，为创伤后搬动风险高的患者提供方便快捷的影像学信息，是其优势。但常规超声难以确定肝创伤的程度及有无活动性出血。而超声造影可在急诊床旁评价肝创伤的部位、范围及有无活动性出血，从而判定创伤程度，其诊断价值与增强 CT 一致。

超声造影引导的肝创伤经皮微创治疗，可使约 80% 的患者采用非手术治疗，显著降低了手术治疗率。作为微创治疗技术，此方法与临床上传统的方法，如腹腔镜、选择性动脉栓塞术等比较，本技术具有以下特点：①方法简便、易行、快捷，可用于院前及院内患者床旁救治；②止血迅速、安全，疗效确切；③治疗损伤小、恢复快、救治成本低。所以，超声造影及其引导的介入性超声技术有望成为创伤院前诊治的便利和有效的方法。

二、脾脏创伤

【病因】

脾脏是最容易遭受创伤的腹部实质脏器，脾脏创伤发生率占腹部闭合性伤的 20%～40%，占腹部开放性伤的 10% 左右，以钝器伤多见，多由撞击伤和坠落伤引起，也可见于刀刺伤、挤压伤和爆炸伤等。脾脏可发生自发性破裂，多见于已存在病变的脾脏。

【病理及临床表现】

脾脏创伤后常出现腹腔内出血，出血量大时引起失血性休克。脾脏创伤较多见于膈面，有时裂口对应部位有下位肋骨骨折。破裂若发生在脏面，尤其是邻近脾门者，有撕裂脾蒂的可能，此种情况下，出血量很大，患者可迅速发生休克，甚至未及抢救导致死亡。

临床上较常用的脾脏创伤分级是美国创伤外科协会于 1995 年确立的分级标准，其分级基础是手术病理，分级依据是有无包膜下血肿、包膜下血肿占脾脏表面的百分比、创伤深度以及有无血管损伤和血管损伤程度等。鉴于 CT 在脾脏创伤诊断中的作用，1998 年 Becker 等提出了 CT 对脾创伤的分级标准，分级依据是 CT 图像上的包膜破裂、实质裂伤及血肿的程度。通常还依据病理将脾破裂分为中央型破裂（损伤在实质深部）、包膜下破裂（损伤在实质周边部）和真性破裂（损伤累及被膜）三种类型。

【检查方法】

患者常采取平卧位或侧卧位，左上腹部肋缘下和肋间隙多切面扫查脾脏。采用连续性扫查，观察脾包膜连续性、实质回声及腹腔有无积液。超声造影采用经肘部静脉团注法，将聚焦调至脾脏图像的深部，启动超声造影条件行连续性观察。超声造影观察脾实质灌注情况及脾周对比剂溢出情况，确定脾脏是否存在创伤灶、测定创伤灶大小，判定是否存在活动性出血。

【超声表现】

1. **常规超声**　二维超声显示脾脏外形正常或饱满，脾包膜下可出现扁长形、半月形或不规则形的无回声区（图1-1-4a）。创伤早期，实质回声不均匀或未见明显异常，有时见片状偏强回声区或回声强弱不等，或伴有点状或片状无回声区，与正常组织界限不清晰。脾周可见出血形成的无回声区（图1-1-4b），腹腔常可探及游离液体（图1-1-4c）。脾创伤后血肿可呈规则或不规则无回声区。创伤早期彩色多普勒显示创伤区周围血流信号增加，血流速度加快，但脾门部大血管损伤时，脾实质内血流信号明显减少或消失（图1-1-5）。

2. **超声造影**　经外周静脉注射超声对比剂后，脾脏创伤灶表现为无和（或）低增强的灌注缺损区（anechoic and/or hypo-enhanced defect region），与周围正常脾组织分界清楚，以实质期和延迟期明显。钝器伤边界不规则，可呈星形（图1-1-6a），锐器伤的创伤灶边缘较整齐（图1-1-6b）。创伤累及包膜时，可见包膜连续性中断，此为包膜破裂口。脾创伤活动性出血超声造影表现：①累及包膜的创伤活动性出血，在脾周积液的衬托下表现为"喷泉""涌泉"状（图1-1-7），缓慢的出血表现为"小溪"状（图1-1-8）；②在无脾周积液时，累及包膜的活动性出血表现为浓聚的对比剂流向

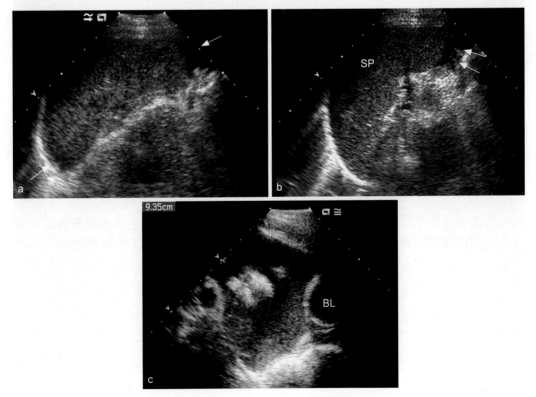

图1-1-4　脾脏创伤二维超声

a. 脾脏创伤后外形稍饱满，实质回声欠均匀，与周围组织界限不清；b. 脾周可见出血形成的无回声区（箭头所示）；

c. 腹腔探及游离液体，最大深度9.35cm，SP—脾脏；BL—膀胱

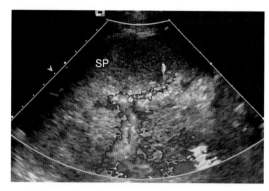

图 1-1-5 脾脏创伤彩色多普勒

脾脏创伤累及脾门部大血管，彩色多普勒显示脾实质内血流信号明显减少，甚至消失，SP—脾脏

包膜外，并在脾周形成异常增强的带状结构，动态观察呈流动状；③血肿内的活动性出血表现为异常增强区，以条状、梅花状多见，其结构、形态与残存脾组织显著不同（图 1-1-9）。

3. 脾脏创伤的超声造影引导经皮治疗（详见第 8 章第 4 节）

（1）适应证：超声造影表现为Ⅱ类伤情的脾创伤，即①脾实质裂伤深度大于 3cm 或累及脾实质范围达 2/3；②传统Ⅱ级以下脾创伤伴有活动性出血；③Ⅲ

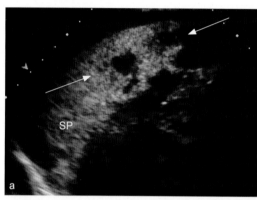
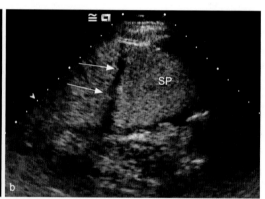

图 1-1-6 脾脏钝器伤与锐器伤超声造影

a. 摩托车事故导致脾破裂，超声造影显示脾脏中下部实质内创伤灶呈低和无增强区，边界不规则（箭头所示）；
b. 刀刺伤所致脾破裂，超声造影显示脾脏中下部实质内的创伤灶呈条带状低和无增强区（箭头所示），
边缘较整齐、规则，SP—脾脏

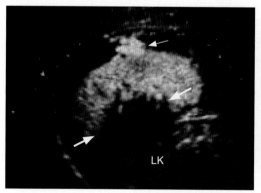
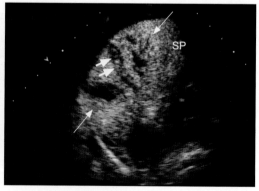

图 1-1-7 脾脏创伤伴活动性出血超声造影

累及包膜的脾创伤活动性出血，在脾周积液的衬托下表现为"涌泉"状（细箭头所示）；粗箭头所示为脾多发创伤灶，LK—左肾

图 1-1-8 脾脏创伤伴活动性出血超声造影

脾创伤灶内的缓慢出血，动态观察呈"小溪"样蜿蜒流动（粗箭头所示），细箭头所示为多处创伤灶，SP—脾脏

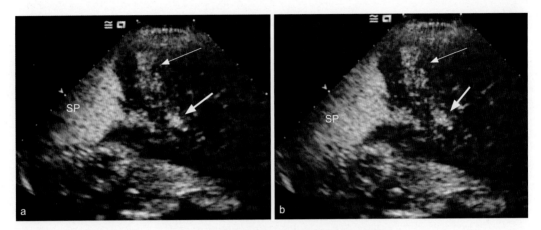

图 1-1-9 脾脏创伤伴活动性出血超声造影

脾创伤后血肿内的活动性出血呈条状，动态观察其形态发生改变（a，b 图粗箭头所示同一出血灶），

细箭头所示为残存正常脾脏组织，SP—脾脏

级以下脾创伤，为预防单纯保守治疗并发症者；④单纯保守治疗期间或介入性治疗后发现再出血者；⑤脾创伤后并发动静脉瘘或假性动脉瘤者。

（2）操作规程及方法：①依据超声引导介入性治疗进行常规术前准备；②进行超声造影确定创伤灶位置、形态、大小及活动性出血情况；③确定超声造影引导穿刺进针路径，依据创伤程度确定止血剂（胶）的用量；④在超声造影引导下，使用 20G PTC 穿刺针首先于脾创伤灶内多点注射蛇毒凝血酶（稀释成 2ml 注射液，商品名：立止血）；随后，在创伤灶和活动性出血灶内多点注射 α-氰基丙烯酸酯黏合胶（商品名：医用吻合胶）（图 1-1-10）；⑤介入治疗后依据病情需要常规给予适量抗生素。另外，极少数创伤灶较大的患者可采用二次以上的超声引导经皮治疗。

（3）超声造影引导经皮治疗后监测和随访：由于创伤后 72 小时内容易发生再出血，1 周左右也可出现；外伤性动静脉瘘和假性动脉瘤多在伤后 2 周左右出现，所以

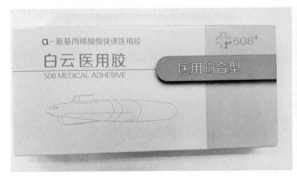

图 1-1-10 医用吻合胶

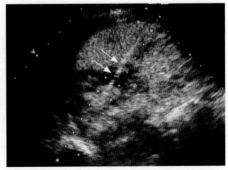

图 1-1-11 超声造影引导下脾脏创伤经皮注射治疗

在超声造影引导下，首先于脾创伤灶内多点注射蛇毒凝血酶；随后，在创伤灶和活动性出血灶内多点注射 α-氰基丙烯酸酯黏合胶。箭头所示为穿刺注射针

脾创伤介入治疗期间、治疗后超声伤情监测和随访措施包括：①治疗后的前3天每天进行常规超声检查；②于治疗后第1天、3天、14天、1个月、3个月分别进行超声造影检查随访；③依据病情需要随时进行常规超声或超声造影检查。

超声监测的主要内容包括：①治疗后创伤灶是否有再出血；②创伤灶愈合情况；③腹腔积血量增减情况。

（4）疗效评价：使用超声造影进行治疗后即刻疗效评价。活动性出血停止、腹腔游离液体无增加、生命体征稳定为治疗有效。在超声造影引导下经皮治疗的主要不良反应是经皮治疗时注射部位疼痛，系止血胶刺激脏器包膜所致，多数患者可以忍受，必要时使用镇痛药。

【鉴别诊断】

常规超声对诊断闭合性脾创伤后腹腔游离液体的准确率高，而对创伤的定位及程度等的诊断符合率常与检查医生水平及临床经验有很大关系，所以在诊断腹部实质脏器创伤的敏感性和特异性方面各家报道差异较大。编者对244例可疑脾破裂患者进行了常规超声、超声造影检查，并与CT和（或）手术结果进行了比较（图1-1-12），结果显示超声造影诊断脾创伤的敏感性、特异性和准确性显著高于常规超声（表1-1-2）。

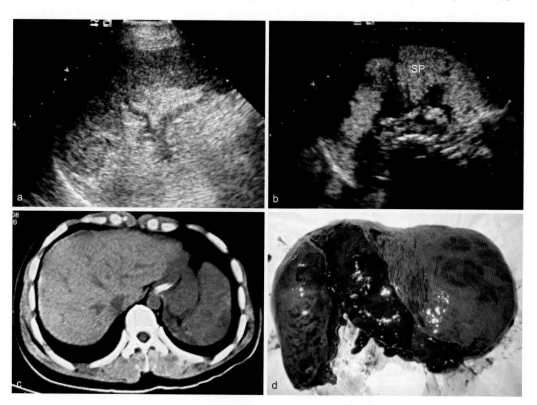

图1-1-12　脾破裂常规超声、超声造影、CT及病理大体标本

a. 常规超声显示脾实质回声欠均匀，但未见明显创伤灶；b. 超声造影显示脾脏形态失常，实质内见片状不规则低和无增强区，为创伤灶，以中上部著，多处累及包膜，使包膜连续性中断；c. CT扫描显示脾实质内多发低密度影，为创伤所致；d. 脾脏切除后大体标本显示脾破裂，以中上部著，SP—脾脏

表 1-1-2　与 CT 或手术结果比较，常规超声、超声造影诊断脾创伤的价值

方法	敏感性	特异性	准确率
常规超声	43.2%（86/199）	66.7%（39/45）	47.5%（116/244）
超声造影	97.5%（194/199）	97.8%（44/45）	97.5%（238/244）

在脾创伤的超声造影诊断中，创伤灶需与造影的"花斑期"、正常脾切迹、脾血管瘤及坏死结节等相鉴别。脾创伤活动性出血需与创伤灶内残存正常组织相鉴别。

1. 脾脏造影的"花斑期"　在超声造影的早期即动脉期，正常脾实质内见弥漫分布的低增强区，使整个脾脏呈"花斑样"改变（图 1-1-13a），易误认为脾脏弥漫性创伤。"花斑样"改变的原因是造影早期脾实质内对比剂灌注不完全所致，至实质期和延迟期正常组织灌注均匀，该现象消失（图 1-1-13b）。而脾创伤灶在造影的各期均呈无和（或）低增强区，且至实质期和延迟期与周围组织界限更清楚。

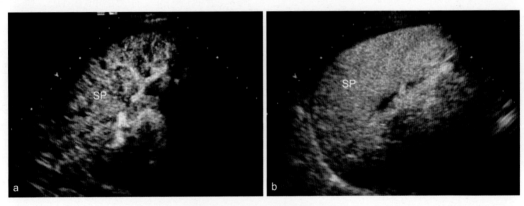

图 1-1-13　正常脾脏超声造影
a. 超声造影的早期，脾实质内弥漫分布的低增强区，呈"花斑"样改变；
b. 超声造影的实质期和延迟期，正常脾实质灌注均匀，"花斑样"表现消失，SP—脾脏

2. 正常脾脏切迹　正常脾脏的前缘可有 2～3 个切迹，系胚胎发育时的残留结构，当有枫叶畸形时切迹可深达脏面。正常情况下分叶紧贴在一起，脾脏包膜完整。当脾脏创伤后，脾周围或腹腔积血时，分叶间被液体充填，形成整齐的线状低及无增强带，包膜连续性中断，容易误诊为脾脏破裂，但仔细观察，可将其与创伤灶区别开来：脾脏分叶畸形时，实质内的裂隙状低或无增强带较整齐，其周围的脾实质灌注均匀；常规超声可见实质内的稍强线状结缔组织回声。而脾破裂时包膜中断处的充盈缺损区边界杂乱、不整齐，结合创伤史较容易鉴别（图 1-1-14）。

3. 脾血管瘤　典型的脾血管瘤在注射超声对比剂后，于动脉期、门脉期及实质期有对比剂快速或慢速进入，之后缓慢退出，病灶边界相对规则。而创伤灶于造影的三期均呈无和（或）低增强区，所以结合创伤病史不难鉴别。

4. 脾坏死性结节　注射超声对比剂后三期均无增强，呈充盈缺损图像，但多数边界较规则，且没有创伤史，临床上多为无症状患者，超声显示腹腔及脾周无积液，

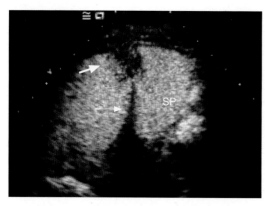

图 1-1-14 脾脏分叶畸形伴破裂超声造影

超声造影显示脾脏分叶畸形为边界整齐、规则的低及无增强带（细箭头所示）；实质内创伤灶呈低及无增强区，其边界杂乱、不整齐（粗箭头所示），SP—脾脏

可资鉴别。

5. 创伤灶内残存正常组织 创伤后活动性出血与残存正常脾组织在超声造影成像上均显示高增强区，前者为对比剂自损伤的血管外溢、浓聚所致，动态观察活动性出血的异常增强区的形态发生改变，而创伤后残存正常脾组织的形态无变化。

【临床价值】

临床上，脾脏创伤多采用 CT 和超声等影像学诊断方法。近年来多平面螺旋增强 CT 作为金标准，其判定脾脏创伤的部位、创伤灶范围及有无活动性出血，确定腹腔及腹膜后的积血等具有重要的临床价值。常规超声是脾脏创伤首选的检查方法，对腹腔积液诊断敏感性高，对疑诊脾脏创伤者，可即刻在其引导下行腹腔积液的诊断性穿刺，但不能显示活动性出血，是其局限性。脾脏超声造影可在急诊床旁即刻评价脾创伤的部位、范围及有无活动性出血，从而判定创伤程度，其诊断价值与增强 CT 一致。

超声造影引导的脾脏创伤经皮微创治疗方法可显著降低手术治疗率，此方法与临床上传统的方法，如腹腔镜、选择性动脉栓塞术等比较，具有显著的优势，有望成为创伤院前诊治的便利和有效的方法，但对约 20% 创伤程度较重的患者，该方法不能奏效，仍需手术止血。

三、肾脏创伤

【病因】

在平时，肾脏创伤占腹部创伤的 12%～16%，以钝器伤多见，多由撞击伤和坠落伤引起，医源性损伤如体外碎石术、肾脏穿刺活检等所致肾损伤不容忽视，也可见刀刺伤、挤压伤和爆炸伤等。肾脏肿瘤可以发生自发性破裂，引起失血。

【病理及临床表现】

肾创伤后可引起腹膜后出血、血尿和（或）尿液外渗，严重出血导致失血性休克；血块堵塞尿路时可影响肾功能；血肿和尿液外渗可继发感染，严重者引起全身中毒；晚期还会发生尿道狭窄或尿漏。临床上，肾脏创伤也分为肾破裂、实质挫伤和裂伤；在肾脏创伤中，由于闭合性损伤临床上最多见，还将闭合性肾脏损伤分为轻度、重度和血管损伤三种类型。

【检查方法】

患者常采取平卧位、侧卧位或俯卧位，在双侧腰部行肾脏及肾周多切面扫查。连续性观察肾包膜连续性、实质回声及腹膜后、腹腔有无积液。超声造影采用经肘部静脉团注法，将聚焦调至肾脏图像的深部，启动超声造影条件行连续性扫查。超声造影观察肾实质灌注及肾周对比剂溢出等情况，确定肾脏是否存在创伤灶、测定创伤灶大小，判定是否存在活动性出血。

【超声表现】

1. 常规超声 损伤轻者，肾脏形态、大小无异常，重者形态饱满，体积增大。创伤早期可见肾内回声较杂乱，损伤区呈偏强回声区或偏低回声区或无回声区混杂，无明显边界（图 1-1-15a），肾被膜下及肾周可见弧形无回声区。创伤早期彩色多普勒显示创伤区周围血流信号可增加，血肿区无血流信号（图 1-1-15b）。

2. 超声造影 经外周静脉注射对比剂后，肾内创伤灶可被清楚显示，呈低和（或）无增强区，外形多不规则，但边界较清楚。肾被膜破裂时，表现为被膜处的连续性中断，呈低或无增强结构。集合系统受损时，可见累及其内的低和无增强区（图 1-1-15c）。

肾创伤活动性出血表现：①对比剂自破损处呈"树枝状"溢出，多为肾叶间动脉以下破裂；②肾被膜破裂、创伤累及肾段动脉时，对比剂微泡自肾被膜破口处向肾外呈条形涌出；③活动性出血区较正常肾实质增强延迟且不均匀；④肾集合系统受累

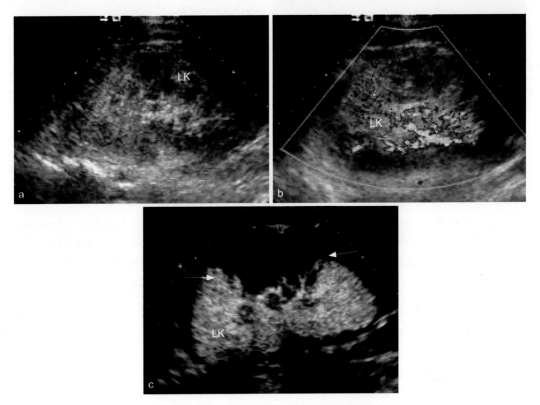

图 1-1-15 肾创伤常规超声及超声造影

a. 二维超声显示创伤后肾形态饱满，体积增大，肾内回声较杂乱，可见偏强回声及偏低回声混杂，无明显边界；b. 彩色多普勒显示创伤灶周围血流信号增加，但血肿区血流信号消失；c. 经外周静脉注射超声对比剂后，左肾中部创伤灶呈无增强灌注缺损区，外形不规则，与周围正常肾组织界限清楚，创伤灶累及集合系统（箭头所示），LK—左肾

时，出血常与尿液混杂，延迟观察有助于判断集合系统的活动性出血。

3. 肾脏创伤的超声造影引导经皮治疗（详见第 8 章第 4 节）

（1）适应证：①Ⅲ级和Ⅳ级累及集合系统、肾被膜的肾实质裂伤；②Ⅲ级以下伴有活动性出血者；③Ⅲ级以下肾创伤，为预防单纯保守治疗并发症（肾萎缩）者；④保守治疗期间或介入治疗后发生再出血者；⑤创伤后肾动静脉瘘或假性动脉瘤者。

（2）操作规程及方法：①依据超声引导介入性治疗进行常规术前准备；②超声造影确定肾创伤位置、形态、大小及有无活动性出血；③确定超声造影引导穿刺进针路径，依据创伤程度确定止血药的用量；④在超声造影引导下，使用 20G PTC 穿刺针于肾创伤灶内多点注射蛇毒凝血酶（稀释成 2ml 注射液，商品名：立止血）（图 1-1-16）；⑤介入治疗后依据病情需要常规给予适量抗生素。

（3）治疗后监测、随访和疗效评价：基本同脾和肝创伤。

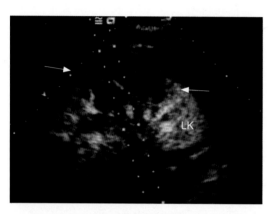

图 1-1-16　超声造影引导肾创伤经皮治疗
与图 1-1-15 系同一患者。在超声造影引导下，使用 20G PTC 穿刺针于肾创伤灶（箭头所示）内多点注射蛇毒凝血酶

【鉴别诊断】

肾脏创伤程度轻微时，常规超声容易漏诊。随着超声造影的临床应用，即使较小的肾脏创伤灶也可以被检出。2006 年梁彤等使用常规超声和超声造影比较分析了 25 例可疑肾创伤的患者，认为常规超声对较重的肾损伤有比较高的检出率，但难以确定裂伤程度，容易导致小创伤的漏误诊。笔者调查了 85 例可疑肾创伤患者，与增强 CT 或手术结果比较，超声造影的敏感性、特异性和准确性显著高于常规超声（表 1-1-3）。

表 1-1-3　85 例可疑肾创伤的常规超声与超声造影的诊断价值比较

方法	敏感性	特异性	准确率
常规超声	40.3%（29/72）	61.5%（8/13）	43.5%（37/85）
超声造影	94.4%（68/72）	92.3%（12/13）	94.1%（80/85）

肾脏血供非常丰富，超声造影有快速增强、快速退出的特点，恰当的对比剂用量是避免漏误诊的关键，因为当对比剂使用过多时可造成实质过度增强，掩盖小的创伤灶，从而造成漏诊；而对比剂用量过少时，由于实质灌注不完全，误以为是无灌注增强的创伤灶，导致误诊。常用对比剂声诺维剂量 0.0125ml/kg。

活动性出血：超声造影对肾创伤活动性的识别和诊断较肝、脾创伤后的活动性出血困难，这与肾本身的解剖和生理特点有关。笔者的研究表明，采用造影的延迟期观察更有利于识别和诊断活动性出血；其次，仔细观察活动性出血灶所形成的异常增强区的形态变化有助于鉴别诊断。

【临床价值】

肾脏创伤的影像学诊断可采用 CT、核磁共振、数字减影血管造影（DSA）、超声等影像学诊断方法。创伤属于临床急症，多平面螺旋增强 CT 和超声是早期诊断方法，增强 CT 备受推崇，它可以准确判定肾脏创伤的部位、创伤灶范围及有无活动性出血，确定腹膜后及腹腔的积血以及合并伤和复合伤等情况。常规超声因机动灵活性好，是肾脏创伤首选的检查方法，对腹膜后及腹腔积液诊断敏感性高，可在床旁行超声引导的诊断性穿刺抽液，但常规超声不能显示肾脏创伤灶的边界和活动性出血，是其局限性。肾脏超声造影可在急诊床旁即刻评价肾脏创伤的部位、范围及有无活动性出血，从而判定创伤程度，其诊断价值与增强 CT 一致。

超声造影引导下的肾脏创伤经皮微创治疗方法可显著降低手术治疗率，此方法与临床上传统的方法，如腹腔镜、选择性动脉栓塞术等比较，具有简便、快捷、有效的优势，有望成为创伤院前诊治的便利和有效的方法，但对创伤程度为 V 级的肾脏创伤，仍需手术止血。

四、胰腺创伤

【病因】

尽管胰腺创伤相对少见，发生率仅为 0.4/100 000，占腹部伤患者的 0.2%。国内胰腺创伤以钝性腹部伤为主，多为方向盘、飞轮、车把等突然撞击上腹部所致。枪弹、锐器等引起的穿透伤较少见。

【病理及临床表现】

胰腺创伤危害极大，死亡率高。除了因伴发的大血管或周围脏器的损伤所造成的死亡率高达 70%～80% 外，胰腺挫裂伤由于病情隐匿，短时间内生命体征平稳，未能采取积极的治疗措施，导致了在幸存者中有 20%～30% 出现因创伤性胰腺炎所致的大出血、胰瘘、脓肿等严重并发症，死亡率达 20%。

【检查方法】

患者常采取平卧位，经前腹壁显示胰腺的长轴斜切面和短轴切面。通过连续性超声扫查，观察胰腺实质、周围血管和周围软组织结构。超声造影检查时将聚焦调至被检查器官的深部位置。声诺维（SonoVue，意大利）用量 0.025ml/kg 体重，经肘部静脉团注。

【超声表现】

1. 常规超声　二维超声显示胰腺外形正常或饱满，胰腺边界与周围组织结构界限欠清晰或模糊（图 1-1-17a、图 1-1-18a），周围可见积液或假性胰腺囊肿形成（图 1-1-18d）。创伤早期，实质回声欠均匀或未见明显异常，有时见片状偏强回声区或回声强弱不等，或伴有点状或片状无回声区，与正常组织界限不清晰。腹膜后或腹腔常可探及游离液体，以出血为主时积液呈无回声，以胰瘘为主时无声区内可见点状或絮状回声。创伤早期彩色多普勒无明显异常，随着胰液外漏并对自身和周围组织消化，创伤区周围血流信号增加。

2. 超声造影　经外周静脉注射超声对比剂后，胰腺创伤患者的创伤灶在超声造影的动脉期及实质期表现为边界不规则的无灌注和（或）低灌注区域（anechoic and/or hypo-enhanced defect region），与周围正常胰腺组织分界清楚，以实质期和延迟期明显，钝器伤边界不规则，可呈星形（图 1-1-17b、图 1-1-18b）。创伤累及包膜时，可见包膜连续性中断。当创伤灶深度超过胰腺厚度的 50% 时，可提示主胰管损伤。胰腺创伤后快速的活动性出血在积液的衬托下表现为"喷泉"或"涌泉"状，缓慢的活动性出血表现为条状、带状或梅花状的高增强，是对比剂随出血溢出和浓聚所致。

【鉴别诊断】

在胰腺创伤的超声造影诊断中，创伤灶需与胰腺囊肿、囊腺瘤等相鉴别。

1. 胰腺囊肿　胰腺囊肿或胰管局限性扩张时，多数常规超声表现为边界清楚、形态规则的无回声结构，与胰腺创伤灶易于鉴别，因为后者在常规超声上呈偏高或不均质回声。部分内部有回声的囊肿，超声造影在动脉期、实质期均呈无增强区，易误认为胰腺创伤灶。但胰腺囊肿的边界锐利、规则，再结合无外伤史易于鉴别。

2. 囊腺瘤或囊腺癌　胰腺囊腺瘤在注射超声对比剂后，实性部分于动脉期有对比剂快速或慢速进入，实质期缓慢或快速退出。而创伤灶在造影的各期均呈无和（或）低增强区，所以结合创伤病史不难鉴别。

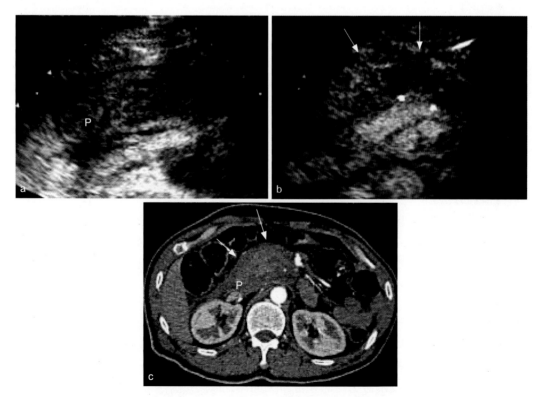

图 1-1-17　患者，男，51 岁，车祸后常规超声、CEUS 及 CECT

a. 常规超声显示胰腺肿大及边界不规则的不均质结构；b. 超声造影显示胰腺创伤灶为胰体部不规则无增强和低增强（短箭头所示，长箭头示胰体肿大）；c. CECT 显示创伤区域为胰体部不均质或低密度区（箭头所示），P—胰腺

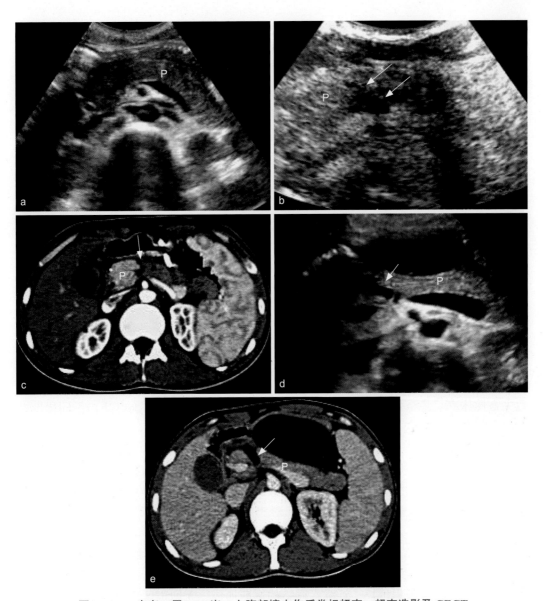

图 1-1-18　患者，男，22 岁，上腹部撞击伤后常规超声、超声造影及 CECT

a. 常规超声显示胰腺回声均匀，无明显的创伤灶；b. 超声造影显示胰颈部边界不规则的无和低增强区（箭头所示），此为轻型胰腺创伤，胰体及胰尾显示对比剂灌注均匀；c. CECT 显示胰腺创伤灶为胰颈部，表现为边界不规则的低密度区（箭头所示），与超声造影的结果一致；d. 创伤后第 16 天行常规超声检查，胰颈创伤灶区域明显变大，局部实质菲薄（箭头所示），胰腺前方出现液体积聚；e. 创伤后第 16 天行 CECT 扫描，胰颈创伤灶增大（箭头所示），出现胰周液体积聚，P—胰腺

【临床价值】

　　常规超声诊断胰腺创伤后腹膜后和腹腔游离液体的准确率高。胰腺挫裂伤后随着胰液外漏，以及对自身和周围组织的消化，常规超声显示胰腺肿胀，且与周围结构界限不清，对创伤的定位及程度等的早期诊断准确率低，漏诊率高。编者对 28 例可疑胰

腺创伤的患者进行了常规超声、超声造影检查，并与 CT 结果进行了比较，结果显示超声造影诊断胰腺创伤的敏感性、特异性和准确性分别为 89.7%、91.3% 和 83.3%，显著高于常规超声。

超声造影提高了创伤灶与周围正常组织的对比强度，显示活动性出血的对比剂溢出及浓聚。不管是胰腺完全断裂还是部分创伤，在超声造影的动脉期和实质期均表现为无增强和（或）低增强，创伤灶边界清楚。当创伤灶深度超过胰腺厚度的 50% 时，可提示主胰管损伤。

五、自发性肝包膜下血肿

【病因】

自发性肝包膜下血肿指在无明确创伤、医源性损伤情况下发生的肝包膜下出血并形成血肿，常与凝血功能障碍或使用抗凝药物有关。出血后血肿可单独发生于肝包膜下，也可见身体其他部位同时出血，如合并胆囊出血、肠道出血等。有报道妊娠合并子痫时可发生自发性肝包膜下血肿。

【病理及临床表现】

自发性肝包膜下血肿时肝被膜完整，积血位于肝被膜与肝实质之间，发生于肝右叶包膜下多见，占 75%。血肿较小时可自行吸收，而血肿较大时，容易发生破裂，导致失血性休克，甚至死亡。多数患者表现为突发性右上腹疼痛，血红蛋白不同程度的下降和凝血功能异常。部分患者发生在安静状态下，甚至睡眠中。

【检查方法】

患者常采取平卧位或左侧卧位，采用剑突下、右侧肋缘下和肋间隙等多个超声检查切面。通过连续性扫查，观察肝脏实质、肝周结构。超声造影采用经肘部静脉团注法，将聚焦调至被检查器官的深部位置。对比剂声诺维用量为 0.025ml/kg 体重。

【超声表现】

1. 常规超声 二维超声显示肝脏形态饱满，包膜下可见无回声区，多数呈长椭圆形，且凸面向肝实质，局部肝被膜连续、光滑。早期无回声区内透声性好，或见密集点状回声；随着病程延长，纤维素样结构逐渐形成，无回声区内出现线状、带状回声，并随呼吸运动出现漂浮（图 1-1-19a）。彩色多普勒均无血流信号（图 1-1-19b）。

2. 超声造影 经外周静脉注射超声对比剂后，肝包膜下无回声区在动脉期、门脉期和延迟期三期均没有超声对比剂灌注，始终呈无增强（图 1-1-20）；纤维素样结构因无血液循环，超声造影后同样呈三期无增强，与均匀增强的周围肝包膜和肝实质对比明显，界限清晰。存在活动性出血时，可见对比剂微泡的溢出和浓聚，呈不规则的高增强。

【鉴别诊断】

1. 肝囊肿 多数位于肝实质内，以圆形和类圆形多见。常规超声显示囊内透声性佳（蛋白含量较出血低），临床上，患者无症状或轻微胀痛，实验室检查多无异常。

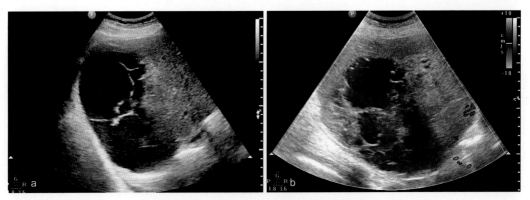

图 1-1-19　自发性肝包膜下血肿常规超声
a. 血肿区纤维素样结构形成；b. 多普勒超声提示血肿区无血流信号

对于囊内有回声的复杂肝囊肿，超声造影可以鉴别囊肿恶变或恶性囊性病灶，此时囊壁或囊内实性部分在动脉期呈快速高增强，门脉期快速消退，延迟期呈低增强，强度低于周围肝实质。肝包膜下血肿超声造影后三期无增强，其边缘整齐、锐利，结合失血的临床表现易于鉴别。

2. 肝肿瘤破裂　近肝被膜的肝癌、血管瘤或肝腺瘤均可发生破裂出血，常规超声常能显示肿瘤结构，局部肝被膜

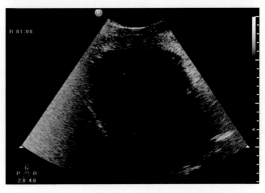

图 1-1-20　自发性肝包膜下血肿超声造影
肝脏血肿区见三相内均无显影

受肿瘤侵蚀而断裂，血液流向肝周、腹腔。超声造影显示上述不同类型肝肿瘤的灌注特征；存在活动性出血时，可见对比剂自破裂口溢出并浓聚，形成高增强区。结合临床及超声造影特征，自发性肝包膜下血肿较容易与肝癌、血管瘤或肝腺瘤等破裂出血鉴别。

【临床价值】

尽管常规超声是自发性肝包膜下血肿的首选影像学方法，其诊断准确率可达100%，但常规超声无法明确血肿发生后是否存在活动性出血，对于内部出血纤维素样结构的包膜下血肿难以与其他疾病鉴别。因此，要明确诊断多依赖 CT，特别是增强 CT。由于自发性肝包膜下血肿属于临床急症，对于那些血流动力学不稳定者，CT 检查存在搬动风险。超声造影是实时、无创、无辐射的影像学方法，其诊断价值与增强 CT 一致，尤其是可用于患者床旁，方便地在急诊抢救间应用。多数自发性肝包膜下血肿可在影像学监测下保守治疗，或在超声引导下进行经皮穿刺抽液或置管引流，超声造影或常规超声为其非手术治疗提供保障，并可完成治疗过程中的监测与随访。

六、腹膜后血肿

【病因】

腹膜后血肿是腹盆腔创伤后常见的并发症，在骨盆骨折和脊柱骨折中占 60%～70%，在腹部创伤患者中发生率为 13%～14%；自发性腹膜后血肿多与凝血功能障碍或使用抗凝药物有关，分为稳定型和扩张型。

【病理及临床表现】

腹膜后间隙内包含较多内脏、大血管、神经和结缔组织，解剖位置深且间隙大，组织相对疏松且不易局限，损伤后出血容易扩散而形成较大血肿。由于多合并腹盆腔和腹膜后脏器损伤，伤情容易被掩盖，而不及时诊断和处理易导致失血性休克等严重后果，死亡率为 16%～60%。主要临床表现为腹痛、腹胀、腹部包块、腰背部疼痛，重者出现血流动力学不稳定的全身表现，但均无特征性。

【检查方法】

患者常采取平卧位或侧卧位，腹膜后检查部位主要包括：①腹膜后器官及其周围，如胰腺、肾脏、十二指肠、腹主动脉、下腔静脉及髂血管等；②双侧结肠旁沟；③小网膜囊处；④脊柱前方和子宫附件后方等。需常规探查腹腔，因为腹膜后出血可经网膜孔进入腹腔。腹腔积血的超声检查采用 FAST（focused assessment with sonography for trauma）法，主要包括右上腹、左上腹、剑突下和盆腔等切面。通过连续性扫查，观察腹膜后及腹腔血肿情况。超声造影采用经肘部静脉团注法，将聚焦调至被检查器官的深部位置。对比剂声诺维用量为 0.025ml/kg 体重。

【超声表现】

1. 常规超声 早期少量腹膜后出血，二维超声难以发现，特别是常有合并伤，加之患者腹痛时。不同部位的腹膜后积血超声表现不同，多数部位表现为不均质回声，内可见无回声区，与其内血凝块形成有关；边界不清，形态不规则（图 1-1-21a）。在器官周围可见窄带状无回声区，此时若采用无回声区估测腹膜后出血量将造成明显低估。腹膜后血肿可呈圆形和类圆形结构，较局限。腹膜后积血较多时，超声可见腹腔积血。彩色多普勒血流显示血肿区无血流信号（图 1-1-21b）。

2. 超声造影 经外周静脉注射超声对比剂后，腹膜后不均质高回声区或无回声区均无对比剂灌注，呈无增强（图 1-1-21c）。若存在活动性出血，于上述无增强区内可见对比剂微泡的溢出和浓聚，形成条状、带状或不规则的高灌注区。

3. 脏器合并伤的常规超声和超声造影表现 见本节前述。

4. 超声引导穿刺抽液检测 腹膜后血肿常合并其他脏器损伤，超声引导穿刺抽液的目的：①腹膜后和腹腔抽出不凝血，以确定出血存在；②检测抽出液中是否存在胰液、胆汁、肠液、尿液，以确定和排除相应部位损伤。

【鉴别诊断】

1. 腹膜后囊性占位性病变 多数形态规则，可有分隔或乳头。临床上，无外伤

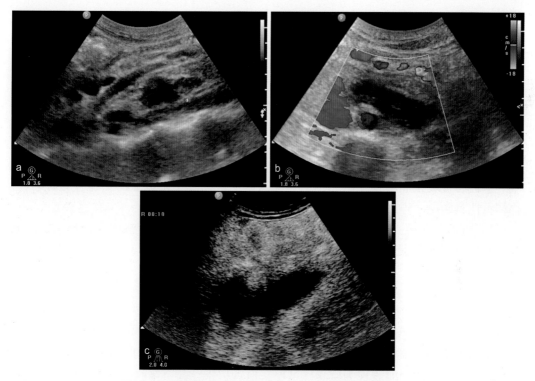

图 1-1-21 腹膜后出血常规超声、彩色多普勒及超声造影

史，患者无临床症状或轻微腰酸、胀痛、不适等，实验室检查为肿瘤性病变特征或无异常，血红蛋白和红细胞比容无降低。超声造影可以鉴别囊肿恶变或恶性囊性病灶，此时囊壁或囊内实性部分在动脉期呈快速高增强，门脉期快速消退，延迟期呈低增强。腹膜后单纯性囊肿少见，结合外伤史和临床表现进行鉴别。

2. 腹膜后弥漫性病变　如腹膜后纤维化，包括弥漫性或多片状低回声、局限肿块回声和条索状低回声，病变均在大血管和输尿管周围分布。常规超声显示边界相对清晰，但仅从图像上与腹膜后积血难以鉴别。在超声造影后，腹膜后纤维化的低回声或不均质回声区动脉期和静脉期均可见对比剂灌注，与腹膜后积血鉴别较容易。

【临床价值】

对于稳定型腹膜后血肿一般不需要手术治疗，非手术治疗期间需要密切随访病情变化，超声是病情监测和随访的关键技术和方法，可及时发现破裂出血。扩张型腹膜后血肿常规超声显示血肿范围增大，超声造影可明确活动性出血的部位及程度。腹膜后血肿属于创伤急症，对于那些血流动力学不稳定者，CT 检查存在搬动风险。超声造影是实时、无创、无辐射的影像学方法，其诊断价值与增强 CT 一致，尤其是可用于患者床旁，能方便地应用在急诊抢救间。因腹膜后血肿位置深在，不同部位的腹膜后积血超声表现不同，加上腹胀、腹痛、腹肌紧张，超声早期诊断有一定局限性。对于血流动力学稳定的患者，采用其他影像学检查，以避免漏诊。

第2节 急 腹 症

一、急性胆囊炎

【病因】

急性胆囊炎是胆囊管梗阻和细菌感染引起的炎症。95%以上的患者有胆囊结石，称结石性胆囊炎；5%的患者无胆囊结石，称非结石性胆囊炎。

1. 结石性胆囊炎　目前认为初期的炎症是由于胆囊结石直接损伤受压部位的黏膜引起，细菌感染是在胆汁瘀滞的情况下出现。主要致病原因有胆囊管梗阻和细菌感染。

2. 非结石性胆囊炎　病因不清楚，通常在严重创伤、烧伤、腹部非胆囊手术后如腹主动脉瘤手术、脓毒症等危重患者中发生。

【病理及临床表现】

结石性胆囊炎在疾病早期时表现为黏膜水肿、充血、胆囊内渗出增加，胆囊肿大。病情进一步发展时表现为胆囊壁增厚，血管扩张，甚至浆膜炎症、有纤维素或脓性渗出。如胆囊梗阻未解除，胆囊内压力继续升高，胆囊壁血管受压导致血供障碍、继而缺血坏疽，则为坏疽性胆囊炎。坏疽性胆囊炎常并发胆囊穿孔，多发生在底部和颈部。非结石性胆囊炎的病理变化与结石性胆囊炎相似，但病情发展更为迅速，更容易出现胆囊坏疽、穿孔。

发作主要是上腹部疼痛，呈阵发性绞痛；夜间发作常见。疼痛放射到右肩和背部。患者常有发热，10%～20%的患者可出现轻度黄疸。

【检查方法】

可采用仰卧位、左侧卧位、俯卧位，显示胆囊的长轴斜切面和短轴切面。通过连续性扫查，观察胆囊大小、胆囊壁厚度、胆囊腔内部情况和胆囊周围肝组织结构。

【超声表现】

1. 常规超声　胆囊体积增大，纵径超过9cm，横径超过3cm。胆囊壁结构模糊不清、增厚，厚度≥3mm。部分病例出现胆囊壁分层，表现为"双边征"或"条纹征"（图1-2-1）。胆囊腔内可见密集或稀疏的斑点状、云絮状低回声。急性结石性胆囊炎胆囊内可见强回声结石。胆囊穿孔时表现为胆囊壁局部膨出，连续性中断，胆囊周围可见不规则液性区。急性气肿性胆囊炎，胆囊腔内可见散在强回声，后方伴多重反射或"彗星尾征"。如胆囊内充满气体，则胆囊轮廓显示不清，胆囊区可见弧形强回声，后方伴多重反射。

2. 超声造影　经外周静脉注射超声对比剂后，胆囊壁与肝动脉同步增强，早于肝实质，黏膜层和外膜首先增强，呈亮线样，连续、完整，而两层中间呈低增强带，

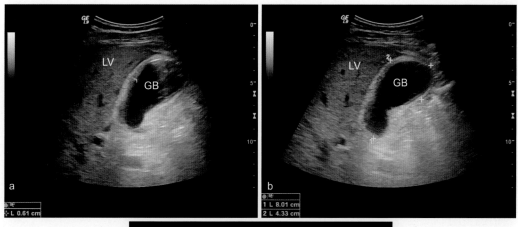

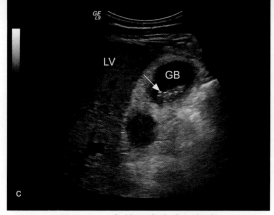

图 1-2-1　急性胆囊炎常规超声

a. 急性胆囊炎胆囊壁增厚；b. 胆囊体积增大；c. 胆囊腔内可见点状强回声结石（箭头所示），LV—肝脏；GB—胆囊

显示"双轨征"。胆囊壁增厚不明显者可见胆囊壁全层明显均匀增强。与周围肝实质界线清晰。消退稍早于肝实质。

【鉴别诊断】

急性胆囊炎依据声像图特征与临床表现一般不难诊断。但对于复杂病例有并发症者需要全面了解病史，进行综合分析。急性胆囊炎所致胆囊肿大，应与胆囊颈管闭塞或扭转引起的梗阻、胆总管远端梗阻、胃大部切除术后所致胆囊肿大相鉴别。上述情况均可出现胆囊增大，胆囊腔内可见细小弱回声，但胆囊壁无增厚及壁内分层现象。急性肝炎、肝硬化合并低蛋白血症、胆囊癌、弥漫型胆囊腺肌症等都可出现胆囊壁增厚情况，但胆囊无明显肿大，结合临床表现与相关检验结果可进行鉴别。急性胆囊炎发作时，胆囊大小、形态，胆囊壁厚度、胆囊腔内容物是一个急骤变化的过程，超声要随时观察，以便及早发现有无并发症。

【临床价值】

常规超声诊断急性胆囊炎的准确率高，为 85%～95%，对于并发症能做出准确判断。急性胆囊炎一般不是超声造影的指征。但超声造影对于某些胆囊炎与胆囊癌的鉴别有较高的应用价值。由于长期慢性胆囊炎致胆囊壁明显增厚且厚薄不一，与周围组织粘连边界不清，常规超声容易误诊为胆囊癌，但超声造影能清晰显示炎性水肿的胆囊壁层次结构，呈"双轨征"，且无中断，胆囊腔内实性回声如为胆泥则表现为无增强。相反胆囊癌在超声造影上表现为囊壁中断、破坏、层次不清，周围肝实质受侵犯，因而鉴别诊断准确率较常规超声明显提高。

二、梗阻性黄疸

【病因】

引起肝内、外胆管梗阻的病因复杂，胆管及胆管周围多种疾病都可能累及胆管从而引起梗阻。

1. 肝外胆管梗阻常见病因 结石、胆管肿瘤、胰腺肿瘤、壶腹部或壶腹周围肿瘤、胆管炎症等。

2. 肝内胆管梗阻常见病因 结石、化脓性胆管炎、肿瘤、胆道狭窄等。

【病理及临床表现】

由于胆汁排泄受阻，内部压力升高，导致近端的胆管扩张。但是个别胆管梗阻的病例中近端胆管也可以不显著扩张。梗阻性黄疸的临床表现除原发疾病引起的症状和体征外，多数出现阻塞性黄疸。

【检查方法】

可采用仰卧位、左侧卧位，结合使用胆管长轴与短轴扫查切面，以尽可能显示肝内、肝外胆道走行全程图像为佳。

【超声表现】

1. 常规超声 胆管梗阻的声像图特征是梗阻近端的胆管扩张。肝外胆管梗阻时通常在肝门纵断面图像上可观察到两条平行的管道回声，通常称为"双筒枪"征。一般认为肝外胆管内径大于 8mm 则提示胆管扩张。10mm 为轻度扩张，10mm 以上为明显扩张。但是，老年人、胆囊切除术后或曾经有过胆管梗阻的患者，可达 13mm。肝内胆管梗阻时可以观察到肝内并列走行的无回声管道样结构，在部分肝内胆管扩张的病例中可以观察到扩张的肝内胆管呈串珠样或树杈状。有管壁回声的管道是门静脉分支，扩张胆管的壁通常是观察不到的。一般认为左右肝管内径大于 3mm 或与伴行的门静脉内径相似时可诊断为胆管扩张。在胆管严重扩张时，伴行的门静脉常常因受压而缩小或不能显示。在判断肝内管道样结构是扩张的胆管还是血管通常采用彩色多普勒技术加以鉴别。值得注意的是，是否出现胆管扩张及其扩张的程度在一定程度上还取决于梗阻的时间、程度及胆管本身和周围肝组织的状态。当发现肝内外胆管扩张后，应仔细全程扫查胆管系统，尽可能明确梗阻的部位、梗阻的原因，为临床提供有效信息（图 1-2-2，图 1-2-3）。

2. 超声造影 肝内外胆管扩张时胆管壁与肝动脉同步增强，但因胆管壁缺乏门脉血供，一般消退比周围肝实质稍快。胆管腔则表现为无增强。

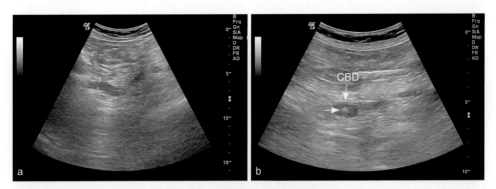

图 1-2-2　梗阻性黄疸常规超声
a. 肝外胆管轻度扩张；b. 胆总管胰腺段管腔内高回声结石（箭头所示），CBD—胆总管

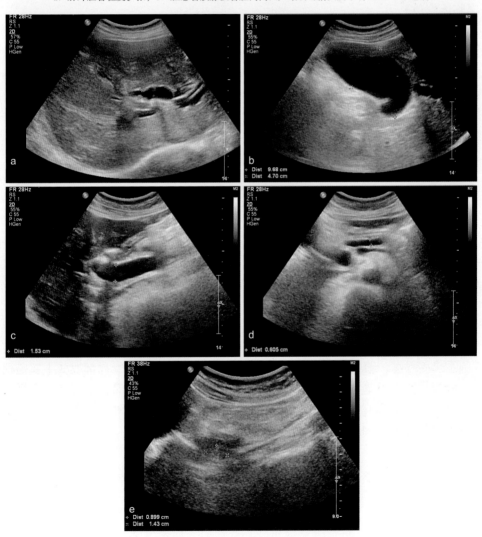

图 1-2-3　梗阻性黄疸常规超声
a. 肝内胆管扩张；b. 胆囊体积增大；c. 肝外胆管扩张；d. 主胰管扩张；e. 胆总管胰腺段占位

【鉴别诊断】

对于胆管扩张的病例，常规超声能够做出准确诊断。但应注意在肝门部纵断面与门静脉平行的胆总管、肝动脉、下腔静脉均有可能在图像上被误认为扩张的胆管。此时，应根据肝门部的解剖关系仔细追溯各个管道结构的走行，一般可以进行鉴别。彩色多普勒技术对于鉴别血管与扩张的胆管具有重要价值。在诊断胆管扩张时，还需要进一步明确梗阻的部位和病因。胆总管扩张或同时有胆囊扩张时表明下段胆管梗阻。仅仅肝内胆管扩张或左右肝管一侧扩张说明肝门部梗阻。胆管和胰管同时扩张通常提示壶腹水平梗阻。在胆道梗阻时，梗阻部位及其周围常常可以发现异常回声，根据其声像图特征，可以对大多数引起梗阻的疾病做出诊断。其中常见的是结石，占90%以上，其次为胰腺癌、壶腹部癌及胆管癌。

【临床价值】

常规超声是诊断胆道梗阻敏感而有效的方法，对胆管有无梗阻的诊断准确率达96%，而且能对约95%的病例准确判断出梗阻的部位。除了对黄疸的鉴别有重要价值外，还可能诊断尚未出现黄疸等临床症状的早期胆道梗阻性病变，已被公认为无创性诊断胆道梗阻的理想方法。但对于部分梗阻病例的病因诊断仍然困难，特别是肝外胆道下段的小病变容易发生漏诊和误诊。

三、急性化脓性胆管炎

【病因】

在我国最常见的原因是肝内胆管结石，其次为胆道寄生虫和胆管狭窄。在国外，恶性肿瘤、胆道良性病变引起狭窄、先天性胆道解剖异常、原发性硬化性胆管炎等较常见。近年来随着手术及介入治疗的增加，有胆肠吻合口狭窄、经皮肝穿刺胆管造影（percutaneous transhepatic cholangiography，PTC）、内镜下逆行胰胆管造影术（endoscopic retrograde cholangiopancreatography，ERCP）、放置内支架等引起者逐渐增多。

【病理及临床表现】

在胆道梗阻情况下，胆道压力增高，细菌经胆汁进入肝脏后大部分被肝的单核巨噬细胞系统所吞噬，约10%的细菌可逆流入血造成菌血症。胆管局部改变主要是梗阻以上的胆管扩张、管壁增厚，胆管黏膜充血水肿，炎性细胞浸润，黏膜上皮糜烂脱落形成溃疡。本病除了有急性胆管炎的Charcot三联征外，还有休克、神经中枢系统受抑制表现，称为Reynolds五联征。

【检查方法】

可采用仰卧位、左侧卧位，结合使用胆管长轴与短轴扫查切面，以尽可能显示肝内、肝外胆道走行全程图像为佳。

【超声表现】

1. 常规超声　肝外胆管明显增粗，管壁增厚，回声增强或模糊。胆管腔多数增宽，但是也可能因黏膜肿胀而致管腔狭窄或显示不清。管腔内透声差，可见密集的点状回声或沉积物弱回声，提示为脓液与胆汁混合。肝脏发生感染时，可以有强弱不均匀点状回声，如有小脓肿形成时，图像为类圆形的无回声区。多数病例可以显示梗阻部位的结石或蛔虫回声、肝内胆管和胆囊扩张（图 1-2-4）。但是，如果发病时间较短，肝内胆管扩张也可能不明显。

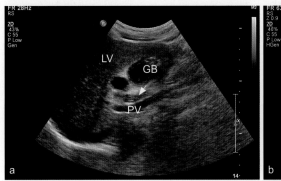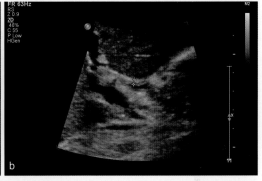

图 1-2-4　胆管炎常规超声

a. 急性胆管炎，胆管壁结构不清，管腔内可见点状回声（箭头所示）；b. 慢性胆管炎，胆管壁不均匀增厚，
局部管腔狭窄，LV—肝脏；GB—胆囊；PV—门静脉

2. 超声造影　肝内胆管炎常合并胆管结石，常规超声仅能显示肝内胆管结石，超声造影因受结石影响，亦无异常增强灶。少数患者常规超声可见肝内不均匀回声。超声造影时病灶早于或与周围肝实质同步增强，动脉期表现为不均匀高增强或等增强，门脉期及延迟期消退为低增强，边界模糊。

【鉴别诊断】

除声像图所见外，急性化脓性胆管炎诊断主要结合临床表现。应与胆道出血、硬化性胆管炎相鉴别。胆道出血通常有外伤或介入手术史，结合临床一般不难鉴别。

【临床价值】

常规超声检查能及时了解胆道梗阻的部位、肝内外胆管扩张情况及病变性质，同时在超声引导下可行经皮经肝胆管穿刺引流。

四、急性胰腺炎

【病因】

目前，国内胰腺炎发病率有逐年增高趋势，前三位的病因是胆源性、酒精和高脂血症，特发性占 10%～20%，其余为饮食不当、创伤等。急性胰腺炎分为轻型和重症两种类型，重型急性胰腺炎（severe acute pancreatitis，SAP）是指出现并发症或死亡率高和（或）器官衰竭的急性胰腺炎，临床上，一些轻型急性胰腺炎若治疗不及时可演变成重症急性胰腺炎。

【病理及临床表现】

各种原因导致的胰胆管梗阻，压力增高，胰管内胰酶含量增多，或胰腺损伤等最终导致胰酶激活，对正常胰腺组织和胰腺周围组织进行腐蚀、消化，导致急性胰腺炎。临床上以持续性上腹部胀痛为症状，但少部分患者无腹痛；重型急性胰腺炎可出现心动过速和低血压或休克、胸腔积液或呼吸衰竭、少尿和急性肾衰竭、耳鸣、复视、谵妄、语言障碍及肢体僵硬、昏迷等表现。主要体征是 Cullen 征和 Grey-Turner 征，由胰酶、坏死组织及出血沿腹膜间隙与肌层渗入腹壁下，致脐部和两侧（或单侧）胁腹部皮肤呈暗灰蓝色。实验室检查显示血清胰酶升高。

【检查方法】

患者常采取平卧位或侧卧位，上腹部横切面显示胰腺长轴。为显示急性胰腺炎所致的急性液体积聚（acute fluid collection，AFC）常于小网膜囊处、双侧结肠旁沟和下腹部进行探查。每处均采用连续性扫查，观察胰腺、腹膜后及腹腔情况。超声造影采用经肘部静脉团注法，将聚焦调至被检查器官的深部位置。对比剂声诺维用量为 0.025ml/kg。

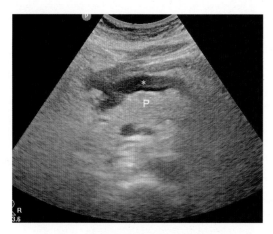

图 1-2-5 轻型急性胰腺炎常规超声图像

轻型急性胰腺炎时胰腺肿胀明显，* 所示为胰腺前方无回声积液，P—胰腺

【超声表现】

1. 常规超声 二维超声显示胰腺外形正常或饱满，体积正常或增大，内部回声均匀或减低不均（图 1-2-5），彩色多普勒无特征性表现。在小网膜囊处、双侧结肠旁沟和下腹部可出现急性液体积聚，早期液体积聚区透声性佳，呈无回声；随着含高浓度胰酶的积液对周围组织的腐蚀、消化，液体积聚区内逐渐出现点状、条索状及絮状回声（图 1-2-6）。彩色多普勒血流显示急性液体积聚区无血流信号。

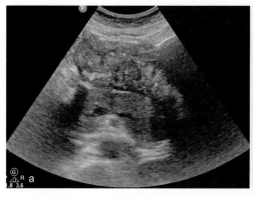 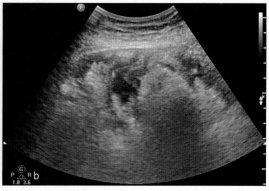

图 1-2-6 重型急性胰腺炎胰腺及腹膜后常规超声

a. 胰腺形态饱满，体积增大，实质回声欠均匀，主胰管无扩张。* 所示为胰腺前方小网膜囊处积液，透声性差，皂化样改变；b. 腹膜后积液透声差，皂化样改变

2. 超声造影　经外周静脉注射超声对比剂后，轻型急性胰腺炎对比剂灌注均匀或欠均匀，无明显对比剂灌注缺损区——坏死区；重型急性胰腺炎的胰腺实质可见散在、片状或整个胰腺无对比剂灌注，呈无增强（图 1-2-7）。

急性液体积聚区内出现絮状回声，与周围组织结构界限不清，经外周静脉注射超声对比剂后，液体积聚区无对比剂灌注，呈无增强。

3. 超声引导穿刺抽液或置管引流　对腹腔或腹膜后的急性液体积聚区进行常规超声或超声造影引导下穿刺抽液或置管引流（图 1-2-8），目的：①进行细菌培养，以明确是否感染，指导临床使用抗生素；②早期引流，减少对周围组织结构的腐蚀、消化；③降低腹膜后和腹腔内压，避免腹腔间室综合征。

【鉴别诊断】

1. 胰腺癌与肿块型胰腺炎　肿块型胰腺炎无典型急性期表现，缺乏临床症状和体征，常规超声鉴别困难。超声造影后多数胰腺癌动脉期表现为低增强，实质期快

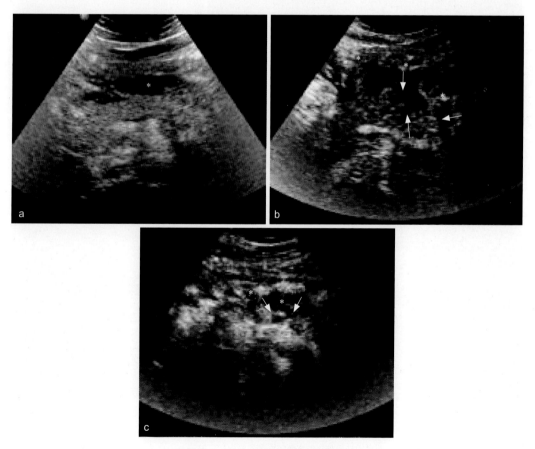

图 1-2-7　急性胰腺炎超声造影

a. 轻型急性胰腺炎时，胰腺与周围组织边界尚清晰，表面欠光滑，实质整体灌注欠均匀，未见明显无灌注区。* 所示为胰腺前方小网膜囊处积液；b. 重症急性胰腺炎时，胰腺与周围组织界限不清，表面不光滑呈毛刺状，实质呈不均匀增强，以胰体部为著，箭头所示为散在小灶状无灌注区，提示坏死，* 所示同 a 图；c. 重症急性胰腺炎时，实质不均匀增强，以胰体部为著，箭头所示为片状无灌注区，提示坏死，* 所示同图 a

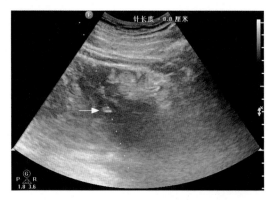

图 1-2-8　超声引导下腹膜后积液穿刺抽液

箭头所示为穿刺针针尖位置，虚线示穿刺进针引导路径

速消退；而肿块型胰腺炎表现为病变处与周围胰腺实质呈同步增强，同步消退（图 1-2-9），两者得以鉴别。

2. 急性液体积聚区　若呈絮状回声，与周围有血液循环的器官和组织分界不清，特别是急性胰腺炎时肠管麻痹，与周围组织界限不清，此时，影像学引导的穿刺抽液或置管引流易误伤周围组织器官。超声造影可清晰显示急性液体积聚区为无增强区，而肠管可见对比剂灌注（图 1-2-10），鉴别容易。

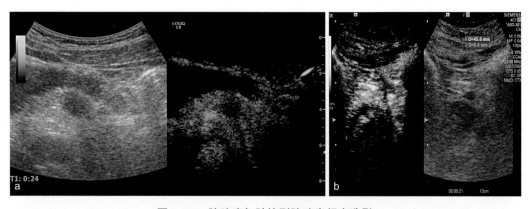

图 1-2-9　胰腺癌与肿块型胰腺炎超声造影

a. 胰腺体部恶性肿瘤，在实质期对比剂消退快；b. 肿块型胰腺炎，肿块内部分血供，在实质期与胰腺组织同步增强

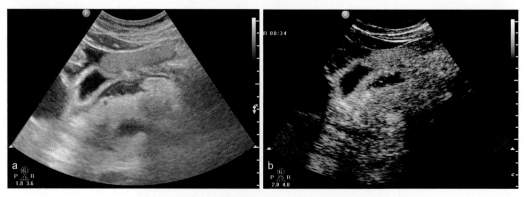

图 1-2-10　急性胰腺炎时急性液体积聚常规超声及超声造影

a. 急性胰腺炎时常规超声见多处无回声区，提示急性液体积聚；b. 同一切面超声造影图像，多处低回声区均无对比剂，偏左处一无回声区周围可见连续完整闭合的组织灌注，提示为肠管，其内低回声为肠腔

【临床价值】

既往，急性胰腺炎的影像学诊断主要包括CT、MRI、内镜及超声等，特别是多平面螺旋增强 CT 是诊断的金标准，其优势在于能够判定胰腺形态、确定坏死区及范围，

诊断假性胰腺囊肿形成，确定腹腔及腹膜后的积液等。重型急性胰腺炎伴发急性肾功能不全的比率达 30% 以上，增强 CT 多使用对比增强剂碘剂，此对比剂会加重肾损伤；急性胰腺炎起病急骤，一些患者就诊之初即出现了急性肺损伤、急性肾损伤，由于呼吸机和血滤机等的使用，搬动困难，使部分急需明确诊断的患者难以进行 CT、MRI 等检查。

超声造影能够识别胰腺坏死灶，显著提高了超声对急性胰腺炎的诊断水平，并与增强 CT 具有较高的一致性。超声造影通过对胰腺实质的微循环灌注评价，准确显示是否存在坏死灶，确定坏死灶的大小，从而判定胰腺损伤程度，而且超声造影通过对胰周组织的血液循环灌注评价，判定皂化区内存活组织的多少，以便于超声引导下的积液引流和冲洗。

五、急性肠系膜上动脉栓塞

【病因】

急性肠系膜上动脉栓塞（acute superior mesenteric artery embolism，ASMAE）可以由于栓子的栓塞或动脉本身发生血栓而引起，突然发生完全性闭塞多由于栓塞所致。

【病理及临床表现】

肠系膜上动脉与腹主动脉呈锐角，栓子容易进入而形成栓塞。栓子多来源于各种心脏疾病，也可以是动脉壁上的斑块脱落。栓子可以栓塞在肠系膜上动脉的主干内，但更多地栓塞于分支狭窄处，一般是结肠中动脉或其以下部位。血管远端分支痉挛，受累肠管处于收缩状态，1～2 小时后血管痉挛消失，阻塞远端动脉形成血栓，肠管失去张力，出现水肿坏死，大量血性液体进入肠腔与腹腔，临床上可以出现中毒及休克症状。

【检查方法】

通常可采用仰卧位，结合使用血管长轴与短轴扫查切面，以尽可能显示腹主动脉、肠系膜上动脉走行全程图像为佳。

【超声表现】

常规超声　①可以观察到病变血管内血栓、栓子回声（图 1-2-11），栓塞部位远端血管内无明显血流信号，如栓塞于肠系膜动脉的较小分支，则可以观察到局部肠管壁增厚及与其相连的肠系膜动脉无动脉血流信号；② 疾病初期，可以观察到明显增厚的肠管壁，呈低回声，肠管壁结构消失，肠管蠕动消失，因肠管痉挛，管腔内可以观察到少量气体强回声；③发病 1～2 小时后，肠腔明显扩张，肠壁变薄，部分病例可出现肠穿孔；④腹腔内可见游离液体。

【鉴别诊断】

除声像图所见外，急性肠系膜上动脉栓塞诊断还应结合临床。应与急性腹膜炎、肠梗阻、急性胃肠炎、急性阑尾炎等相鉴别。当患者有心脏疾病，如心肌梗死附壁栓子、心瓣膜置换术后、心房颤动等病史，同时超声检查发现肠管扩张、肠壁变薄时应考虑此疾病，结合临床一般不难鉴别。

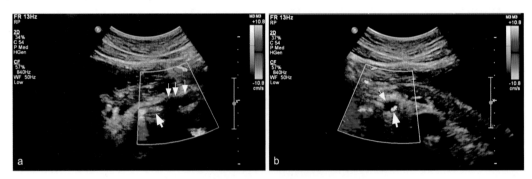

图 1-2-11　肠系膜上动脉栓塞彩色多普勒超声

a. 肠系膜上动脉管腔内可见低回声充填（细箭头所示），起始段存在血流信号（粗箭头所示）；b. 肠系膜上动脉横断面图像中管腔内可见低回声充填（细箭头所示），管腔周围可见少许血流信号（粗箭头所示）

【临床价值】

常规超声及彩色多普勒技术检查能及时了解肠系膜上动脉血管是否通畅，管腔内是否有栓子，能评估肠系膜上动脉梗阻的程度，并了解肠管情况，如是否有肠穿孔等，了解腹腔是否有积液。

六、急性阑尾炎

【病因】

感染和阑尾腔的梗阻是阑尾炎发病的两个主要因素，且以细菌感染为主。其病理分为单纯性、化脓性和坏疽性三种类型，阑尾周围脓肿是急性阑尾炎的并发症。

【病理及临床表现】

由于阑尾是一条管腔狭小的细长盲管，易潴留来自肠腔的粪便、粪石及细菌。由于阑尾壁神经丛丰富，其阑尾根部有类似括约肌的结构，受到刺激时管腔收缩变窄，易于梗阻。阑尾动脉为回结肠动脉的终末支，是一条终动脉，梗阻后易发生缺血、坏死。阑尾的感染与梗阻常常互为因果，即感染增加梗阻，梗阻加重感染。典型症状是转移性右下腹痛，阳性体征是右下腹压痛、反跳痛。

【检查方法】

首选行腹部触诊，将探头置于右下腹患者疼痛处，缓慢加压探头，观察是否有肿大的阑尾结构。其次，寻找升结肠内气体线，沿着气体线向下探查至结肠壁消失处，考虑为回盲部，该处探头呈扇形扫查，寻找肿大的阑尾。检查时可使用低频凸阵探头，也可采用高频探头，对于腹壁相对薄者高频探头对急性阑尾炎的检出率更高。可疑坏疽或穿孔者进行超声造影，对比剂声诺维用量为 0.025ml/kg。

【超声表现】

1. 常规超声　二维超声显示肿大的阑尾多数呈弯曲的指状或腊肠样（图 1-2-12a），壁增厚，成人厚度＞7mm，回声减低，短轴切面可呈"靶环征"——中心为阑尾腔和内膜回声，周边为增厚的阑尾壁低回声；部分表现为阑尾腔扩张、积液；部分在肿大阑尾腔内粪石强回声（图 1-2-12b）。阑尾周围脓肿时，呈团块状不均质肿块，内见不规则积液，且透声性差。肿大的阑尾周围可见渗液及肿大淋巴结。彩色多普勒血流显示肿大的阑尾壁血流信号增多、少许或无血流信号（图 1-2-12c）。早期回肠部肠壁蠕动增强，之后运动减弱或呈麻痹状态。

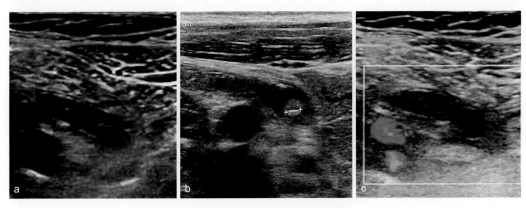

图 1-2-12 急性阑尾炎常规超声

a. 肿大阑尾呈腊肠样；b. 图标所示为阑尾腔内粪石，呈强回声；c. 急性阑尾炎时，肿大的阑尾壁血流信号增加

2. 超声造影 超声造影主要用于鉴别阑尾壁连续性及血运，以鉴别穿孔和是否发生坏疽。经外周静脉注射超声对比剂后，阑尾壁出现均匀或欠均匀增强，考虑急性单纯性阑尾炎（图 1-2-13）；若阑尾壁呈蜂窝状增强，且外膜面连续，考虑化脓性阑尾炎；若阑尾壁无对比剂灌注或极少对比剂灌注，呈无或极低增强，考虑坏疽性阑尾炎。

阑尾周围脓肿时，与周围组织结构界限不清，经外周静脉注射超声对比剂后，脓肿区无对比剂灌注，呈无增强，与周围正常结构分界清楚。

3. 超声引导穿刺抽液或置管引流 对临床评估后需要保守治疗的阑尾周围脓肿，常规超声或超声造影引导下穿刺抽液或置管引流是首选的方法（图 1-2-14），多数患者通过引流可以避免炎症扩散，或避免手术，或择期切除残存阑尾。超声造影较之于常规超声引导的穿刺置管引流，可有效避免刺伤周围已麻痹的肠管所造成的严重后果。

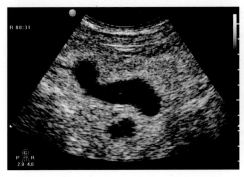

图 1-2-13 急性单纯性阑尾炎超声造影

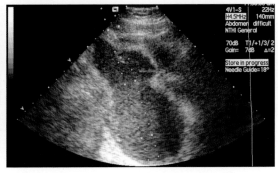

图 1-2-14 超声引导下阑尾周围脓肿穿刺引流

虚线所示为拟进针路径

【鉴别诊断】

1. 阑尾黏液性腺癌　可以阑尾区肿块型就诊，或以阑尾炎就诊。常规超声显示右下腹不均质肿块，多呈囊实混合性，与急性阑尾炎和阑尾周围脓肿难以鉴别。部分囊腺癌超声造影显示对比剂快速不均匀灌注，实质期快速消退，但与急性炎症的造影有交叉，鉴别较困难（图1-2-15），多数依赖术中或术后确诊。

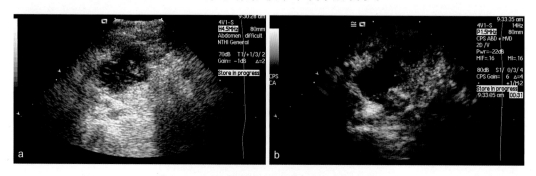

图1-2-15　阑尾黏液性腺癌常规超声及造影

a. 阑尾区肿块呈囊实混合性；b. 肿块区对比剂不均匀灌注

2. 阑尾囊肿或黏液囊腺瘤　阑尾管腔狭窄、梗阻时，远端分泌物难以排出，或黏液分泌物难以排出，潴留于腔内并使囊腔膨大，形成单纯性黏液性囊肿，分为全阑尾型和末端型，与黏液性腺瘤难以鉴别。二者在不合并感染时，术前会考虑此病；若合并炎症，阑尾囊肿和黏液囊腺瘤在术前与急性阑尾炎难以鉴别。

3. 输尿管结石　右侧输尿管中下端结石时，患者出现右下腹疼痛，无发热，常规超声多能显示输尿管扩张和腔内结石，结合肉眼或镜下血尿，容易鉴别。

4. 卵巢和附件病变　是女性右下腹痛需鉴别的疾病之一。经腹部或经阴道超声常可显示病变位于右侧附件区，如右侧卵巢囊肿、右侧输卵管积液或积脓。若能清晰显示卵巢及附件区结构，可以排除妇科疾病。

5. 急性肠系膜淋巴结炎　儿童期常见，回肠末端淋巴结肿大明显，患儿多表现为全腹痛以右下腹痛为主，类似于急性阑尾炎，但常规超声检查可见肠系膜淋巴结肿大，而无阑尾肿大征象。

6. 回盲肠炎　由于病变处回盲肠管充血、水肿和渗出，刺激右下腹壁引起腹痛，与急性阑尾炎类似。患者常有腹泻，且超声显示阑尾区未见肿大阑尾及局限性积液。

【临床价值】

急性阑尾炎的影像学诊断主要是CT和超声，Park等多中心研究证实二者的敏感性分别为94%和92%。超声的优势是方便快捷，可重复性好，更适用于急腹症患者，且随着低频与高频探头的联合使用，诊断符合率提高到82%～94%，使手术探查阴性率降低到10%以下。

超声造影能够明确坏疽性阑尾炎和阑尾穿孔，便于临床及时做出正确的治疗方案。超声造影引导阑尾周围脓肿穿刺，对准确避免周围肠管、血管等重要结构价值大，可有效避免严重后果发生。同时，超声引导的穿刺冲洗或置管引流可有效排出脓液，减轻炎症反应，对年老体弱患者更有利。

七、上消化道穿孔

【病因】

胃和十二指肠活动期溃疡、外伤、伤寒、急性胃扩张、梗阻、坏死等原因，均可导致上消化道穿孔。

【病理与临床表现】

胃肠道壁穿孔，内容物流入腹腔引起化学性腹膜炎，大量气体逸入腹腔形成气腹，严重时可导致脓毒症或休克，甚至死亡。临床表现为骤然发作的持续性上腹剧痛，延及全腹，并可向肩部放射。腹部触诊腹肌明显紧张，呈板状腹，全腹压痛和反跳痛。但在老年人中肌紧张等腹膜炎症状可不明显。

【检查方法】

患者先采用仰卧位，在肝脏前缘与腹壁间的肝前间隙探查是否存在气体，在肝肾间隙、结肠旁沟、盆腔、小网膜囊等区域探查是否存在腹腔积液，然后采用侧卧位或者坐位探查显示可疑气体回声是否随体位改变移动。除常规应用低频探头检查外，应用高频探头可显示少量腹腔游离气体、腹腔积液内的点状回声等特征。

【超声表现】

（1）腹腔内游离气体：位置较高的间隙（包括肝、脾前表面，膈肌下方，穿孔部位周围）内可见气体样强回声，后方可见多重反射，随体位改变移动（图 1-2-16）。仰卧位探查时，该征象通常出现在肝脏前缘与腹壁间的肝前间隙内；坐位探查，气体样强回声通常可移动到膈肌顶部与肝脏之间；右侧卧位探查气体通常可移动到位置较

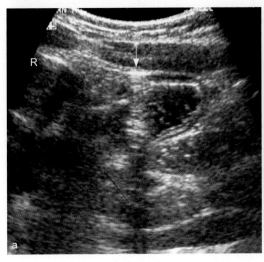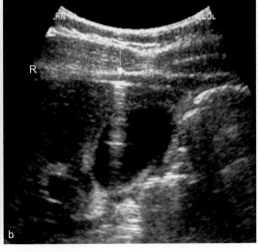

图 1-2-16　上消化道穿孔所致腹腔游离气体

a. 上腹部正中矢状切面可见腹腔内肠管前方片状强回声，后伴彗星尾征（箭头）提示腹腔内气体；

b. 患者左侧卧位，该强回声移动至右上腹肝脏和胆囊前方（箭头）

高的肝脏边缘与腹壁之间。

（2）腹腔积液：胃肠道内容物流入腹腔，往往先积存于右肝下间隙，随着流出液体量的增加，液体可流向肝肾间隙，并经右结肠旁沟下行至盲肠周围和腹腔。胃十二指肠后壁穿孔，常导致小网膜囊局限性积液。上消化道穿孔引起的腹腔积液有时不是典型的无回声区，表现为无回声区内含有细点状回声，容易与胃肠道内液体混淆。

（3）常伴随有胃肠蠕动减弱或消失、胃肠腔积气的声像图表现。

（4）穿孔较大者，偶尔可直接观察到穿孔的部位以及内容物向腹腔内流出的征象。

【鉴别诊断】

1. 胃肠腔内气体或肺气　胃肠腔内气体通常具有一定的形态，随肠管蠕动其形态和大小可发生变化，高频探头可见气体前方的肠管壁结构；肺气也通常具有一定的形态，随呼吸其位置可发生变化，但不随体位改变而变化；腹腔游离气体通常形态不稳定，随体位改变向高处移动，不随呼吸和肠蠕动而变化。

2. 急性胆囊炎穿孔　急性胆囊炎穿孔可表现为胆囊周围脓肿及腹腔积液，气性坏疽的胆囊炎穿孔，脓腔内可见气体，上述表现容易与上消化道穿孔混淆。区别之处在于急性胆囊炎穿孔胆囊壁不规则，可见连续性中断，中断处可见局限性脓肿，并合并胆囊炎的声像图表现，如胆囊体积增大、壁增厚、壁呈"双边征"、胆囊结石、胆囊内密集点状或絮状回声等。

3. 急性重症胰腺炎　急性重症胰腺炎可表现为胰腺内部及周围积液和腹腔游离积液，胃肠胀气等表现，可能与上消化道穿孔混淆。区别之处在于前者胰腺体积增大、形态饱满、边界不清晰、内部回声不均匀、可有主胰管扩张等表现。

4. 急性阑尾炎穿孔　急性阑尾炎穿孔可表现为阑尾周围脓肿及腹腔积液，气性坏疽的阑尾炎穿孔，脓腔内可见气体，上述表现容易与上消化道穿孔混淆。区别之处在于前者阑尾增粗，壁不规则增厚，层次结构消失，连续性中断，中断处可见局限性脓肿，可合并阑尾粪石等征象，腹腔积液的位置多位于右下腹或盆腔。

【临床价值】

目前对临床或 X 线检查已确诊的上消化道穿孔病例，通常不再加做超声检查。但是超声检查对于上消化道穿孔的诊断具有独到的优点，可以弥补 X 线检查的不足。首先，超声检查对于发现腹腔游离气体具有很高的敏感性，有时能够显示出 X 线检查不能发现的局限于肝上前间隙的气体。超声具有实时动态观察患者在变动体位时腹腔内游离气体向高处移动的特点，从而提高了少量游离气体的检出率。其次，超声不仅可检测出腹腔游离气体，对于腹腔积液的检查比 X 线敏感而准确得多，经常遇到 X 线未发现膈下游离气体，而是依据超声发现腹腔积液而确诊为上消化道穿孔的病例。少数病例中超声可直接发现穿孔位置，弥补 X 线检查不能定位的缺陷。此外，超声在上消化道穿孔患者保守治疗过程中可以动态复查，发现积液量的变化，据此评估穿孔是否闭合，继续保守治疗还是及时手术治疗。

综上，如果考虑到与其他急腹症如胆道、胰腺、妇产科、实质脏器破裂等的鉴别，超声检查应当推为首选。

八、急性门静脉系统血栓形成

【病因】

门静脉血栓是与感染、肿瘤、创伤及门静脉系统畸形等相关的，主要包括门脉主干及其主要分支、肠系膜上静脉、肠系膜下静脉及脾静脉血栓形成，部分门静脉血栓形成原因不明。门静脉血栓有急性与慢性之分。

【病理及临床表现】

各种原因引起门静脉内皮细胞损伤，血流缓慢或血液的高凝状态，导致急性门静脉系统血栓形成，进而引起不同程度的肠道、肝脏缺血性损伤。典型的急性血栓表现为腹痛、腹泻和发热。慢性血栓多数与门静脉高压相关，主要表现为脾大和脾功能亢进、腹腔积液和食管静脉曲张破裂出血。

【检查方法】

常规显示肝脾，观察腹腔是否有积液。在脾门、胰腺后方和第一肝门部显示门静脉属支及分支。超声造影可用于鉴别门脉系统的实性回声是血栓还是瘤栓，对比剂声诺维用量为 0.025ml/kg。

【超声表现】

1. 常规超声　二维超声可见脾大、腹腔积液，急性期门静脉主干及其分支、脾静脉、肠系膜上静脉一支或多支扩张，管腔内见实性低回声（图 1-2-17a），彩色多普勒显示管腔内无血流信号（图 1-2-17b，图 1-2-17c）。慢性期管腔内实性部分回声增强、不均匀，管腔内部分再通，管腔周围可见侧支血管建立，形成门静脉海绵样变。

2. 超声造影　超声造影主要用于鉴别门脉管腔内的血栓和瘤栓。经外周静脉注射超声对比剂后，门静脉系统血栓内无对比剂灌注，呈无增强。

3. 经皮经肝超声引导门静脉穿刺溶栓治疗　在超声引导下，经皮经肝门静脉穿刺植入血管鞘，经抽吸裂解血栓后再定位置入多侧孔溶栓导管，将溶栓剂定点放置到血栓部位进行局部溶栓治疗。

【鉴别诊断】

1. 门静脉瘤栓　肝内或肝脏周围器官恶性肿瘤可以引起门静脉瘤栓，临床上常需与门静脉血栓鉴别，而在肝硬化肝癌患者中，门静脉瘤栓与血栓常同时存在。超声造影对二者的鉴别诊断有价值，门静脉血栓尤其是急性血栓时，门静脉血栓部位无对比剂灌注，呈无增强；而瘤栓时可见对比剂均匀或不均匀灌注，门脉期和延迟期消退。慢性血栓时由于周围侧支血管形成，超声造影时栓子周边有时可见少许对比剂灌注，但中心部分三期始终无对比剂灌注，呈无增强，以资鉴别。

2. 门静脉海绵样变　多继发于门静脉高压或栓塞，以门脉主干常见，有时累及肠系膜上静脉。由于门静脉压力的改变，引起周围侧支血管形成，产生海绵样变。常规超声显示门静脉壁线状连续性结构消失，代之以小囊泡状结构，彩色多普勒血流显示囊内充满静脉血流信号。

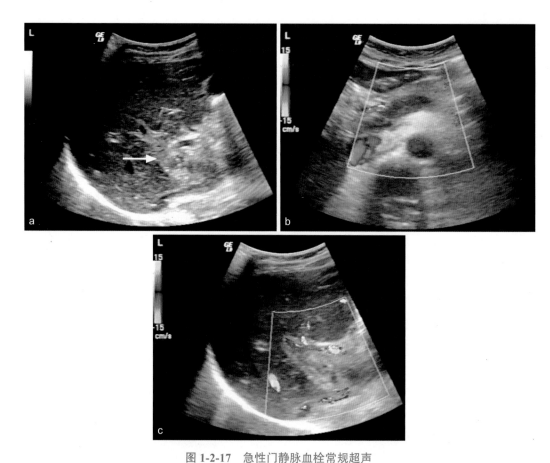

图 1-2-17　急性门静脉血栓常规超声

a. 门静脉主干血栓,箭头示腔内实质低回声;b. 与 a 图系同一患者,彩色多普勒超声显示脾静脉内无血流信号,
提示血栓形成;c. 彩色多普勒超声提示门静脉主干腔内无血流信号

3. 肠系膜上动脉血栓栓塞　多以腹痛、腹泻和发热就诊,超声可以直接显示肠系膜上动脉管腔内实性的血栓结构,局部或远端血流频谱形态异常。部分患者肠系膜上动脉的远端发生血栓栓塞,超声不能直接显示栓塞部位,但多普勒血流频谱异常。该病门静脉系统管腔内透声性好,血流通畅,易于鉴别。

【临床价值】

尽管急性门静脉系统血栓形成可采用 CT、MRI 和血管造影方法进行影像学诊断,但超声是较准确、有效的诊断技术,常规超声能较清晰显示门静脉结构和内部回声,彩色多普勒可进一步证实内部血流通畅情况。在需要鉴别血栓与瘤栓时,超声造影具有很大价值,可方便、准确、快捷地对二者进行鉴别。

九、肠梗阻

【病因】

任何原因引起的肠内容物通过障碍统称肠梗阻。本病按梗阻发生的病因可分为:

①机械性肠梗阻，包括肠外因素（肠粘连、肿瘤、疝嵌顿等），肠壁因素（肠套叠、扭转、畸形等），肠腔内因素（蛔虫、粪块、异物等）；②动力性肠梗阻，因肠壁运动紊乱所致麻痹性或痉挛性肠梗阻；③血运性肠梗阻，因肠系膜血管血栓或栓塞引起肠壁血液循环障碍所致。

【病理与临床表现】

肠管扩张、肠腔积液和积气是肠梗阻的主要病理表现。机械性肠梗阻时，梗阻近段肠管蠕动亢进；麻痹性肠梗阻时，肠管蠕动消失；绞窄性肠梗阻时，肠壁可发生缺血坏死，最终可引起穿孔、弥漫性腹膜炎。

肠梗阻最常出现的症状是腹痛，多为阵发性绞痛，伴有肠鸣音亢进、呕吐、腹胀。完全性肠梗阻时肛门停止排气和排便。梗阻晚期可表现为口渴、乏力、双眼下陷、呼吸快而深、血压下降以及水电解质紊乱和休克等。

【检查方法】

一般选择扇形探头，如患者的体型瘦、肠道气体少可选用高频线阵探头。首先了解腹腔及肠道的大概情况，按解剖分区从右向左、从上向下以一定顺序进行部分重叠式系列扫查，观察有无肠管扩张、肠腔积液、腹腔积液、包块等。然后对可疑部位进行重点检查，测量肠管内径、观察肠壁形态和肠黏膜皱襞、观察肠壁有无增厚或局限性肿块、肠壁血流信号、动态观察肠管蠕动有无增强、减弱或消失等。

【超声表现】

（1）肠管扩张：小肠肠管扩张内径超过3cm，结肠肠管内径超过5cm。扩张的肠腔内可见积气、肠内容物（无回声区内含点状、斑片状、絮状、团块状强回声）（图 1-2-18）。

（2）肠壁改变：肠壁变薄，肠黏膜在肠腔积液的衬托下显示清晰，小肠梗阻可呈现"琴键征"（图 1-2-19）。

（3）肠管蠕动改变：机械性肠梗阻肠管蠕动增强，可见肠内液体往复流动，发生绞窄时或麻痹性肠梗阻时肠管蠕动变弱，以致无蠕动。

（4）肠管扩张的位置、范围和形态：根据肠管扩张的位置和范围可以初步判断梗阻部位是小肠还是结肠，是低位还是高位梗阻，有助于分析梗阻的病因。如果可见一处肠管扩张呈 C 形或 U 形，两端肠管不扩张，提示闭袢性肠梗阻，发生绞窄、肠壁坏死可能性大。

（5）多伴有腹腔积液。

（6）提示肠梗阻病因的声像图征象：①梗阻末端强回声团提示结石；②梗阻末端低回声团块提示肠管病变，如肿瘤、克罗恩病；③肠管长轴呈多层低和高回声相间的结构即"套袖征"，短轴切面呈"同心圆征"，为肠套叠；④肠壁均匀增厚、回声减低、血流信号明显减少、发病急速者，提示肠系膜血管阻塞；⑤阴囊内、腹壁内见到肠管回声考虑肠管嵌顿（图 1-2-20）。

【鉴别诊断】

急性胃扩张：少数有胃下垂的患者，若伴有急性胃腔扩张，可出现腹痛、呕

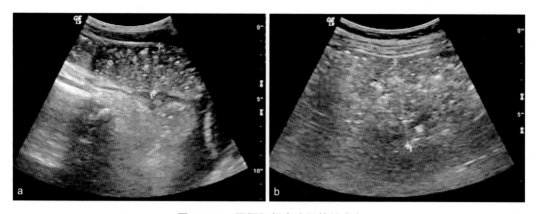

图 1-2-18　肠梗阻超声（肠管扩张）

a. 肠管扩张，宽约 3.8cm；b. 肠管扩张，宽约 5.6cm。扩张的肠管内充满点状、斑片状、絮状、团块状强回声，为肠内容物。肠管扩张明显，肠管后壁因声束衰减显示不清晰

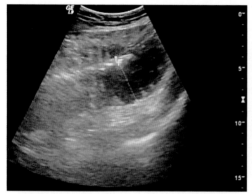

图 1-2-19　肠梗阻超声（肠壁"琴键征"）

图中小肠肠管扩张，宽约 4.1cm，扩张的肠管内充满无回声液体，肠壁呈"琴键征"

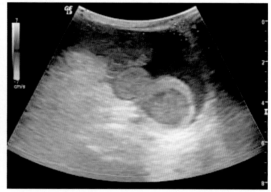

图 1-2-20　腹股沟嵌顿疝超声

右侧腹股沟区疝囊样结构，经腹股管疝至皮下，疝颈宽约 1.3cm，疝囊大小 9.6cm×4.9cm×9.4cm，内容物为肠管及网膜。肠管轻度扩张，内可见絮状中等回声，部分肠壁增厚，较厚处约 0.5cm，CDFI 示肠壁未见血流信号。肠管可见蠕动，肠管周围可见少量积液，较深处约 2.3cm。探头缓慢推挤，疝内容物不能还纳腹腔

吐、腹胀，超声在腹腔中下部可发现扩张的管腔结构，有可能误诊为肠梗阻。但肠梗阻时肠壁变薄，肠黏膜在肠腔积液的衬托下显示清晰，呈现"琴键征"。胃扩张管腔内径更大，向两端追查可见扩张的管腔通过贲门、幽门分别与食管下端和十二指肠相连。

【临床价值】

超声发现肠梗阻的准确性较高，尤其是对于肠管未发生积气的患者，其效果好于立位腹平片。但是对肠梗阻病因的诊断准确性欠佳，还需要结合病史、临床表现、增强 CT、肠镜或其他检查，而且对于腹腔大量胀气的患者超声图像清晰度下降，影响诊断。

十、移植肝急性并发症

（一）积液

【病因】

积液在肝移植术后非常常见，包括腹腔或胸腔积液、血肿、胆汁瘤、脓肿等。腹腔或胸腔积液主要是手术引起的渗出性或反应性积液；血肿主要继发于手术时腹腔内广泛的出血，急性血肿多见于血管吻合口或假性动脉瘤的破裂；胆汁瘤主要是由于术后胆汁漏出包裹后形成的；脓肿由术后感染引起。

【病理与临床表现】

单纯性积液通常无明显临床症状，除非积液量大压迫周围正常组织，压迫肝组织可出现右上腹疼痛、不适等症状，压迫肺组织可引起呼吸困难。血肿和脓肿伴有出血和感染的临床表现。

【检查方法】

在移植肝周围、腹腔、胸腔按照一定顺序（如从右向左、从上向下）进行部分重叠式系列扫查。注意观察积液内部透声情况，是否存在细点状回声、分隔，在同一个部位测量积液的范围或深度，以便前后比较。

【超声表现】

1. 常规超声　在移植肝周围、腹腔或胸腔可见片状不规则无回声区，单纯积液内部透声好，脓肿内可见细点状回声，包裹性积液、陈旧血肿内可见分隔。

2. 超声造影　急性血肿的患者，超声造影有助于发现是否存在活动性出血及其位置。腹腔积液的衬托下活动性出血超声造影表现为"喷泉"或"涌泉"状，缓慢的出血表现为"小溪"状；无腹腔积液时，活动性出血表现为异常增强区，呈条带状、梅花状，动态观察呈流动状。

【鉴别诊断】

1. 肝静脉或下腔静脉流出道梗阻　肝移植术后肝静脉或下腔静脉流出道梗阻可导致肝脏急性淤血，引起门静脉高压，继而产生腹腔积液。这种疾病引起的腹腔积液通常量比较大，出现肝功能障碍，下腔静脉受累患者可出现双下肢水肿；病变部位超声可见静脉变细或闭塞，彩色多普勒可见血流速度升高或无血流信号，频谱失去波动性。

2. 胰腺假性囊肿　肝移植术后出现在胰腺、十二指肠、肾脏周围的积液需要与胰腺假性囊肿鉴别，特别是患者有行逆行胰胆管造影的病史和胰腺炎相关临床表现时，后者超声可见胰腺肿胀、回声减低，超声引导下抽吸或置管引流可以判断积液的性质并缓解症状。

3. 假性动脉瘤　肝移植术后肝门处的积液需要与假性动脉瘤鉴别，后者彩色多普勒可见瘤腔内红 - 蓝相间的血流信号，频谱多普勒可见瘤口处正 - 负交替的频谱。

【临床价值】

超声可以动态观察肝移植术后是否出现积液，积液的位置和量，有助于早期发现术后并发症并检测治疗效果。虽然超声检测积液较敏感，但不能诊断积液的性质，超声引导下穿刺抽吸或置管引流可以化验液体的性质，同时起到缓解症状的作用。

（二）血管异常

【检查方法】

通常用凸阵探头，如术后因切口、敷料及体位影响，体表暴露区域有限，可采用相控阵或小凸阵探头，患者取仰卧位或右前斜位，多采用肋间扫查方法，尽可能观察血管全程。门静脉和肝动脉多在肝门部观察；肝静脉在汇入下腔静脉处观察；下腔静脉观察的重点因术式而异，同种原位肝移植重点观察肝上、下腔静脉吻合口，背驮式肝移植流出道若采用侧 - 侧吻合，还需了解下腔静脉管端情况。

1. 肝动脉

1）肝动脉血栓和狭窄

（1）病因：手术技术因素、供受体肝动脉畸形、排斥反应引起的肝动脉炎症和循环阻力增高引起血流缓慢等均可导致肝动脉狭窄或血栓形成。

（2）病理与临床表现：临床表现为肝功能指标突然升高，进而进展为肝实质梗死、坏死、脓肿、胆瘘、胆管狭窄、脓毒症等。

（3）超声表现

a. 常规超声：灰阶超声很难分辨肝动脉管壁结构，因此对肝动脉狭窄和血栓直接检测不敏感。间接征象：胆道供血障碍引起肝内胆管扩张，病情严重引起肝内梗死或脓肿时超声表现为局部无回声、低回声、高回声、部分伴钙化的强回声。

肝动脉狭窄彩色多普勒超声表现为狭窄处血流变细、呈明亮的彩色，靠近狭窄下游肝动脉呈五彩喷射性血流，肝内肝动脉分支血流信号明显减少（图 1-2-21a）。频谱多普勒在狭窄处可检测到高速湍流频谱，最高流速通常大于 200cm/s，狭窄下游肝动脉流速降低，加速度时间延长（大于 $80m/s^2$），呈"小慢波"（图 1-2-22）。肝动脉血栓彩色多普勒超声表现为肝动脉、左右分支和肝内肝动脉分支内无血流信号。肝动脉狭窄或血栓时门静脉供血可代偿性增多，表现为门静脉增宽、血流速度加快。

b. 超声造影：彩色多普勒诊断肝动脉狭窄和血栓的准确性较低，超声造影可提高诊断价值。急性肝动脉血栓注入对比剂后肝动脉始终未见增强（图 1-2-21b），部分病例肝内可见三期无增强的梗死灶。肝动脉狭窄超声造影可见狭窄处对比剂充盈缺损，肝实质内对比剂增强的强度降低（图 1-2-23）。

（4）鉴别诊断

a. 晚期肝动脉血栓：晚期肝动脉血栓发生在肝移植 1 个月以后，常在肝门部形成侧支，侧支动脉细小迂曲，血流速度多数较慢，CDFI 显示不敏感。超声造影表现为肝外正常肝动脉未显示，肝门部可见不规则细小迂曲的侧支动脉显示，呈网状或片状高增强，肝实质无灌注缺损区。

　　b. 肝动脉迂曲：肝门部肝动脉走行迂曲，彩色多普勒显示不敏感，可能表现为肝动脉无血流信号或少量血流信号，需要与肝动脉血栓或狭窄鉴别。前者超声造影后肝动脉可见走行迂曲，但增强的强度和时相正常，无对比剂充盈缺损，肝实质增强强度正常，无梗死灶。

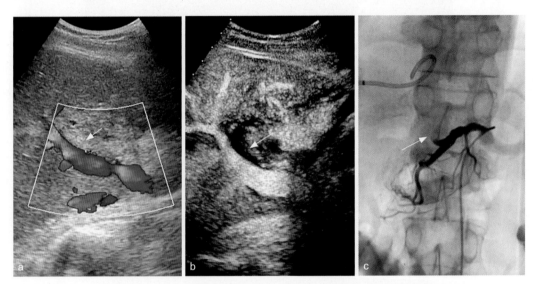

图 1-2-21　肝动脉血栓彩色多普勒超声、超声造影及血管造影

a. 彩色多普勒提示肝门部肝动脉走行区域未见血流信号；b. 超声造影示肝动脉未见对比剂充盈；
c. 血管造影确诊肝动脉血栓

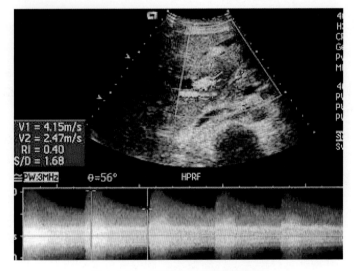

图 1-2-22　肝动脉狭窄多普勒超声

肝动脉狭窄处血流呈明亮的彩色，流速明显增快，达 4.15m/s

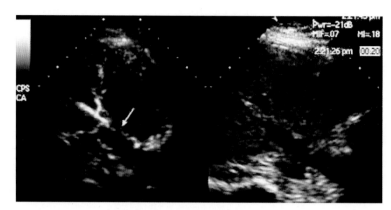

图 1-2-23　肝动脉狭窄超声造影

动脉期肝动脉吻合口处对比剂充盈缺损，管腔变窄，宽内径 1.8mm（箭头所示），
其上方肝动脉内径约 3mm，下方内径约 3.9mm

（5）临床价值：早期诊断肝动脉血栓，早期治疗有助于提高移植肝存活率。彩色多普勒超声无创、便捷，是肝移植术后肝动脉血栓检查的首选方法，但特异性低，超声造影提高了对肝动脉血流和肝内灌注的显示能力，提升了超声对肝动脉血栓的诊断价值。

2）肝动脉假性动脉瘤

（1）病因：肝移植术后感染或吻合口血块未凝结等原因造成，发生率虽然低，但死亡率可高达 70%。

（2）病理与临床表现：未破裂的假性动脉瘤常无临床表现，破裂后可导致腹腔内大出血。

（3）超声表现

a. 常规超声：灰阶超声显示肝门部或肝内局限性无回声或混合回声区，与肝动脉相邻，可有搏动感，其内有时可见附壁血栓所致的团块状中等或高回声。彩色多普勒瘤腔内可见红蓝参半的彩色涡流信号，少数情况下可显示破裂口，该处可见收缩期从动脉到瘤体内的明亮的彩色血流，舒张期可见从瘤体内到动脉的深暗彩色血流。破裂口附近频谱多普勒可见收缩期短舒张期长的正负交替的频谱。

b. 超声造影：注射对比剂后，肝动脉首先显影，然后对比剂经破裂口进入瘤腔，肝动脉增强程度逐渐减弱，瘤腔增强程度逐渐增强并超过肝动脉。超声造影可以更加清晰地显示破裂口的位置和大小，显示瘤腔内血栓的范围和大小，提高肝动脉假性动脉瘤的诊断价值。

（4）鉴别诊断：肝脏遗传性出血性毛细血管扩张症：该疾病是一种血管形成发育障碍的少见遗传病，可累及皮肤黏膜及肝、肺等脏器。肝脏超声可有肝动脉瘤的表现，除此之外，肝动脉直径增大、迂曲变形，肝内常可见动静脉瘘并出现高速低阻血流信号。

（5）临床价值：肝门区肝动脉附近的无回声区，应常规进行彩色多普勒检查，若诊断为假性动脉瘤，则禁止对该区域进行穿刺抽液，以免瘤体破裂造成腹腔大出血。

2. 门静脉血栓和狭窄

（1）病因：手术技术因素、高凝状态、排斥反应等可导致门静脉血栓形成，吻合口瘢痕挛缩、扭曲及外压可导致门静脉狭窄。

（2）病理与临床表现：短时间内可无明显临床表现，长期门静脉缺血可导致肝功能损害，还可导致门静脉高压的临床表现，如静脉曲张、肠壁淤血、肠缺血坏死或大量腹腔积液等。

（3）超声表现

a. 常规超声：门静脉血栓灰阶超声可见门静脉主干或分支管腔增粗，急性期腔内血栓表现无回声或极低回声，随着血栓时间延长，回声逐渐增强，可呈等回声或高回声，边缘常不规则。完全栓塞时无多普勒血流信号，部分栓塞时彩色多普勒可见血流充盈缺损，频谱多普勒显示该处血流速度加快。

门静脉狭窄灰阶超声表现为狭窄处内径明显缩小，常小于 7mm，如门静脉主干狭窄处小于 3.5mm，则可引起血流动力学的显著改变。狭窄后门静脉内径相对增宽，其宽度与狭窄程度成正比，轻者管壁向两侧呈弧形膨出，严重者呈瘤样扩张。彩色多普勒显示狭窄处明亮的高速喷射性血流，狭窄后扩张段可为涡流（图 1-2-24）。频谱多普勒显示狭窄处为高速血流，流速常比狭窄前高 4~5 倍以上。

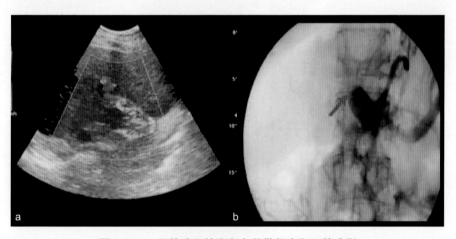

图 1-2-24　门静脉血栓彩色多普勒超声和血管造影
a. 门静脉主干管腔增粗，CDFI 未见血流信号，其旁肝动脉可见血流信号（红箭头）；
b. 血管造影示门静脉主干血流完全中断

间接征象：出现严重门静脉狭窄或门静脉血栓时，肝动脉更易于显示，肝动脉流速代偿性加快；门静脉高压的表现有脾肿大、大量腹腔积液、肝门部侧支循环建立。

b. 超声造影：门静脉狭窄时，注入对比剂可清晰显示门静脉狭窄的部位和狭窄处内径。门静脉完全性血栓时，注入对比剂后门静脉无增强；门静脉部分性血栓时，注入对比剂后门静脉管腔可见对比剂充盈缺损，并可显示血栓的范围。

（4）鉴别诊断：门静脉癌栓：灰阶超声可见癌栓与门静脉管壁界限不清，回声稍强、不均匀，肝内多见癌灶，癌栓可与肝内病灶相连，彩色多普勒超声癌栓内可见血流信号，有时可探及动脉频谱。超声造影可见动脉期癌栓呈快速高增强，甚至可高于周围肝实质，门脉期快速消退，延迟期继续消退呈明显低增强，可与门静脉血栓鉴别。

（5）临床价值：门静脉血栓或狭窄可导致移植肝供血不足，引起肝功能损伤，同时可引起门静脉高压的一系列表现，彩色多普勒超声以其无创、简便、可重复及床边检查等优点，成为检测肝移植术后门静脉血栓或狭窄的首选影像学方法，超声造影可提高常规超声的诊断水平。

3. 肝静脉和下腔静脉血栓及狭窄

（1）病因：手术因素或者移植肝再生导致的肝脏旋转可导致肝静脉和下腔静脉血栓或狭窄。

（2）病理与临床表现：可引起肝脏充血、导致腹腔积液、脾大等肝后性门静脉高压的表现。

（3）超声表现：

a. 常规超声：灰阶超声观察吻合口狭窄和血栓较困难，彩色多普勒超声于狭窄处可见明亮的血流信号，频谱多普勒可探及高速杂乱的静脉血流，频谱形态失去正常的多相波动性而变得较为平直（图 1-2-25），血栓多普勒超声未见血流信号（图 1-2-26）。

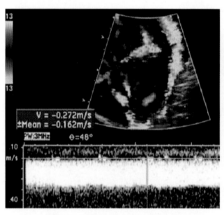

图 1-2-25　肝中静脉狭窄多普勒超声
肝中静脉狭窄处可见明亮的血流信号，频谱形态失去正常的多相波动性变为平直的单向波

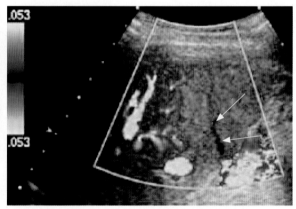

图 1-2-26　肝中静脉血栓彩色多普勒超声
肝中静脉内未见血流信号（箭头所示）

b. 超声造影：狭窄时超声造影可清晰显示狭窄的部位和狭窄处管腔。完全性血栓时，该处静脉无增强；部分性血栓时，注入对比剂后静脉管腔可见对比剂充盈缺损。超声造影可显示血栓的长度和位置，同时可显示肝内淤血坏死灶的范围。

（4）鉴别诊断：肝窦阻塞综合征：肝窦阻塞综合征是由于肝窦内皮细胞损害致肝窦流出道阻塞所引起的肝后性门静脉高压。超声表现为肝静脉内径变细（内径＜5mm），其内膜光滑，管腔通畅，肝静脉、门静脉血流流速减慢。此外，肝静脉壁增厚并回声增强，肝静脉周围带状肝回声减低，超声造影提示肝动脉 - 肝静脉渡越时间延长。

（5）临床价值：肝静脉、下腔静脉血栓或狭窄可导致移植肝淤血，引起肝功能损伤，同时可引起门静脉高压的一系列表现，彩色多普勒超声以其无创、简便、可重复及床边检查等优点，成为检测肝移植术后肝静脉、下腔静脉血栓或狭窄的首选影像学方法，超声造影可提高常规超声的诊断水平。

（三）急性排斥反应

【病因】

免疫抑制药用量不足、儿童受体、血型和组织配型不同及移植肝保存损伤的患者常见。

【病理与临床表现】

病理出现叶间胆管破坏、进行性纤维增生、汇管区细胞浸润消失、血管内膜纤维化等不可逆表现。临床表现为胆汁淤积，之后可出现转氨酶、总胆红素水平升高，严重者可出现呼吸急促、烦躁不安等症状。

【超声表现】

常规超声无特异性表现，通常二维表现为肝实质回声降低，胆管轻度扩张。频谱多普勒可见肝静脉失去多相波形变为单向平坦或负二相波，波幅下降，频谱形态变钝；门静脉流速减低；肝动脉流速减低，阻力指数升高。穿刺病理学检查是诊断的金标准。超声引导可提高穿刺活检的成功率，降低并发症。

【鉴别诊断】

下腔静脉/肝静脉狭窄或血栓：频谱多普勒可见肝静脉失去多相波形变为单向平坦或负二相波，波幅下降，频谱形态变钝，但下腔静脉/肝静脉处可见狭窄或腔内低、无回声，彩色多普勒超声于狭窄处可见明亮的血流信号，或无血流信号。

【临床价值】

彩色多普勒超声可以无创、便捷、动态观察肝移植后肝脏回声和血流动力学变化，对可疑急性排斥的患者，超声引导下穿刺活检为诊断的金标准。

十一、肠套叠

【病因】

一段肠管套入相连接的另一段肠管内称为肠套叠，主要发生于 2 岁以内的儿童，成人少见。大部分肠管无器质性改变，可能由肠蠕动紊乱、肠系膜过长、回盲部活动度大或感染等引起。继发性肠套叠可由肿瘤、息肉或畸形引起。

【病理与临床表现】

肠套叠的外管为鞘部，进入到肠管内的部分为套入部，由反折壁与最内壁组成。套入的肠管常因血管受压而发生充血、水肿、肠壁增厚，甚至坏死。

肠套叠的主要临床表现为腹痛、呕吐、血便，腹痛为突发性，间歇反复发作，发作时常呕吐，发作数小时内可排出果酱样黏液便，体检时腹部可扪及活动性包块。

【检查方法】

小儿一般选用高频线阵探头，成人体型胖或气体多可选用凸阵探头。首先了解腹腔及肠道的大概情况，按解剖分区从右向左、从上向下以一定顺序进行部分重叠式系列扫查，然后对可疑部位进行重点检查，检查过程中逐渐缓慢加压可将气体挤开，使肠管显示更清晰。有时肠套叠可自行复位，因此腹痛消失有时超声可表现为阴性结果。

【超声表现】

肠套叠部位可见横断面呈大环套小环的"同心圆征"或"靶环征"，纵断面呈"套筒征"。套入部可见不规则的高回声，为肠系膜组织，内可见低回声淋巴结；肠腔内有时可见息肉，表现为低回声结节，在肠腔内出现积液时更容易观察到（图1-2-27）。彩色多普勒可检查套入部肠管和肠系膜是否存在血流信号。若淋巴结或息肉大于1cm，套入部出现积液，套入肠管彩色血流消失，或鞘部肠壁厚度大于1cm，套叠复位的可能性会降低。套叠部位近端肠管可有肠梗阻表现，声像图显示肠管扩张，内容物积聚，蠕动亢进或减弱，腹腔可见少量积液（图1-2-28）。如果腹腔可见较多积液或游离气体，则提示可能发生肠穿孔，需要手术治疗。

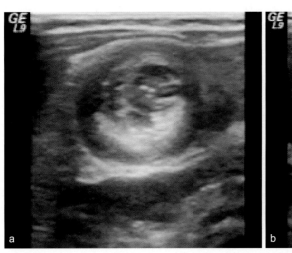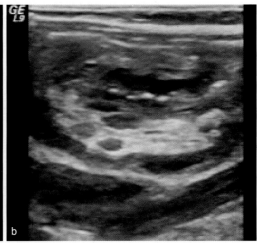

图 1-2-27　肠套叠超声

a. 为肠套叠横断面，可见大环套小环的"同心圆征"，套入部可见高回声肠系膜组织，内可见低回声淋巴结；b. 为同一肠套叠病变的纵断面，可见"套筒征"，套入部可见高回声肠系膜组织，肠系膜上可见数个低回声淋巴结

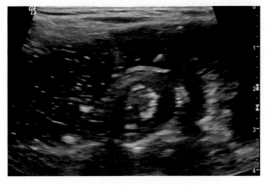

图 1-2-28　肠套叠继发梗阻超声

图中显示肠套叠横断面，套叠肠管近端可见肠管扩张，肠腔内可见内容物积聚

【鉴别诊断】

1. 小肠套叠与结肠套叠　小肠套叠多可自发复位，但灌肠复位成功率低，持续性套叠诊断不及时可引起严重并发症，因此最好能通过超声初步判断套叠的肠管是小肠还是结肠。小肠套叠通常发生于左上腹，结肠套叠通常发生于右上腹或右下腹；结肠套叠病灶直径更大而且套叠内可存在淋巴结；脂肪内核（高回声区）厚度与鞘壁厚度的比值大于1是结肠套叠的特征，小于1考虑小肠套叠（图1-2-29）。

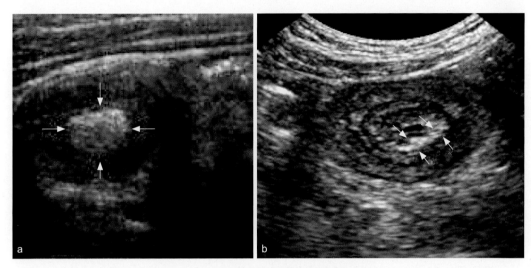

图 1-2-29　小肠套叠与结肠套叠超声鉴别

a. 为结肠套叠，箭头所指脂肪内核（高回声区）较厚，厚约 7mm，鞘壁厚度 5mm，比值 1.4（＞1）；
b. 为小肠套叠，箭头所指脂肪内核（高回声区）较薄，厚约 3mm，鞘壁厚约 5mm，比值 0.6（＜1）

2. **肠扭转**　肠旋转不良、手术、肿瘤等均可导致肠扭转，声像图表现为腹腔内低回声肿块，彩色多普勒超声显示肿块内血流呈"漩涡状"，如伴有肠旋转不良可见肠系膜上静脉位于肠系膜上动脉的前方或左前方。

3. **阑尾炎穿孔**　阑尾炎穿孔时横切面可形成类似"靶环征"的声像图表现，需要与肠套叠鉴别。阑尾炎穿孔时，中心部分炎性形成的组织碎片或粪石呈强回声，病灶呈低回声，病灶外周脂肪组织炎症呈现高回声，进而形成"靶环征"（图 1-2-30）。通过病史和多切面细致的超声检查可与肠套叠鉴别，阑尾炎穿孔时，病灶中心部分没有肠系膜的高回声结构，没有淋巴结，病灶无肠壁结构，病灶周围的高回声边缘不规则，有时可见阑尾壁连续性中断。当超声鉴别困难或超声图像与临床表现不一致时可行 CT 进一步检查。

【临床价值】

超声对肠套叠诊断的准确率在 92% 以上，与传统 X 线或钡剂造影检查比较，方法简便、迅速、结果准确、可靠，在超声监视下复位，与国内报道的 X 线下空气灌肠复位成功率相近，且无 X 线照射的缺陷，为治疗肠套叠提供了新途径。

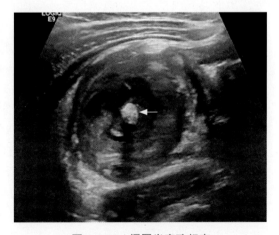

图 1-2-30　阑尾炎穿孔超声

患者为 6 岁女童，右下腹阑尾炎穿孔，其超声图像呈现多层环形结构，与肠套叠极为相像，但仔细观察可见病灶中心的强回声为粪石结构（箭头所示），低回声阑尾壁连续性中断，周围可见脂肪组织炎症呈高回声表现

十二、腹股沟疝嵌顿

【病因】

腹膜鞘状突不能闭合而继续开放，形成先天性缺损，是先天性腹股沟疝发生的主要原因；腹横筋膜薄弱或缺损，腹内斜肌和腹横肌发育不良或收缩力差，腹压增加如慢性咳嗽、便秘、晚期妊娠等是导致腹股沟疝的后天因素。在腹压增高时，腹股沟疝内容物突然不能回纳，可发生嵌顿。

【病理与临床表现】

疝由疝囊、疝内容物、疝外被盖组成。疝囊是壁腹膜的憩室样突出部，由疝囊颈和疝囊体组成。疝囊颈是疝囊比较狭窄的部分，疝环在此部位，它是先天缺口或后天形成的环状缺损。疝内容物可有肠管、网膜、脂肪、睾丸、卵巢等。腹股沟疝突然增大、变硬伴剧烈疼痛和触痛，平卧或用手不能将肿块回纳，若内容物为肠管，可发生阵发性绞痛、恶心、呕吐、便秘、腹胀等急性肠梗阻症状。

【检查方法】

患者依次取平卧位、站立位，探查腹股沟区，要纵、横、斜切多个切面连续缓慢扫查，检查过程中嘱患者 Valsalva 动作增加腹压，观察有无疝囊、疝环及疝内容物大小及其血流变化情况，探头缓慢轻柔加压推挤疝内容物，观察内容物是否还纳腹腔。

【超声表现】

腹股沟疝嵌顿时，疝内容物平卧或用手推送不能回纳，疝内容物周边可见多少不等渗出液，其内很少探及血流信号，疝内容物因多样化、复杂化呈现不同的声像图表现。疝内容物为肠管时，肠管蠕动不明显，肠壁增厚，肠管内含有液性无回声区、气体样强回声及肠内容物的点状杂乱回声，腹腔内肠管扩张（图 1-2-31）。疝内容物为大网膜时，包块呈实性，回声高低不均（图 1-2-32）。

【鉴别诊断】

1. *直疝和斜疝*　直疝和斜疝的鉴别临床意义重大，特别是手术前需要明确类型。腹壁下动脉起始部是鉴别腹股沟斜疝与直疝的解剖标志，超声探查腹壁下动脉的关键是先在腹股沟韧带内、中 1/3 交界处稍上方找到髂外动脉，于髂外动脉内侧壁偏前处见一分支血管即为腹壁下动脉，向内上走行显示腹壁下动脉长轴断面。当疝囊体后方显示腹壁下动脉长轴位于疝囊颈内侧，即可确诊为斜疝，反之为直疝。

2. *鞘膜积液*　睾丸鞘膜积液和精索鞘膜积液表现为睾丸鞘膜腔和精索走行区域的无回声区，积液位置和范围固定，不与腹腔相通。交通性鞘膜积液由于精索部位鞘突在出生后仍未闭合，造成腹腔内液体与鞘膜腔内液体相通，超声表现为精索或睾丸鞘膜腔内无回声区，平卧位或挤压后无回声区范围缩小。交通性鞘膜积液与腹股沟疝的区别为前者与腹腔相通处极狭小，仅能通过液体，不能通过肠管或网膜。

3. *精索静脉曲张*　腹股沟精索走行区可见管状结构迂曲扩张，内径增宽，彩色多普勒于管状结构内可见血流信号，并可探及静脉频谱，Valsalva 动作时彩色多普勒

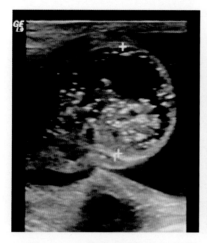

图 1-2-31 腹股沟嵌顿疝超声

右侧腹股沟区可见一疝囊样结构，疝颈宽约 2.8cm，内容物为肠管及网膜，肠管扩张宽约 3.0cm，内可见液性无回声及点状、絮状强回声，肠壁无明显增厚，肠管无明显蠕动，肠管周围可见少量积液。探头缓慢推挤疝内容物不能还纳腹腔

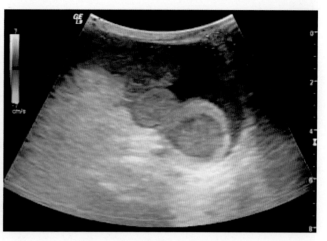

图 1-2-32 腹股沟嵌顿疝超声

右侧腹股沟区可见一疝囊样结构，经腹股沟管疝至皮下，疝颈宽约 1.3cm，疝囊大小为 9.6cm×4.9cm×9.4cm，内容物为肠管及网膜。肠管轻度扩张，内可见絮状中等回声，部分肠壁增厚，较厚处约 0.5cm，CDFI 示肠壁未见血流信号。肠管可见蠕动，肠管周围可见少量积液，较深处约 2.3cm。探头缓慢推挤疝内容物不能还纳腹腔

或频谱多普勒均可探及反流信号。

4. 隐睾　超声表现为腹股沟区低回声结节，边界清晰，卵圆形，内部回声均匀，一侧或双侧阴囊内未见睾丸回声。

5. 肿大淋巴结　超声表现为腹股沟区低回声结节，边界清晰，圆形或卵圆形，反应性增生淋巴结可见淋巴门结构，彩色多普勒可见分支样血流信号，转移性淋巴结门部结构可消失，彩色多普勒可表现为血流杂乱或显示周边血流信号。

【临床价值】

超声可以准确、快捷地诊断腹股沟疝嵌顿，使患者及时接受治疗，避免发生绞窄和脏器坏死。嵌顿疝手法复位失败时，超声引导提高手法复位的安全性和成功率，降低急诊手术率。

第 3 节　泌尿系创伤及疾病

一、急性弥漫性肾实质损伤

【病因】

急性弥漫性肾实质损伤是指由多种病因引起的短时间（数小时至数天）内肾脏功能突然下降而出现的临床综合征。急性弥漫性肾实质损伤既可发生在无肾脏疾病的患

者，也可发生在原有慢性肾脏疾病的基础上，导致肾小球滤过率下降的同时伴有肌酐、尿素氮等潴留而增高，水、电解质和酸碱平衡紊乱及全身各系统并发症。

急性弥漫性肾实质损伤的病因很多，可根据发生病变的部位分为肾前性、肾性和肾后性。肾前性为各种原因导致液体丢失和出血，引起有效血流量减少；肾性最常见的是肾缺血和肾毒性药物或毒素导致的急性肾小管坏死；肾后性的特征是急性尿路梗阻，梗阻可发生在从肾盂到尿道的尿路中任何部位。

近期的资料表明地震中挤压伤的发生率较高，而救治挤压伤导致的急性肾损伤是降低早期死亡率的最关键措施。

【病理与临床表现】

由于病变的严重程度不同，病理改变有差异。肉眼观肾脏增大，皮质肿胀。肾小管上皮细胞片状和灶状坏死，间质炎性细胞浸润。常见的临床症状包括乏力、食欲减退、恶心、尿量减少。体征为外周水肿、肺部可闻及湿啰音、颈静脉怒张等。

挤压综合征的病理基础是当四肢或躯干的肌肉长时间受到外力挤压，导致横纹肌溶解，肌细胞内容物外漏至细胞外液及血液循环中，引起高钾血症、肌红蛋白尿、急性肾损伤及多器官功能不全。

【检查方法】

应用实时超声显像仪，线阵式探头、凸形探头及相控阵探头均可。探头频率成人为 3.0～3.5MHz。患者仰卧位或侧卧位时，探头置于腋后线，纵向扫查，使声束指向内前方，可分别获得右肾和左肾的最大冠状切面声像图及清晰的肾门结构。患者取仰卧位或俯卧位，探头置于腰背部或季肋角部纵向扫查，并使声束向上倾斜，获得肾脏矢状切面图。冠状和矢状切面可统称为肾脏的长轴切面。冠状扫查的位置，旋转探头90°，可获得肾脏的横切面声像图。标准肾门部横切面似马蹄形。此切面应显示肾门结构，并使显示的前后径（厚度）和宽度最小。在肾脏的各切面上用 CDFI 显示肾内血管各级分支图像。脉冲多普勒可测量肾脏各部位血管的血流频谱，测量、分析及计算各参数。

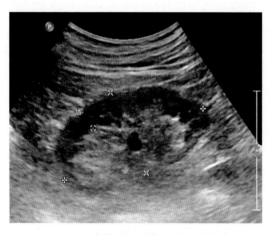

图 1-3-1　急性弥漫性肾实质损伤超声

【超声表现】

病变以充血水肿为主者，肾脏超声的主要特点为形态饱满、体积增大，实质可增厚，锥体回声明显减低。若以结缔组织增生为主要改变者，超声主要表现为肾实质回声增强、不均匀，实质与集合系统分界不清（图 1-3-1）。部分尿路梗阻的患者，可伴有肾积水。CDFI、能量多普勒和超声造影可以评价肾脏皮质的血流灌注状态。肾动脉的频谱多普勒呈高速低阻频谱时提示肾功能处在代偿期，若呈低速高阻频谱预示肾功能失代偿。

【鉴别诊断】

此病要和慢性肾脏损伤鉴别。通常后者病程较长，超声显示肾脏缩小，实质回声明显增强，实质和集合系统分界不清晰。

【临床价值】

超声检查对肾脏急性弥漫损伤的诊断和鉴别诊断有重要价值。检查时注意从肾脏的长轴和短轴切面连续扫查，以免漏诊或误诊。注意识别正常肾脏变异和超声伪像。多普勒声像图有助于评价患者的肾功能状态，多普勒频谱各项参数变化是快速、无创、可反复使用的首选检查手段，可以动态评价急性肾脏弥漫性损伤程度及治疗效果。

二、肾挫裂伤

【病因】

肾挫裂伤的病因多数为直接外力所致，如暴力、钝器伤、高处坠落伤。也可见于医源性损伤，如穿刺活检等。

【病理与临床表现】

按病变程度，肾挫裂伤可分为以下类型：

Ⅰ肾内或包膜下血肿：轻度裂伤合并局限性肾周血肿，不累及髓质和集合系统，可伴肾皮质梗死。

Ⅱ肾脏破裂：皮质破裂并累及髓质和集合系统，伴或不伴尿外渗或肾段梗死。若血液进入肾盂，经尿路排出，以严重血尿为主。若包膜破裂使血液进入腹膜后间隙，以形成肾旁血肿为主。

Ⅲ肾脏粉碎性损伤：肾实质多处碎裂，同时伴有肾内、肾周大量出血及尿液外渗。肾脏血管损伤可形成夹层、假性动脉瘤、动静脉瘘、血栓等。肾蒂断裂可急性大出血而致死。

Ⅳ肾盂输尿管连接部完全断裂或撕裂：大量尿液外渗积存于肾周间隙，若腹膜破裂，尿液进入腹腔，会导致尿性腹膜炎。

肾创伤的主要临床症状为伤侧腰部胀痛、血尿，但是血尿严重程度与损伤程度并不一定呈正相关。

【检查方法】

观察肾脏大小及形态、肾包膜的连续性、肾实质及肾盂回声、肾周围是否存在液性回声、腹腔有无积血等。若条件允许，还应检查膀胱，注意膀胱内是否存在凝血块。

【超声表现】

1. **肾实质挫裂伤**　肾体积正常或轻度增大。肾实质内可见异常回声区。多数表现为高回声，也可呈低回声或无回声，边界不清，不规则，有时呈线带状。肾包膜下出现无回声区、低回声区，较大者会压迫肾实质。部分病例仅有肾周围异常回声而肾实质无异常。

2. 肾脏破裂　肾脏外形增大，包膜回声中断或完全未显示，肾实质和肾周可见血肿形成，肾窦回声存在或消失，部分患者肾盂内有凝血块回声。

3. 肾脏粉碎性损伤　肾轮廓不清，实质和肾窦回声显示不清，不连续，间有杂乱无回声区，肾周或腹腔内有游离液体。

4. 肾盂或输尿管连接部完全断裂或撕裂　肾窦出现扩张，内可见低回声或无回声区。

5. 常规超声正常者　当常规超声正常时也不能排除轻度肾损伤，尤其对于伴血尿患者。若发现膀胱内有凝血块等异常回声，间接提示存在肾脏损伤。

6. 超声造影　超声造影在诊断肾脏外伤方面具有独特的优势，可以快速、准确地显示肾破裂的信息。典型的超声造影表现为病变处各期均呈低和（或）无增强，创伤灶外形多不规则，但边界较清楚。肾被膜破裂时，表现为被膜处的连续性中断，呈低或无增强结构。集合系统受损时，可见累及其内的低或无增强区。创伤累及肾门主要动脉，并引发动脉自发性栓塞时，整个肾脏表现为均匀低增强或无增强。肾周积血呈环形包绕肾脏的无增强区。

有研究分析了肾脏创伤后伴活动性出血的超声造影特征。主要包括以下几种：①对比剂自破损处外溢，多为肾叶间动脉以下破裂；②肾被膜破裂、创伤累及肾段动脉时，对比剂微泡自肾被膜破口处向肾外呈条形涌出；③活动性出血区较正常肾实质增强稍延迟，呈高增强；④肾集合系统受累时，出血常与尿液混杂，或患侧膀胱输尿管开口可见间断性喷射状高增强（图 1-3-2）。

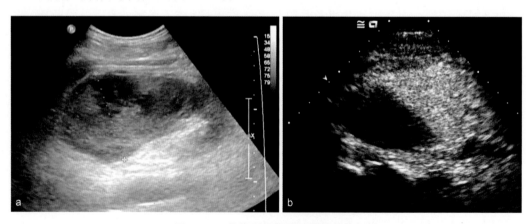

图 1-3-2　外伤所致肾脏挫裂伤超声

a. 灰阶超声，肾脏中上部形态失常，回声不均匀，正常肾窦结构消失；

b. 超声造影图像，中上部未见对比剂灌注，呈无回声区，边界清楚，形态不规则

【鉴别诊断】

肾肿瘤：若肾脏损伤时间较长，血肿吸收机化，二维超声图像可表现为低回声占位性病变，可能被误认为肾脏肿瘤。使用 CDFI 及超声造影检查，血肿内无血流信号及对比剂灌注容易鉴别二者。

【临床价值】

创伤为急症，尤其当外伤后出现腹腔积液时，快速确定出血原因对治疗至关重要。超声可以在短时间内完成检查及诊断，具有重要的临床价值。应该注意的是：患者因体位受限，存在超声无法检查的区域，可能造成漏诊。另外轻度肾脏挫伤因为肾窦的高回声有时可掩盖较小裂口，导致常规超声图像可能无明显改变。若遇上述情况，超声造影具有独特的优势，其敏感、安全性高的特性能够提供重要诊断信息。超声造影不仅可以明确肾脏创伤部位，还有助于诊断是否累及肾盂、是否存在活动性出血及其范围。

三、肾错构瘤破裂

【病因】

肾脏错构瘤为良性间叶瘤，患者女性多于男性，由分化良好的血管、平滑肌和脂肪组织交织而构成。肾脏错构瘤的血管部分有形成动脉瘤和自发性出血倾向，尤其当肿瘤大于 3cm 时，更易出血。出血可发生在肿瘤表面，也可出现在肿瘤内部，瘤内出血较瘤表面出血为多见。

【病理与临床表现】

肾脏错构瘤与周围正常肾组织有明显界限，但无真正的包膜或假包膜。典型的血管平滑肌脂肪瘤切面有软的黄色区间杂硬性的棕色区，含脂肪成分多的错构瘤，切面呈黄色，含平滑肌成分多者，切面趋向淡白色，出血处呈红色或咖啡色。肾脏错构瘤的出血可发生在肿瘤表面，也可出现在肿瘤内部，瘤内出血较瘤表面出血为多见。出血时患者可出现急性腹痛或血尿。

【检查方法】

患者采取仰卧位、侧卧位或俯卧位，探头置于腰背部或季肋角部纵向扫查，注意扫查范围要全面。冠状切面、纵切面和横切面多切面观察肾脏形态、结构及周围结构。

【超声表现】

肾脏形态失常，瘤体迅速增大。肿瘤破裂大量出血，可在肾周围形成血肿，肾周围形成片状或梭形无或低回声，CDFI 示其内未见血流信号。超声造影可以观察到肾周无灌注区，可以清晰显示肿块及肾脏边界。需要注意的是肾脏错构瘤因其成分多样，可致超声表现各异。应结合病史，多方位扫查，观察破裂出血的破口，才能提高对肾错构瘤破裂出血的诊断率。若肾错构瘤瘤体内较少出血，超声图像上将难以显示，仅在病理检查时才能确诊。

【鉴别诊断】

此病应与肾脏恶性肿瘤的破裂出血相鉴别。由于肾癌自发性破裂较少见，出血多为晚期症状，一般情况较差。因此，基础情况较好的患者，特别是无血尿、超声可见肾周血肿者，应该首先考虑肾错构瘤破裂出血的可能。

【临床价值】

超声检查具有无放射性、可进行床旁检查等优势，是肾占位性病变出血破裂的首要影像学检查方法。当常规超声很难判断肿块与正常肾实质的关系以及是否存在破裂出血时，应该应用超声造影提高诊断率。

四、膀胱创伤

【病因】

膀胱为盆腔内脏器，受到骨盆的保护，通常不易受损伤，骨盆骨折或枪弹的贯通伤可使膀胱受到损伤。膀胱损伤的类型包括闭合性、开放性及手术性损伤。根据损伤与腹膜的关系又可分为腹膜内破裂和腹膜外破裂。

【病理与临床表现】

根据损伤部位和程度分膀胱挫伤和膀胱裂伤两类。膀胱挫伤最常见，损伤程度轻，局限于黏膜或肌层，膀胱壁未破裂，有血尿，但无尿外渗。膀胱裂伤即膀胱壁破裂，尿液外渗到腹膜腔，引起腹膜炎、尿毒症和休克。

【检查方法】

1. 经腹超声检查　患者采取仰卧位，充分暴露下腹部至耻骨联合，首先进行正中矢状扫查，显示膀胱和尿道内口后，将探头分别向左右两侧移动，直至膀胱图像消失；然后行横切扫查，先朝足侧方向扫查膀胱颈部及三角区，随后将探头滑动至膀胱顶部。超声造影有助于显示膀胱壁的连续性中断。

2. 经直肠超声检查　患者采取侧卧位或截石位，用高频腔内超声探头，对膀胱进行横切或纵切检查。

【超声表现】

充盈的正常膀胱，内部呈均匀的无回声区，膀胱壁为完整光滑的回声带，各处膀胱壁厚度一致，膀胱横切面呈圆形或椭圆形，纵切面略呈钝三角。而膀胱创伤者通常膀胱充盈差。膀胱壁表面不光滑，参差不齐，层次结构模糊，部分患者可见膀胱壁连续性中断，表面附着不规则云絮状低回声，膀胱周围可见外渗的尿液呈无回声区或腹腔积液。

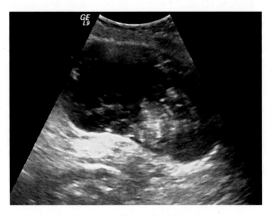

图 1-3-3　膀胱创伤后超声
膀胱充盈差，腔内可见形态不规则的强回声凝血块

部分患者可伴有膀胱内血凝块，超声表现为可随体位改变而移动的高回声、不均质等回声团块，形态不规则（图 1-3-3）。

【鉴别诊断】

1. 膀胱壁弥漫性肿瘤　膀胱挫伤与其有相似的表现，均可出现血尿，超声表现为膀胱壁不光滑、不正常的连续性中断。应结合病史进行鉴别。若无明显外伤史及手术史提示为膀胱肿瘤。

2. 尿道损伤　骨盆骨折可致尿道损伤。患者可出现排尿困难、尿道滴血等症状，但尿道损伤患者的膀胱可充盈。

3. 急性腹膜炎　患者有腹痛、腹肌紧张、压痛。与尿液漏入腹腔引起的腹膜刺激症状相似。但此类患者无外伤史，常继发于消化系统疾病。

4. 卵巢囊肿破裂　也可表现为剧烈下腹痛、坠胀感及腹膜刺激症状。严重者可引起出血性休克。鉴别点在于卵巢囊肿破裂患者无血尿及尿液外渗的表现。必要时可以通过膀胱内注水试验或膀胱造影检查予以鉴别。

【临床价值】

超声能直接或间接提示膀胱损伤部位，是诊断急性膀胱创伤的首选检查方法，为进一步治疗的选择提供有力依据。

五、泌尿系结石

【病因】

泌尿系结石的成分以尿酸、草酸钙为主，表面毛糙，质地疏松，呈黄褐色。输尿管结石原发于输尿管者甚少，一般均由肾结石向下移动进入输尿管而成为输尿管结石。膀胱结石可分为原发性膀胱结石和继发性膀胱结石。原发性膀胱结石指结石形成于膀胱，与营养不良和低蛋白饮食有关，其发生率在我国已明显降低。继发性膀胱结石常见于前列腺增生导致的下尿路梗阻。

【病理与临床表现】

肾结石可位于肾盏、肾盂或肾盂与输尿管移行部。结石可单发，亦可多发。大小不定，小者呈粟粒样，大者可充满整个肾盂和肾盏，呈鹿角状或珊瑚状铸型结石。肾结石常见临床症状为患侧腹部隐痛、钝痛、绞痛，可伴血尿。结石梗阻可造成肾积水和肾肿大。

输尿管结石下降过程中可引起输尿管痉挛，诱发肾绞痛、阵发性剧烈疼痛或钝痛，并向大腿内侧放射。黏膜的损伤和刺激可引起不同程度的血尿，黏膜水肿使阻塞加重。结石嵌顿于输尿管内，有时引起肾积水。输尿管的三个生理性狭窄处容易发生结石嵌顿：第一个狭窄在输尿管起始处，即肾盂与输尿管的移行部位；第二个狭窄在输尿管越过髂血管处（相当于骨盆上口水平）；第三个狭窄在输尿管穿过膀胱壁处。

膀胱结石主要症状为排尿疼痛和血尿，若排尿时结石嵌于膀胱颈口，则出现典型的排尿中断伴剧痛，疼痛向会阴部放射，改变体位才能继续排尿。合并感染时出现膀胱刺激症状。表面光滑的结石对膀胱壁刺激小。表面粗糙的结石长期慢性刺激膀胱壁，膀胱黏膜呈慢性炎性改变，继发感染。膀胱结石的长期刺激可导致膀胱壁发生癌变。

【检查方法】

探头频率多用 3.5～5MHz，在保证探查深度足够的情况下，尽可能使用高频率探头，以提高分辨力。应在膀胱适度充盈后检查，并尽量避免肠气干扰。检查方法有以下途径。

1. 经腹壁检查　仰卧位或侧卧位。扫查肾脏并着重观察集合系统内是否存在结石回声及肾盂分离，然后追踪显示输尿管至盆部。输尿管第二狭窄部在两侧髂总动脉末端及髂外动脉前方寻找。膀胱适度充盈后，作为透声窗，能显示膀胱壁段和两侧输尿管口。检查过程中着重观察结石易存留处，即输尿管的三个生理狭窄部。膀胱充盈后，为无回声区伴后方回声增强，部分患者因后方回声过强，可能掩盖输尿管膀胱壁段较小结石的检查。此时可适当抑制远场增益，并探头适当加压。

2. 经背部检查　俯卧位。显示扩张积水的肾盂，然后显示肾盂输尿管连接部，若该部输尿管也扩张积水，则向下做滑行扫查，追踪扫查至腹段输尿管。检查过程中，重点观察输尿管第一狭窄部有无病变。

3. 经直肠或经阴道检查　适当充盈膀胱，采用腔内超声探头，扫查显示膀胱三角区，寻找输尿管开口，调整扫查平面，以显示输尿管膀胱壁内段及膀胱腔内结构。

【超声表现】

1. 肾结石　肾集合系统内见到团状、弧形带状或点状的强回声，其后方有声影。肾结石伴肾积水时，肾盏、肾盂扩张呈无回声区。结石回声强度与结石密度和结石前方介质的性质相关。草酸钙、磷酸钙及其他钙盐成分的结石，坚硬、光滑、与周围组织声阻抗大，透声性差，表现为弧形或新月形强回声，后方声影明显。尿酸、胱氨酸和黄嘌呤结石较疏松，透声性较好，呈点状或团状强回声，后方声影不明显或无声影（图 1-3-4）。

2. 输尿管结石　输尿管结石的典型声像图是在积水输尿管的远端出现结石强回声，往往表现为弧形，后方伴有声影及彩色多普勒快闪伪像。扩张的输尿管突然中断，远端不能显示（图 1-3-5）。部分患者的 CDFI 图像显示患侧输尿管开口尿流信号明显减弱或呈持续低速尿流。

3. 膀胱结石　膀胱结石呈强回声，但回声强度略有差别，结石的表面为强弧形光带，两侧有披纱样旁瓣伪像。强回声结石多伴后方声影，数毫米的小结石可无声影，或仅有淡声影。结石位于低位，随体位改变向重力方向滚动，CDFI 示部分结石

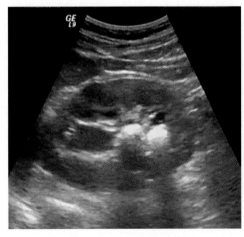

图 1-3-4　肾结石超声
肾脏中部和下部的集合系统内见两个强回声结石，
上部集合系统分离

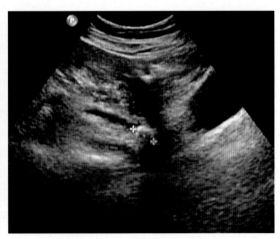

图 1-3-5　输尿管结石超声
于输尿管中下部可见强回声结石，后方伴声影

后方可出现彩色闪烁信号。超声很难数清多发结石的个数，只能估计结石大致数目。下尿路梗阻者可同时伴有膀胱壁不光滑、小梁和小房形成（图 1-3-6）。

【鉴别诊断】

1. 肾结石与肾实质内钙化灶鉴别前者的强回声位于肾盏、肾盂内，且强回声周围可伴有扩张的无回声区；后者的强回声位于肾实质内，其周围不伴无回声区。

2. 输尿管结石与输尿管肿瘤鉴别肿瘤回声强度较结石回声低，边缘不规则，且与管壁无分界，CDFI 能显示其内部有血流信号。浸润生长的肿瘤则以扩张末端局部管腔不规则、管壁不规则增厚为主。

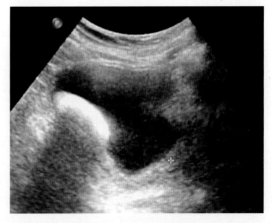

图 1-3-6　膀胱结石超声

膀胱充盈差，壁不光滑，腔内可见强回声结石，后伴声影

3. 输尿管结石与先天性输尿管狭窄鉴别　后者的声像图显示近端管腔明显扩张，远端逐渐狭窄，但无结石回声，病程长，无血尿。

4. 膀胱结石同膀胱肿瘤的鉴别　膀胱肿瘤的表面出现钙化时亦可表现为膀胱内强回声斑、后伴声影，但该强回声斑不能随体位改变而移动，可见肿瘤组织的软组织影，CDFI 可记录到血流信号，可与膀胱结石鉴别。

【临床价值】

超声可以明确显示泌尿系结石的大致数目、大小、是否合并肾积水等情况，对泌尿系的结石诊断正确性高，也可用于检查及随访结石下降的情况、预后判断，对临床有重要意义。应该注意的是常规超声检查在判定结石空间位置方面不够精确。对数目很多且较大的不规则形结石，超声通常不能显示其全部立体形态。膀胱超声检查对直径 3mm 以上的结石诊断较明确，但对 3mm 以下的易漏诊。超声很难数清多发结石的具体个数，只能估计结石大致数目。

六、移植肾急性并发症

【病因】

肾移植术后，药物、麻醉、机体反应、免疫反应等均可导致各种并发症。如肾本身的并发症及移植肾排异反应，因移植肾动脉狭窄所致肾功能损害等。

【病理与临床表现】

1. 排异反应　排异反应是导致移植肾丧失功能的主要、常见原因，是一种典型的免疫反应，是受者体内对移植物抗原出现细胞和体液的免疫反应。通常认为，除了单卵双生子间的肾移植不会发生排异反应外，所有的异体肾脏移植都会存在一定程度的排异反应。根据病理、发病机制、发生时间及临床进展的不同，可分为超急性、加速性、急性和慢性排异反应四种类型。

（1）超急性排异反应：是不可逆性的体液性排异反应，发生在肾移植术后24～48小时，但最常发生在移植肾血液循环恢复后几分钟或几小时内。该型排异反应发病急，病情重。

（2）加速性排异反应：一般出现在术后2～5天，其主要病理表现为肾小球和肾小动脉广泛性血管损害，包括纤维蛋白和血小板沉积、纤维蛋白样坏死、内皮细胞肿胀、中性白细胞黏附于血管壁的着边现象和管腔内不同程度血栓形成，还可有出血和梗死灶等，以体液免疫反应为主。

（3）急性排异反应：是各类排异反应中最常见的一种，在我国，由于供、受者之间的遗传背景差异小，所以肾移植后急性排异反应的发生率低于欧美等发达国家。该型一般发生在肾移植术后7～15天内，以移植后的第二周时发生率最高。其病理分为细胞介导的急性排异反应和体液介导的急性排异反应，但多为细胞介导的超敏反应。常见临床表现为体温升高，一般介于37.5～38.5℃，尿量减少，移植肾肿大、压痛以及血压升高且对降压药物不敏感，同时可伴有不同程度的乏力、腹胀、头痛、心动过速等。若移植后应用了强力免疫抑制药物，临床症状可不典型。

2. 急性肾小管坏死 患者会出现无尿，即供肾与受者的血管接通、血运建立后，虽灌注良好，移植肾颜色和张力正常，但无尿液产生。这种状态可能维持几天甚至更久。一旦尿流恢复，肾功能可不同程度恢复。

3. 移植肾动脉狭窄 移植肾动脉狭窄的发病率在3%～16%，好发于术后较晚期，也可于术后数月出现。狭窄位置常在吻合口或供体肾动脉近端，供体肾动脉远端狭窄少见。常见病因为内膜纤维增生或动脉周围纤维组织压迫所致，也可见于血管钳夹或受者本身动脉粥样硬化所致。移植肾动脉狭窄患者最常见的症状及体征为渐进性、难治性高血压，伴有进行性肾功能受损，可在移植肾区闻及血管杂音。

【检查方法】

受检者不需要特殊准备。采取平卧位，选用凸阵或线阵探头。首先行灰阶超声检查，观察移植肾大小、皮质回声、肾集合系统和肾周围情况。然后，用CDFI检查移植肾各级动、静脉血流。由于移植肾位于髂窝，位置表浅，肠道气体干扰小，因此，灰阶超声图像清晰，同时，CDFI敏感性高，可以有效显示肾皮质内的细小血流。检查时要注意全面扫查，尽量减小扫查切面与移植肾切面的夹角，同时压力要适中，不宜过度加压。

【超声表现】

1. 急性排异反应

（1）灰阶超声：肾脏体积增大，皮质增厚，皮质回声增强或减低，皮髓质分界不清，肾锥体突出显示，肾窦回声减低。

（2）脉冲多普勒：移植肾动脉阻力指数（RI）及搏动指数（PI）增高（RI≥0.7、PI≥1.8），各级肾动脉收缩期最大血流速度增高，舒张期血流速度降低，甚至出现舒张期反向血流。

（3）彩色多普勒和能量多普勒：可以应用彩色多普勒和能量多普勒观察移植肾的血运情况。但对其诊断急性排异反应的敏感性和特异性的意义未达到统一（图 1-3-7）。

2. **急性肾小管坏死**　急性肾小管坏死是由于在供者体内取下供肾时因缺血而引起的移植肾损伤。它的发生取决于缺血时间长短和再灌注损伤的程度。常见于尸体肾源。超声表现：超声影像和血流特征变化不大，偶尔可见皮质回声增强、RI 增高、动脉内出现舒张期反向血流信号等。

3. **移植肾动脉狭窄**　移植肾动脉狭窄处最高的收缩期峰值流速（PSV）＞200cm/s（诊断直径狭窄率超过 50% 的敏感性和特异性分别约 90% 和 87.5%），同时伴狭窄后段血流紊乱，离狭窄较远的肾动脉收缩期峰值流速降低，CDFI 显示狭窄处血流速度增高，出现混叠现象，狭窄即后段湍流，呈"五彩镶嵌"样血流（图 1-3-8）。肾内动脉加速时间（AT）延长，频谱形态呈"小慢波"，加速时间延长。有研究表明 AT≥0.1s 诊断移植肾动脉直径狭窄率≥50% 的敏感性和特异性分别为 100% 和 96.7%。肾内动脉 AT≥0.07s 诊断直径狭窄率≥60%。也可应用肾动脉与髂外动脉峰值流速之比（Pre-PSV ratio，峰值流速前比）进行诊断，当峰值流速前比＞3.5 时提示肾动脉直径狭窄率＞60%。

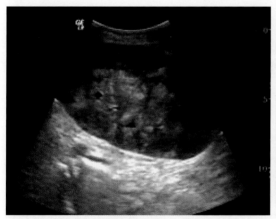

图 1-3-7　移植肾急性排异反应超声
肾脏体积增大，皮髓质分界不清，肾内结构紊乱

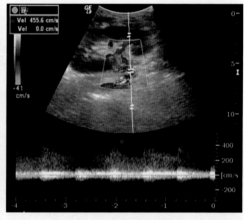

图 1-3-8　移植肾动脉狭窄超声
狭窄处峰值流速超过 4m/s

4. **肾周积液**　肾周积液常见于肾移植术后，积液的成分包括血肿或血清肿、尿性囊肿、淋巴囊肿、脓肿等，肾周积液表现不具特异性。血肿或血清肿可于数日或数周后消退。尿性囊肿及淋巴囊肿不易区分，必要时可行穿刺抽吸确诊和治疗。

【临床价值】

灰阶超声可以清晰显示移植肾形态、肾脏实质回声，有无肾盂积水和肾周围积液。彩色多普勒或能量多普勒可以清晰显示各级肾血流，肾血流从肾门至肾皮质呈"树枝"状分布，血流由粗变细的特点。目前，同其他影像技术相比，超声的优势在于无肾毒性，也可用于动态随访观察，已经成为评价移植肾的首选影像方法。

七、膀胱及尿道异物

【病因】

膀胱及尿道异物又称为下尿路异物，一般为枪伤及其他穿透伤后遗留的金属或木质异物，也可人为因素造成，如手术后遗留的不吸收缝线，从尿道外口插入的电线、塑料丝、圆珠笔芯等。

【病理及临床表现】

下尿路异物一般有明确的向尿道内置入异物的病史，停留在尿道的为尿道异物，进入膀胱的为膀胱异物。症状随异物的性质、位置、滞留的时间而异，早期可表现为疼痛及排尿障碍，有尿道损伤的患者可出现血尿，合并感染时可表现为膀胱刺激症状甚至脓尿，如异物位于膀胱颈部或尿道，以异物为核心形成结石时，可出现排尿困难甚至尿潴留。

【检查方法】

患者检查前充盈膀胱，常采用仰卧位经腹壁超声检查，3.0～5.0MHz 扇形探头，在下腹部对膀胱行纵断面和横断面连续扫查，向上扫查至膀胱顶部，向下移动扫查至膀胱颈部。

【超声表现】

二维超声显示膀胱异物声像图取决于异物的种类（图 1-3-9）。金属性异物和质地较硬的异物如塑料、玻璃、秸秆等呈强回声或高回声，声影明显。管状异物如圆珠笔

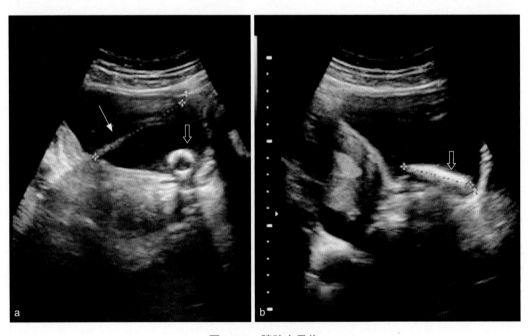

图 1-3-9　膀胱内异物
a. 下腹部斜切面可见两个异物，一个呈长条状（实心箭头），一个呈类圆形（空心箭头）；
b. 下腹部纵切面可见类圆形异物，该切面呈长条形（空心箭头）

芯、乳胶管等呈平行条状强回声。细长质软的异物其形态可卷曲或折角状。膀胱异物较小者，改变体位，比重大于尿液的异物向重力方向移动，比重较尿液小者，向浮力方向移动。较大的异物两端固定于膀胱壁则移动受限。

【鉴别诊断】

超声很容易发现膀胱异物，但是膀胱异物形态和类型不一，不少患者因种种不愿告人的原因，常常隐瞒病史，使得准确诊断膀胱异物属性比较困难。

【临床价值】

超声检查能准确显示异物大小和形态，帮助估计异物种类，可迅速简便的诊断膀胱异物，是临床诊断的首选检查方法。

八、睾丸扭转

【病因】

睾丸扭转是指突然遇上用力或猛烈震荡等情况，睾丸与精索发生一定程度的扭转，也叫精索扭转。

【病理及临床表现】

睾丸通过睾丸系膜与阴囊相连，由睾丸系膜将睾丸固定于阴囊。有的胎儿在发育时会产生一侧或两侧睾丸系膜过长，出生后，睾丸与精索活动度就很大，如果突然遇上以上病因，睾丸与精索就会发生一定程度的扭转，导致睾丸血液循环障碍，引起睾丸缺血或坏死。该病常见于青少年，常在睡眠或剧烈运动后发生，初为隐痛，很快转为剧痛，位置由阴囊部位向下腹部和会阴部发展，同时还会伴有呕吐、恶心或发热，阴部出现红肿、压痛。

【检查方法】

患者常采用仰卧位，充分暴露阴囊，将阴囊适当托起，阴茎朝上提至耻骨联合，用纸巾遮盖并嘱患者用手固定。一般采用≥7MHz线阵探头，纵断面扫查显示阴囊睾丸、附睾头体尾部断面图以及上方的部分精索；横断面进行自上而下和自下而上系列扫查，注意双侧对比观察形态、大小、回声及睾丸周围鞘膜腔内有无液体及液体量。

【超声表现】

（1）患侧睾丸急性期（6小时以内）体积轻度增大，内部回声减低或呈等回声；亚急性期（1~4天）体积持续增大，内部回声显著减低，伴有明显的非均质性改变，如细网状或小蜂窝状等组织坏死表现，极少数由于合并出血或梗死，可表现为弥漫性回声增强。后期（4~5天后）由于缺血可缩小，内部回声增强、不均匀。

（2）患侧附睾明显肿大，形状不规则，内部回声不均匀性减弱或部分增强（图1-3-10a）。附睾头位置由于牵拉扭曲呈横位或斜位。精索明显增粗，扭转的部位回声异常，出现"漩涡征"。

（3）睾丸鞘膜腔内可见少量积液，呈无回声，亚急性期可较多，并表现为弥漫性低回声。

（4）多普勒超声检查：根据不同的病理表现分为以下几个阶段：早期或不完全扭转时（＜360°）时，主要表现为彩色多普勒血流信号明显减少或完全消失（图 1-3-10b），频谱多普勒示精索内睾丸动脉阻力指数（RI）较对侧显著增高，这是由于静脉回流受阻而动脉轻度受挤压，血供完全中断。如果睾丸扭转后松解，主要表现为彩色多普勒缺血的睾丸血供突然增加，频谱多普勒示睾丸动脉阻力指数低于健侧，血流信号实质内表现为无血流信号或较健侧明显减少。但睾丸周围在急性表现为血流信号消失或减少，后期由于周围组织对缺血坏死的反应可以表现为增多。

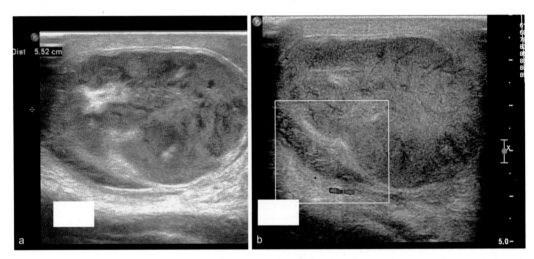

图 1-3-10　睾丸扭转
a. 睾丸实质回声呈整体不均匀改变；b. CDFI 示实质内未见血流信号

【鉴别诊断】

实时灰阶超声对急性期睾丸扭转诊断很不敏感。如不细致检查，仅凭睾丸内部回声，多数表现"正常"或假阴性。彩色多普勒血流显像是关键性的检查方法。

睾丸扭转的预后与扭转程度、持续时间以及能否及时复位有密切的关系。扭转180°～360°，最初只是静脉回流受阻，睾丸动脉持续存在，直至完全受阻。从睾丸发生扭转到睾丸血供完全中止有一个过程。这一过程可长可短，取决于是否完全扭转。因此，彩色超声检查睾丸血流信号必须进行双侧睾丸比较，与健侧相比无血流信号或血流信号明显减低，才能做出比较正确的判断。认为睾丸内存在血流信号即可排除睾丸扭转的看法是片面的，应注意避免假阴性。

采用频谱多普勒双侧对比分析，比较精索睾丸动脉以及睾丸实质内动脉血流阻力指数有助于明确诊断。睾丸扭转时，患侧 RI 显著增高。频谱多普勒对于尚存有少许血供的急性睾丸扭转的诊断，具有重要意义。

睾丸扭转后期，尽管睾丸实质内部无血流信号，睾丸的周围可因机体炎性组织反应而引起血流信号显著增多。它是过期扭转的典型表现，勿认为睾丸炎或用以除外睾丸扭转。

在睾丸扭转急性期、睾丸声像图改变虽无明显异常，但是睾丸横位或位置上移、睾丸肿大和精索增粗，均有重要的提示作用。彩色多普勒显示患侧睾丸血供消失或显著减少。频谱多普勒显示，患侧精索内及以远睾丸动脉阻力指数增高，有助于可疑扭转病例的明确诊断。

需与以下疾病进行鉴别诊断：

1. 急性附睾炎或急性附睾 - 睾丸炎　本病是最常见的急性阴囊疼痛的原因，也是临床最易与睾丸扭转混淆并发生误诊的原因，超声检查主要指彩色多普勒血流显示丰富血流信号，是鉴别诊断最简便而且可靠的影像诊断方法。

2. 睾丸附件扭转　本病是指睾丸附件扭转所致的阴囊急症。正常睾丸附件仅 0.1～1cm，有蒂。扭转病因未明，可能与剧烈运动有关，多数无明显诱因，可在睡眠中发生。本病相对好发于 10～14 岁儿童。其临床表现为睾丸突发性剧烈疼痛，几乎均不能忍受。患侧阴囊可出现红肿。检查可触及痛性包块，但睾丸位置不抬高，精索无增粗。患者多在发病后 3～5 天来诊。二维和彩色多普勒超声有助于本病的鉴别。鉴别要点：患侧睾丸大小、内部回声和血流信号均正常。在睾丸上极与附睾头之间可见一小圆形肿物，呈低 - 中水平回声，肿物本身无血流信号。肿物周围的局部组织血流信号增多。本病预后良好，保守治疗可以痊愈。

【临床价值】

临床上极易将扭转误诊为急性炎症而贻误及时手术复位，误诊率最高达 50%。业已证明，二维和彩色多普勒超声检查是睾丸扭转诊断和鉴别诊断最敏感、最准确、最方便快捷的首选影像学诊断方法。采用高敏感度的彩色超声诊断仪，超声诊断的敏感性接近 100%。据文献报道，其敏感性为 86%～98%，特异性为 97%～100%，准确性为 97%。随着超声技术的进展，尤其是能量多普勒显像（PDI）超声技术的应用。对于睾丸组织，X 线、CT 的图像分辨力远不及超声，而且具有放射性辐射作用，无临床应用价值。磁共振成像是有用的，但其设备昂贵，操作不便，不利于阴囊急症检查。

实时灰阶超声虽然无助于睾丸缺血的诊断，但能反映扭转引起睾丸、附睾肿胀程度，显示睾丸、附睾位置异常等改变，甚至有助于预后的判断，例如睾丸呈正常均匀中等回声，预示睾丸复转后可以存活。睾丸内弥漫性低回声，尤其出现睾丸实质回声非均质改变，提示组织坏死。

九、自发性肾包膜下血肿

【病因】

自发性肾包膜下血肿是指在无明确创伤、医源性损伤及出血原因不明确的情况下发生的肾包膜下出血并形成血肿，位于肾包膜与肾实质之间，其病因主要是肾脏病变、血液病、抗凝治疗后和特发者，最多见的病因是肿瘤，也有文献报道，严重的先兆子痫和子痫是自发性肾周出血的高危因素。临床较少见，易误诊及延误治疗。

【病理及临床表现】

肾包膜下血肿的临床表现取决于出血程度和持续时间。典型的临床特点：腰痛、侧腹痛、腹部肿块、内出血等症状。肾包膜下出血范围位于肾筋膜内，症状无特异性，病情相对较轻，表现为突发上腹部剧烈疼痛、腰腹部肿块、恶心、呕吐等，严重时可有出血，休克症状；出血范围突破肾纤维膜，形成包裹于肾筋膜内不规则血肿块，一般表现为上腹部和腰肋部疼痛，腹部肿块和内出血症状，病情较重；超过筋膜的肾旁出血表现为腹痛，查体可发现腹部压痛，腹腔穿刺抽出不凝血，部分患者甚至出现胀痛不适等症状，病情急重，可引起休克，部分患者可见肉眼或镜下血尿。

【检查方法】

应用实时超声显像仪，线阵式探头、凸形探头及相控阵探头均可。探头频率为3.0～3.5MHz。患者仰卧位或侧卧位时，探头置于腋后线，纵向扫查，使声束指向内前方，可分别获得右肾和左肾的最大冠状切面声像图及清晰的肾门结构。患者取仰卧位或俯卧位，探头置于腰背部或季肋角部纵向扫查，并使声束向上倾斜，获得肾脏矢状切面图。冠状和矢状切面可统称为肾脏的长轴切面。冠状扫查的位置，旋转探头90°，可获得肾脏的横切面声像图。标准肾门部横切面似马蹄形。此切面应显示肾门结构，并使显示的前后径（厚度）和宽度最小。在肾脏的各切面上用CDFI显示肾内血管各级分支图像。

【超声表现】

1. 常规超声　二维超声显示肾脏形态饱满，体积增大，包膜下可见带状低回声区或低回声（无回声）与强回声混杂的血肿，出血严重时可见肾周出现低回声或无回声液性暗区。早期无回声区内透声性好，或见密集点状回声。随着病程延长，纤维素样结构逐渐形成，无回声区内出现线状、带状回声，并随呼吸运动出现漂浮（图1-3-11）。彩色多普勒均无血流信号。

2. 超声造影　经外周静脉注射超声对比剂后，肾包膜下无回声区在皮质期、髓质期和延迟期三期均没有超声对比剂灌注，始终呈无增强；纤维素样结构因无血液循环，超声造影后同样呈无增强，与均匀增强的周围肾包膜和肾实质对比明显，界限清晰。存在活动性出血时，可见对比剂微泡的溢出和浓聚，呈现不规则的高增强。

【鉴别诊断】

1. 肾囊肿　多数位于肾实质内，以圆形和类圆形多见。常规超声显示囊内透声性佳（缘于其内蛋白含量较全血蛋白含量低），临床上，患者无症状或轻微胀痛，实验室检查多无异常。超声造影时，肾囊肿表现为肾实质局部无对比剂灌注，皮质期、髓质期及延迟期各时相均呈无增强。肾囊肿在二维超声上呈现圆形或类圆形无回声区，边界清晰、锐利；部分肾囊肿

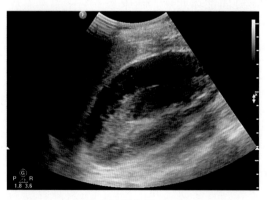

图1-3-11　自发性肾包膜下血肿常规超声
肾包膜连续完整，包膜下见带状无回声区，其内见线状回声，为血肿后期形成的纤维素样结构

内透声性差，二维超声表现为低回声或等回声，但超声造影后呈无增强的圆形病灶。

2. 肾肿瘤破裂　　近肾被膜的肾癌、血管瘤等均可发生破裂出血，常规超声常能显示肿瘤结构，局部肾被膜受肿瘤侵蚀而断裂，血液流向肾周及腹腔。超声造影显示上述不同类型肾肿瘤的灌注特征。存在活动性出血时，可见对比剂自破裂口溢出并浓聚，形成高增强区。结合临床及超声造影特征，自发性肾包膜下血肿较容易与肾癌、血管瘤等破裂出血鉴别。

【临床价值】

尽管常规超声是自发肾肝包膜下血肿的首选影像学方法，其诊断准确率可达100%，但常规超声无法明确血肿发生后是否存在活动性出血，对于内部出血纤维素样结构的包膜下血肿难以与其他疾病鉴别。因此，要明确诊断多依赖 CT，特别是增强CT。超声造影是实时、无创、无辐射的影像学方法，其诊断价值与增强 CT 一致，尤其是可用于患者床旁，方便在急诊抢救区域应用。多数自发性肾包膜下血肿可在影像学监测下保守治疗，或在超声引导下进行经皮穿刺抽液或置管引流，超声造影或常规超声为其非手术治疗提供保障，并可完成治疗过程中的监测与随访。

十、急性肾梗死

【病因】

急性肾梗死（acute renal infarction，ARI）是由于肾动脉主干或其分支的血流中断导致肾脏全部或局部肾组织缺血、坏死。最常见原因是栓子脱落，心源性或非心源性栓子脱落均可以引起急性肾梗死。其次，血管病变如动脉瘤、动脉粥样硬化、血管炎、外伤性动脉内膜病变等。第三是肿瘤、感染、血液高凝状态等。第四，部分急性肾动脉梗死不明原因，也成为特发性肾梗死。肾梗死是临床上的少见病，也与漏诊率高有关。

【病理及临床表现】

肾脏血供主要由肾动脉供给，肾动脉及其分支的侧支血管细而少，一旦动脉急性阻塞极易发生缺血梗死，局灶性梗死呈楔形凝固性坏死灶。临床上，腰背部疼痛和（或）腹痛，常伴高血压，可伴有恶心、呕吐、发热，可有血尿和消化道症状。左肾多于右肾，上部多于中下部，与左肾动脉与腹主动脉间夹角有关。

【检查方法】

患者常采取平卧位、侧卧位或俯卧位，二维超声观察肾脏大小、形态，肾周是否积液。彩色多普勒观察血流信号变化及频谱多普勒观察血流阻力变化。超声造影相对常规超声（二维及彩色多普勒）对局部血流灌注敏感，超声造影观察肾实质血流灌注情况，确定肾脏异常灌注区、测定范围，鉴别诊断肾挫裂伤、囊肿等。

【超声表现】

1. 常规超声　　在肾梗死早期，肾脏的二维超声多无特异性表现，范围较大的梗死灶，局部回声减低，不均匀；彩色血流信号无明显变化，或血流信号减少。少部分患者肾周出现积液，但无特异性。常规超声可用于鉴别结石性肾绞痛。

2. 超声造影 超声造影可用于观察肾脏血流灌注情况，确定梗死灶及程度。经外周静脉注射超声对比剂后，肾动脉主干病变导致肾梗死时，表现为整个肾脏无对比剂灌注，呈弥漫性无增强，或仅见肾动脉主干处少许对比剂灌注，呈小范围的低增强。当肾动脉分支阻塞导致局灶性肾梗死时，表现为在肾实质局部无对比剂灌注，皮质期、髓质期及延迟期各时相均呈无增强的梗死灶，梗死灶呈楔形，尖朝向肾窦，底朝向肾被膜。

【鉴别诊断】

1. 肾或输尿管结石 患者腰背部疼痛，临床上与肾梗死所致的疼痛难以鉴别。前者常规超声可显示肾窦区或输尿管内结石，伴肾盂肾盏和（或）输尿管扩张；彩色多普勒在结石处可见彩色闪烁征象。而肾梗死的二维超声及多普勒血流可多无异常发现。

2. 肾囊肿 超声造影时，肾囊肿表现为肾实质局部无对比剂灌注，皮质期、髓质期及延迟期各时相均呈无增强，与肾梗死有类似的超声造影成像。但肾囊肿在二维超声上，呈现圆形或类圆形无回声区，边界清晰、锐利；部分肾囊肿内透声性差，二维超声表现为低回声或等回声，但超声造影后呈无增强的圆形病灶。所以，通过超声造影后病灶的形状也可以鉴别肾梗死灶与肾囊肿。

3. 肾脏挫裂伤 损伤轻者，肾脏形态、大小无异常，重者形态失常，体积增大。创伤早期可见肾内回声较杂乱，损伤区呈偏强回声区或偏低回声区或无回声区混杂，无明显边界，肾被膜下及肾周可见积液无回声区。超声造影条件下，肾内创伤灶可被清楚显示，呈低和（或）无增强区，外形多不规则，但边界较清楚。肾被膜破裂时，表现为被膜处的连续性中断，呈低或无增强结构。集合系统受损时，可见累及其内的低和无增强区。从病灶形状上可以鉴别外伤灶和梗死灶，超声造影是鉴别诊断的有效方法。

【临床价值】

既往，肾梗死的影像学诊断主要依赖增强 CT、DSA 和 MRI 等技术，DSA 是诊断肾梗死的金标准。增强 CT 的优势在于能够准确判定梗死灶形态、确定其范围。超声造影也能够识别肾脏梗死灶，确定梗死程度，显著提高常规超声对急性肾梗死的诊断水平，并与增强 CT 具有较高的一致性。超声造影通过对肾脏实质的微循环灌注评价，准确显示是否存在梗死灶，确定梗死灶的大小即梗死程度，而且有利于鉴别诊断，更适用于治疗阶段的疗效评价及治疗后随访。

十一、急性附睾炎

【病因】

多种病原菌可以引起附睾炎，以细菌感染为主；流行性腮腺炎病毒也可引起附睾炎及睾丸炎；后尿道及前列腺手术、留置导尿、外伤等情况下附睾炎发生率增加；而且性传播相关的急性附睾炎已引起重视。临床上少部分急性附睾炎与非感染性疾病有关，如白塞病、多发性结节性动脉炎等。

【病理及临床表现】

急性附睾炎是阴囊内常见感染性疾病。有认为，逆行感染是急性附睾炎的感染途径，即细菌从"后尿道或前列腺—输精管—附睾"，此时附睾尾部先受累多见。其次，急性下尿路感染灶内的病原菌经淋巴管进入附睾引起急性炎症。第三，当机体抵抗力下降时，身体其他部位的感染灶的病原体经过血液循环途径引起急性附睾炎。临床上，急性附睾炎起病急，可在夜间睡眠中突然发病，表现为阴囊胀痛，局部阴囊皮肤红肿热痛，疼痛可放射至下腹部、会阴等处。常出现发热、体温升高，白细胞计数增高等全身表现。

【检查方法】

将高频超声探头置于患侧阴囊处，从表皮向内侧观察阴囊壁是否增厚，沿着睾丸后外侧观察附睾头、体、尾部是否肿大，内部回声情况，再分别用彩色多普勒观察局部血流变化。

【超声表现】

1. 二维超声　显示患侧阴囊壁肿胀，增厚，附睾体积增大，呈弥漫性或局限性肿大，附睾尾部局限性肿大明显，回声减低，不均匀，可呈肿块型（图 1-3-12a）。合并同侧睾丸炎时，睾丸体积增大，回声不均匀。

2. 彩色多普勒　肿胀阴囊壁及附睾处血流信号丰富，可见粗大的树枝状血流信号，血流阻力减低（图 1-3-12b）。急性炎症期过后，血流信号明显减少。

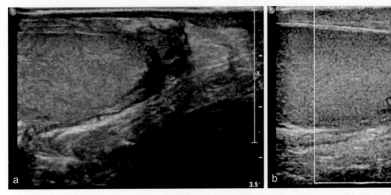
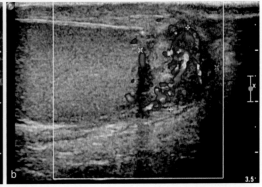

图 1-3-12　急性附睾炎的常规超声

a. 附睾弥漫性肿大，回声减低；b. CDFI 显示丰富的血流信号

【鉴别诊断】

1. 睾丸扭转　多见于青少年，起病急骤，患侧睾丸或阴囊剧烈疼痛。睾丸扭转分为鞘膜内和鞘膜外扭转，鞘膜内扭转位于睾丸鞘膜腔内，可为鞘膜内精索扭转，或睾丸与附睾间扭转。鞘膜外扭转为精索扭转，睾丸上提，常规超声显示睾丸上方偏高回声肿块，可位于腹股沟区，睾丸呈横位。睾丸扭转后彩色多普勒显示睾丸内血流信号明显减少或完全消失。

2. 附睾结核　也可有疼痛、发热等症状，但多数起病相对隐匿，部分以触诊到附睾区肿块就诊。超声显示附睾不同程度肿大，以尾部增大多见、明显，形态失常，内部回声不均，多可见结节样改变，边界欠清，无包膜，内部可见强回声钙化灶。彩色多普勒血流显像增大的附睾内血流信号正常或偏多，可伴有睾丸鞘膜腔积液、睾丸炎。部分疑诊为附睾肿瘤，需要超声引导穿刺活检以明确诊断。

3. 睾丸附件扭转 多见于青春期以前的少年儿童。超声显示正常睾丸附件多位于睾丸上方的偏高回声结构，彩色多普勒无或少许血流信号，扭转时睾丸附件增大，内部无血流信号，而其周边血流信号增加。

4. 睾丸肿瘤 临床触及睾丸区肿块，超声可以显示病灶位于睾丸实质内，边界清晰或模糊，为明确性质常在术前采用超声引导的穿刺活检。

【临床价值】

高频超声是急性附睾炎最常用的检查技术，对于临床疑诊附睾炎者，超声检查准确率高，是临床治疗的主要依据。超声可以及时做出鉴别诊断，避免贻误病情。部分附睾尾部肿块型的附睾炎需要与附睾尾部肿瘤鉴别，急性炎症控制后，超声引导的穿刺活检可明确诊断。

十二、急性尿路梗阻

【病因】

自肾小盏到尿道外口这一储存和排泄尿液的通道为尿路，任何原因所致尿液在尿路中受阻为尿路梗阻。尿路梗阻分为上尿路、膀胱和下尿路梗阻。上尿路包括肾小盏、肾大盏、肾盂、输尿管至膀胱入口。下尿路起自膀胱出口，经尿道至尿道外口。膀胱位于上下尿路之间。常见的急性尿路梗阻原因大致分为两类，一类即为泌尿系统各器官自身的疾病，如肾结石、肾盂肿瘤、输尿管结石、膀胱颈部肿瘤、膀胱内出血凝血块堵塞、尿道狭窄、尿道损伤或异物、前列腺肥大等；另一类为泌尿系以外的病变对尿路造成的梗阻，如腹膜后或盆腔占位对输尿管的压迫、子宫颈癌浸润至膀胱后壁造成输尿管入膀胱部位的梗阻等。

【病理及临床表现】

急性尿路梗阻表现为梗阻部位以上管腔扩张，最终均导致肾积水，若不能尽早解除梗阻，则会造成肾功能损伤，严重时出现不可逆的肾衰竭。由泌尿系结石所致急性尿路梗阻常表现为肾绞痛和血尿，膀胱、尿道、前列腺病变常造成急性尿潴留。

【检查方法】

探头频率多用 3.5～5MHz，婴幼儿和瘦小成人可用 5～7MHz。在保证探查深度足够的情况下，尽可能使用高频率探头，以提高分辨力。可在膀胱适度充盈后检查，并尽量避免肠气干扰。自肾脏、输尿管、膀胱、尿道逐一检查，中老年男性患者注意需检查前列腺。

超声检查路径及方法：超声检查时注意二维与多普勒血流图的结合应用。

1. 经腹壁扫查 患者取仰卧位或侧卧位。首先扫查肾脏，观察集合系统积液、结石或占位性病变。若发现肾盂积水，需追踪显示输尿管至盆部。输尿管中线段检查容易受肠道气体影响，可先观察输尿管第二狭窄部和输尿管膀胱入口处，再观察输尿管的其他部分。膀胱适度充盈，可作为透声窗，较容易显示膀胱壁段和两侧输尿管口。膀胱过度充盈时，容易遗漏输尿管膀胱壁段较小病灶，可采用膀胱充盈前后对比观察。

2. 经背部扫查　患者取俯卧位或侧卧位。该切面可有效避免肠气影响，较容易显示输尿管中上段。对输尿管下段和膀胱入口段的病变仍需采用经腹扫查。

3. 经直肠、经阴道或经会阴扫查　轻度充盈膀胱，采用腔内超声探头，扫查显示膀胱三角区以及输尿管膀胱入口，调整扫查平面，以显示输尿管膀胱壁内段及膀胱腔内结构。对于膀胱周围病变，经会阴扫查可较清楚显示病灶及病灶与周围结构的关系。

【超声表现】

急性尿路梗阻可由机械性梗阻引起，也可由动力性梗阻所致，以结石、创伤性和医源性多见。

1. 结石性梗阻　主要以肾结石和输尿管结石常见。①肾结石性梗阻时，超声表现为肾盏、肾盂扩张并积水，集合系统内可见团状、点片状的强回声，较大者后方声影明显，小者可无声影。结石强回声以下、中部集合系统内常见，堵塞肾盏可引起单个肾盏扩张；堵塞肾盂输尿管结合部，引起整个肾盂积水。小而数量少的结石可导致轻度肾积水，大而多的肾结石可导致重度肾积水。②输尿管结石是上尿路梗阻的常见原因，多以急性腰、腹疼痛伴血尿就诊，个别患者可没有疼痛。90% 以上的输尿管结石位于输尿管的三个狭窄处，典型声像图是扩张的输尿管远端管腔内显示强回声，多数强回声后方伴声影（图 1-3-13）；彩色多普勒显示强回声处有闪烁伪像，扩张的输尿管腔内为无回声，彩色多普勒无血流信号显示。多数输尿管结石导致输尿管和同侧肾积水，个别小的输尿管结石可不出现梗阻，加上结石的活瓣效应，仅表现轻度积水或不积水，超声检查容易呈现假阴性，此时嘱患者憋尿后再行检查。

2. 肿瘤性梗阻　多数肿瘤性梗阻呈现慢性过程，患者以腰部不适或肾功能不全就诊。肾盂占位性病变时，超声表现为肾集合系统低回声区，有时误诊为肾积水，由于肾盂肿瘤多数为少血供病灶，彩色多普勒成像时显示无血流信号或少血流信号，此时超声造影意义较大。非肾盂肿瘤压迫肾盏、肾盂也可引起梗阻以及肾积水，超声显示占位性病变及肾积水。输尿管肿瘤早期就可以表现为梗阻，超声表现为输尿管的实性回声，彩色多普勒显示低回声内有血流信号，超声造影有利于确诊（图 1-3-14）。膀胱三角区病变，如膀胱癌，当堵塞输尿管口时引起输尿管扩张、同侧肾积水。此时

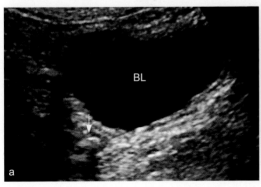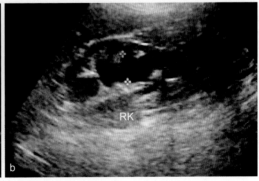

图 1-3-13　患者，女，53 岁，右侧输尿管结石伴右肾积水

a. 右侧输尿管下段管腔内可见结石强回声（箭头所示）；b. 右肾积水（测量游标所示），BL—膀胱；RK—右肾

适度充盈膀胱，超声显示膀胱三角区实性病灶，呈圆形或菜花状，彩色多普勒于病灶内可见血流信号（图 1-3-15），其余为梗阻以上段的超声表现。

3. 创伤性梗阻　输尿管和膀胱外伤以及医源性损伤均可引起急性尿路梗阻。超声显示同侧肾积水，由于部分尿液进入腹膜后或腹腔，多数肾积水相对轻。

【鉴别诊断】

1. 腹膜后纤维化　90% 以上的腹膜后纤维化累及输尿管，超声表现为肾盂积水伴输尿管迂曲扩张，输尿管受压并向中线移位。其输尿管扩张和肾积水多数为慢性过程。与急性尿路梗阻相鉴别，超声观察腹膜后大血管周围，其表现为腹主动脉及下腔静脉周围的低回声带（图 1-3-16），部分在肾动脉发出，水平向下延伸，髂血管周围可受累；部分可在腹膜后广泛分布，累及肾动脉、胰腺、横结肠甚至蔓延至纵隔。

2. 泌尿系结核　超声表现为肾积水，积水形态可不规则，或以肾盏扩张为主，或以肾盂扩张为主；输尿管受累常见，输尿管壁增厚伴扩张。目前，多数患者临床症状不典型，多仅以腰痛就诊，易与急性尿路梗阻混淆。超声诊断和鉴别诊断除了密切结合临床外，尚要注意：①肾结核时肾实质回声不均匀，病灶处常见斑状钙化，部分肾盂壁呈"虫蚀样"改变；②泌尿系结核累及膀胱时，可出现结核性膀胱挛缩，超声表现为膀胱小，壁增厚，黏膜面不光滑。

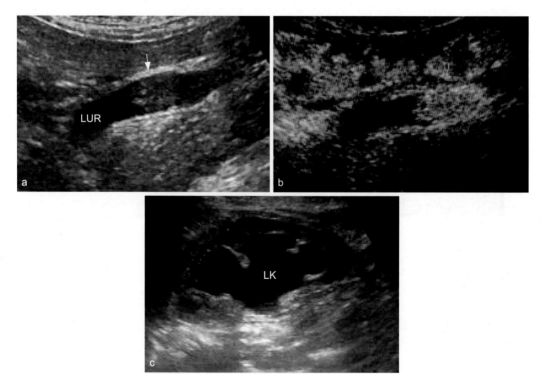

图 1-3-14　患者，女，65 岁，1 年前右侧输尿管尿路上皮癌术后，
超声复查显示左侧输尿管上段病变伴左肾积水

a. 左侧输尿管上段管腔内可见实性回声（箭头所示）；b. 超声造影显示左侧输尿管上段管腔内实性回声区的对比剂灌注（箭头所示）；c. 左肾积水，LUR—左侧输尿管；LK—左肾

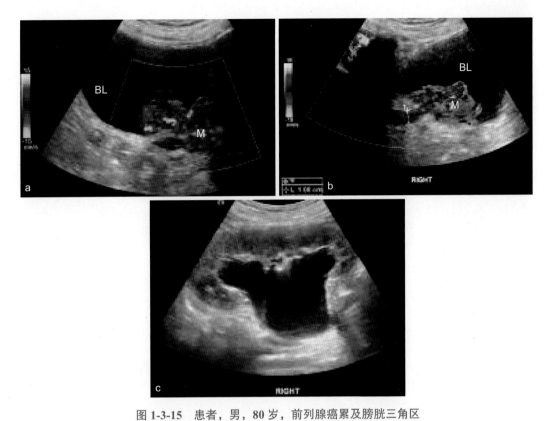

图 1-3-15　患者，男，80 岁，前列腺癌累及膀胱三角区
a. 膀胱三角区实性占位性病变来自前列腺，彩色多普勒可见血流信号；
b. 病灶累及右侧输尿管口，导致输尿管扩张；c. 二维超声显示右肾积水，BL—膀胱；M—肿瘤

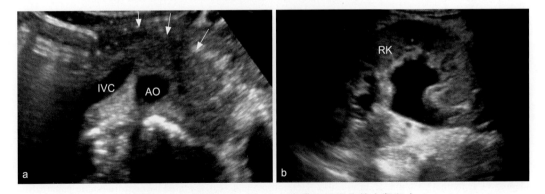

图 1-3-16　患者，男，71 岁，腹膜后纤维化伴右肾积水
a. 腹主动脉及下腔静脉周围的低回声带（箭头所示）；b. 右肾积水，IVC—下腔静脉；AO—腹主动脉；RK—右肾

　　3. 前列腺增生　可引起急性尿路梗阻，但多数为慢性过程，超声表现为肾盂积水、输尿管扩张，同时，可显示前列腺体积增大。

【临床价值】

　　超声是急性尿路梗阻的首选检查方法，多数可以在短时间内完成检查及明确诊断。为明确急性尿路梗阻的原因，有时可采用超声造影检查。为及时解除急性尿路梗

阻，保护肾脏功能，部分患者需要行超声引导或超声造影引导的肾盂穿刺置管引流。

（吕发勤　费　翔　张明博　李岩密　焦子育）

参 考 文 献

曹海根，王金锐，2006. 实用腹部超声诊断学［M］. 2 版. 北京：人民卫生出版社：91-96，233-236.

刘吉斌，王金锐，2010. 超声造影显像［M］. 北京：科学技术文献出版社：396-410.

唐杰，温朝阳，2007. 腹部和外周血管彩色多普勒诊断学［M］. 3 版. 北京：人民卫生出版社：193-232.

吴在德，吴肇汉，2008. 外科学［M］. 7 版. 北京：人民卫生出版社：404，670.

Alsina E, Ruiz-Tovar J, Alpera MR, et al, 2014. Incidence of deep vein thrombosis and thrombosis of the portal-mesenteric axis after laparoscopic sleeve gastrectomy［J］. J Laparoendosc Adv Surg Tech A, 24(9): 601-605.

Aspelund G1, Fingeret A, Gross E, et al, 2014. Ultrasonography/MRI versus CT for diagnosing appendicitis［J］. Pediatrics, 133(4): 586-593.

Badea R, Seicean A, Procope B, et al, 2011. Pseudoaneurysm of splenic artery ruptured in pancreatic pseudocyst and complicated by wirsungorrhagia: the role of the ultrasound techniques and contrast substances［J］. Ultraschall Med, 32: 205-207.

Ball CG, Dixon E, MacLean AR, et al, 2014. The impact of an acute care surgery clinical care pathway for suspected appendicitis on the use of CT in the emergency department［J］. Can J Surg, 57(3): 194-198.

Boettcher M, Bergholz R, Krebs TF, et al, 2013. Differentiation of epididymitis and appendix testis torsion by clinical and ultrasound signs in children［J］. Urology, 82(4): 899-904.

Bramante R, Radomski M, Nelson M, et al, 2013. Appendicitis Diagnosed by Emergency Physician Performed Point-of-Care Transvaginal Ultrasound: Case Series［J］. West J Emerg Med, 14(5): 415-418.

Chen SJ, Qin L, Xie YJ, et al, 2017. Ultrasonography for Preoperative Diagnosis of Retroperitoneal Fibrosis［J］. Ultrasound Q, 33(2): 162-166.

Cokkinos DD, Antypa E, Kalogeropoulos I, et al, 2013. Contrast-enhanced ultrasound performed under urgent conditions［J］. Indications, review of the technique, clinical examples and limitations. Insights Imaging, 4(2): 185-198.

Debi U, Kaur R, Prasad KK, et al, 2013. Pancreatic trauma: a concise review［J］. World J Gastroenterol, 19(47): 9003-9011.

Deprez FC1, Pauls C, Coulier B, et al, 2012. Heterotopic pancreas revealed by post-traumatic pancreatitis［J］. JBR-BTR, 95(2): 83-86.

Doganay S, Kocakoc E, Balaban M, et al, 2011. Nontraumatic hepatic hematoma caused by Wegener's granulomatosis: an unusual cause of abdominal pain［J］. N Z Med J, 123: 73-78.

Drudi FM, Valentino M, Malpassini F, et al, 2013. Color-/power doppler ultrasound imaging and ultrasound contrast media in acute scrotum - 2［J］. Ultraschall Med, 34(1): 72-81.

Fukazawa K, Nishida S, Tekin A, et al, 2008. Rescue of acute complete portal vein occlusion with Doppler ultrasound findings after liver transplantation［J］. Transplantation, 85(5): 778-780.

Gliga M, Gomotârceanu A, Podeanu D, et al, 2012. Multiple renal infarctions due to thromboembolism,

Importance of ultrasound in diagnosis[J]. Case report. Med Ultrason. 14(1): 71-73.

Grahn A, Melle-Hannah M, Malm C, et al, 2017. Diagnostic accuracy of computed tomography urography and visual assessment during ureterorenoscopy in upper tract urothelial carcinoma[J]. BJU Int, 119(2): 289-297.

Hara N, Kawaguchi M, Takeda K, et al, 2014. Retroperitoneal disorders associated with IgG4-related autoimmune pancreatitis[J]. World J Gastroenterol, 20(44): 16550-16558.

Irekpita E, Imomoh P, Kesieme E, et al, 2011. Intravesical foreign bodies: a case report and a review of the literature[J]. Int Med Case Rep J, 4: 35-39.

Jourabchi N1, McWilliams JP, Lee EW, et al, 2013. TIPS Placement via Combined Transjugular and Transhepatic Approach for Cavernous Portal VeinOcclusion: Targeted Approach [J]. Case Rep Radiol, 2013: 63539.

Kho VK, Chan PH, 2012. Isolated tuberculous epididymitis presenting as a painless scrotal tumor[J]. J Chin Med Assoc, 75(6): 292-295.

Lin Q, Lv F, Luo Y, et al, 2015. Contrast-enhanced ultrasound for evaluation of renal trauma during acute hemorrhagic shock: a canine model[J]. J Med Ultrason, 42(2): 199-205.

Lu Q, Zhong X F, Huang Z X, et al, 2012. Role of contrast-enhanced ultrasound in decision support for diagnosis and treatment of hepatic artery thrombosis after liver transplantation[J]. Eur J Radiol, 81(3): 338-343.

Lynch J, Etkind S, 2010. Spontaneous liver haematoma as a result of thrombolytic therapy[J]. Grand Rounds, 10: 38-41.

Mânzat Splcan RM, Ctinean A, Manole S, et al, 2011. Posttraumatic gastric wall hematoma in a patient under anticoagulant therapy[J]. Case report and literature review. Med Ultrason, 13: 165-170.

Micol C, Marsot J, Boublay N, et al, 2012. Contrast-enhanced ultrasound: a new method for TIPS follow-up[J]. Abdom Imaging, 37(2): 252-260.

Miele V, Piccolo CL, Trinci M, et al, 2016. Brunese L. Diagnostic imaging of blunt abdominal trauma in pediatric patients[J]. Radiol Med. 121(5): 409-430.

Miyoshi T, Okayama H, Hiasa G, et al, 2016. Contrast-enhanced ultrasound for the evaluation of acute renal infarction[J]. J Med Ultrason. 43(1): 141-143.

Mohammadi A, Ghasemi-Rad M, 2012. Evaluation of gastrointestinal injury in blunt abdominal trauma "FAST is not reliable": the role of repeated ultrasonography[J]. World J Emerg Surg, 7(1): 2.

Natalie L, Nurith H, Katya R, et al, 2013. Ileocolic versus small-bowel intussusception in children: Can US enable reliable differentiation? [J]. Radiology, 269: 266-271.

Ndzengue A, Hammoudeh F, Brutus P, et al, 2011. An obscure case of hepatic subcapsular hematoma[J]. Case Rep Gastroenterol, 5: 223-226.

Newman B1, Schmitz M, Gawande R, et al, 2014. Perforated appendicitis: an underappreciated mimic of intussusception on ultrasound[J]. Pediatr Radiol, 44(5): 535-541.

Omari AH, Khammash MR, Qasaimeh GR, et al, 2014. Acute appendicitis in the elderly: risk factors for perforation[J]. World J Emerg Surg, 9(1): 6.

Orth RC, Guillerman RP, Zhang W, et al, 2014. Prospective comparison of MR imaging and US for the diagnosis of pediatric appendicitis[J]. Radiology, 272(1): 233-240.

Ozkan S1, Duman A, Durukan P, et al, 2014. The accuracy rate of Alvarado score, ultrasonography, and computerized tomography scan in the diagnosis of acute appendicitis in our center[J]. Niger J ClinPract, 17(4): 413-418.

Park JH, LOCAT Group, 2014. Diagnostic imaging utilization in cases of acute appendicitis: multi-center experience[J]. Korean Med Sci, 29(9): 1308-1316.

Piccoli GB, Priola AM, Vigotti FN, et al, 2014. enal infarction versus pyelonephritis in a woman presenting with fever and flank pain［J］. Am J Kidney Dis, 64(2): 311-314.

Pilatz A, Wagenlehner F, Bschleipfer T, et al, 2013. Acute epididymitis in ultrasound: results of a prospective study with baseline and follow-up investigations in 134 patients［J］. Eur J Radiol, 82(12): 762-768.

Pinto F, Pinto A, Russo A, et al, 2013. Accuracy of ultrasonography in the diagnosis of acute appendicitis in adult patients: review of the literature［J］. Crit Ultrasound J, 5Suppl 1: S2.

Rai GS, Roshan R, Sarawagi R, et al, 2014. Acute pelvic pain: a ball pen may be a cause?［J］. J Clin Diagn Res, 8: RD04-RD05.

Raza SA, Jang HJ, Kim TK, et al, 2014. Differentiating malignant from benign thrombosis in hepatocellular carcinoma: contrast-enhancedultrasound［J］. Abdom Imaging, 39(1): 153-161.

Rennert J, Dornia C, Georgieva M, et al, 2012. Identification of early complications following liver transplantation using contrast enhancedultrasound(CEUS)［J］. First results J Gastrointestin Liver Dis, 21(4): 407-412.

Rumack CM, Wilson SR, Charboneau JW, et al, 2011. Diagnostic Ultrasound 4th edition［M］. Philadelphia, PA, USA: Elsevier Mosby, 14: 544.

Ryu JK, Jin W, Kim GY, et al, 2011. Sonographic appearances of small organizing hematomas and thrombi mimicking superficial soft tissue tumors［J］. J Ultrasound Med, 30: 1431-1436.

Shrestha R, Shakya RM, Khan A A, et al, 2016. Bedside Ultrasound in the Emergency Department to Detect Hydronephrosis for the Evaluation of Suspected Ureteric Colic［J］. Kathmandu Univ Med J, 14(54): 172-176.

Teo EY, Wee TC, 2011. Images in clinical medicine: Renal tuberculosis［J］. N Engl J Med. 365 (12): e26.

Tse F, Yuan Y, 2012. Early routine endoscopic retrograde cholangiopancreatography strategy versus early conservative management strategy in acute gallstone pancreatitis［J］. Cochrane Database Syst Rev, 5: CD009779.

Tsivian A, Tsivian M, Stanevsky Y, et al, 2014. Routine diagnostic ureteroscopy for suspected upper tract transitional-cell carcinoma［J］. J Endourol, 28(8): 922-925.

Tsuji Y, Takahashi N, Tsutomu C, et al, 2012. Pancreatic Perfusion CT in Early Stage of severe acute pancreatitis［J］. Int J Inflam, 497386: 1-5.

Van der Vlies CH, Olthof DC, Gaakeer M, et al, 2011. Changing patterns in diagnostic strategies and the treatment of blunt injury to solid abdominal organs［J］. Int J Emerg Med, 4: 47.

Yilmaz O, Yilmaz S, Kisacik B, et al, 2011. Varicocele and epididymitis in Behcet disease［J］. J Ultrasound Med. 30(7): 909-913.

Yusuf G, Sellars ME, Kooiman GG, et al, 2013. Global testicular infarction in the presence of epididymitis: clinical features, appearances on grayscale, color Doppler, and contrast-enhanced sonography, and histologic correlation［J］. J Ultrasound Med, 32(1): 175-180.

Zheng RQ, Mao R, Ren J, et al, 2010. Contrast-enhanced ultrasound for the evaluation of hepatic artery stenosis after liver transplantation: potential role in changing the clinical algorithm［J］. Liver Transpl, 16(6): 729-735.

第 2 章　心脏、大血管急症

第 1 节　心脏创伤及心包积液

一、心脏创伤

【病因】

在平时，心脏创伤占胸部伤的 10%～16%，伤情重且发展快，救治难度大，60%～81% 的患者在伤后短时间内死亡。随着临床上介入性诊断和治疗技术的增多以及心血管外科的发展，近年来医源性心脏、大血管损伤的发生率有增高趋势，引起了业内人士的重视。

【病理及临床表现】

心脏创伤包括心包伤、非穿透性心脏伤和穿透性心脏伤。心包撕裂伤可产生心包积血或急性心脏压塞，发生心脏压塞后，患者出现贝克（Beck）三联征，包括中心静脉压升高、低血压和心音低钝。非穿透性心脏伤包括心肌挫伤、心内结构损伤、心脏震荡伤和心脏破裂。心肌挫伤轻者表现为窦性心动过速和期前收缩，重者心悸、气短、血压下降或心绞痛，心肌肌钙蛋白升高。心脏震荡伤后迅速发生室颤，进而心搏骤停。心脏破裂和穿透性心脏伤为致死性创伤，短时间内出现心脏压塞，并致心搏骤停。能够到达医院的心脏创伤患者多数表现为心脏压塞或低血压休克等症状和体征。

【检查方法】

心脏创伤三大辅助诊断方法是心电图、心肌酶检查和影像学。影像学检查首选床旁或现场超声心动图，超声心动图是诊断心脏创伤的最快速、准确的影像学技术。患者可采取侧卧位、平卧位等，经胸超声心动图顺序采用左心室长轴、大动脉短轴、心尖四腔和五腔、胸旁四腔和五腔、剑突下和胸骨上窝切面，首先观察心包腔是否有积液，并记录积液量；观察心壁结构是否完整，采用彩色多普勒观察是否存在分流；观察心内结构是否损伤，如腱索断裂、瓣膜破裂等。

【超声表现】

1. 心包或心脏破裂后心包积血和心脏压塞　超声显示心包腔内无回声区，与单纯积液不同，无回声区内可见密集点状回声，系积血存在血细胞反射所致（图 2-1-1）。

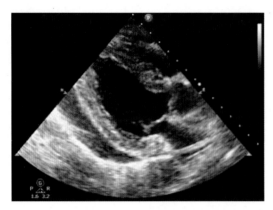

图 2-1-1　创伤性心包积液二维超声

图中所示左心室长轴切面，可见左心室后方心包腔内无回声
区，其内见密集点状回声，诊断为血性积液

出血量大时可见活动性出血，出血速度慢时超声造影可显示活动性部位及出血量。出血快时中量以上的心包积液可表现为急性心脏压塞，即心包腔积液无回声区内可见心脏"摇摆征"，伴有收缩期右心房壁塌陷、舒张期右心室壁塌陷，心室的容量随呼吸运动发生明显变化，即吸气时右心室容量增大、左心室容量减少，呼气时左心室容量增加、右心室容量减少，下腔静脉塌陷率低于 50%。

2. 冠状动脉损伤和心肌挫伤　临床上创伤性冠状动脉损伤多发生于左前降支，几乎全部合并有心肌挫伤。超声心动图表现为心肌运动异常，主要包括减弱、消失，发生外伤性室壁瘤时表现为心肌矛盾运动。虽然心肌运动异常与心肌梗死类似，但心肌挫伤后发生室壁运动异常的部位和范围与心肌梗死不同，因为后者与冠脉分布一致，但心肌挫伤易发生冠状动脉内皮受损，引起冠脉狭窄和阻塞，出现类似于心肌梗死的改变。心肌挫伤依据创伤程度其超声心动图表现不同，轻者超声心动图可无改变。单纯创伤性冠状动脉损伤时，超声心动图难以与急性心肌梗死鉴别。

3. 心脏破裂　破口较大时，急性大量出血，患者多死于创伤现场。在创伤现场或医源性心脏损伤术中救治时，二维超声心动图可见心壁破口，局部心肌变薄，毛糙，回声异常，彩色多普勒显示破口处的异常分流（图 2-1-2），频谱多普勒显示分流速度，并可快速计算分流量；破口较小时，二维超声显示破口较难，但彩色多普勒可显示破口处分流血流。

4. 心内结构损伤　较常见者是室间隔穿孔和瓣膜损伤。室间隔穿孔可为原发性

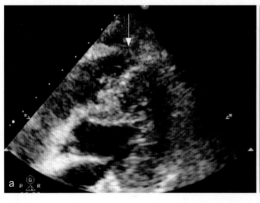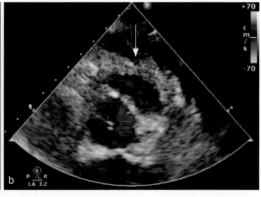

图 2-1-2　创伤性心脏破裂超声心动图

a. 胸骨旁四腔切面显示近心尖部右心室游离壁变薄、回声减低、毛糙（箭头所示）；

b. 彩色多普勒显示破口处的异常分流（箭头所示）

损伤，也可为继发于外伤性室间隔缺血坏死所致；二维超声心动图表现为室间隔连续性中断，但断端不整齐，此与先天性室间隔缺损不同；彩色多普勒表现为以左向右为主的过隔分流。常见的心瓣膜伤是主动脉瓣、二尖瓣和三尖瓣伤，肺动脉瓣伤少见，主要表现为急性瓣膜关闭不全，因之导致的反流量与瓣叶撕裂、腱索断裂或乳头肌断裂程度呈正相关；二维超声心动图表现为瓣膜裂缺，彩色多普勒显示自裂缺处程度不等的反流。腱索或乳头肌断裂时表现为相应瓣膜的脱垂伴关闭不全；断端随心动周期呈"甩鞭"征，即舒张期甩向心室，收缩期甩向心房。

5. 外伤性室壁瘤　在心动周期中，损伤区室壁运动幅度明显减低、消失并呈见矛盾运动；局部室壁增厚率明显减低或消失；心内膜回声不均或断裂。

6. 心内异物　心内异物回声与异物的物理特征有关，金属异物可呈强回声，后伴"彗星尾征"，如同右心内起搏器一样，超声易于显示。

7. 大血管破裂　由于伤后快速大量出血，伤者短时间内死亡，临床较难见到。

【鉴别诊断】

1. 急性心肌梗死　临床上，创伤性冠状动脉损伤和心肌挫伤需与急性心肌梗死鉴别，前者有明确创伤史，尽管未合并出血的创伤性冠状动脉损伤所致心肌运动异常在超声心动图上难以与急性心肌梗死的运动异常鉴别，但创伤性冠状动脉损伤多数引起冠状动脉破裂出血，导致急性心包积血。创伤性心肌挫伤的室壁运动异常区多数与冠状动脉分布不一致，此可与急性心肌梗死鉴别，同时后者没有外伤史。

2. 先心病室间隔肌部室缺　既往有先心病肌部室缺病史，其次二维超声心动图显示缺损缘相对整齐，断端回声增强（与长期血流冲击有关），缺损右心室面常有较多纤维结构；上述缺损可与创伤性室间隔穿孔鉴别。

3. 先天性心脏病瓣膜裂缺　多见于先天性心脏病心内膜垫时二尖瓣裂和（或）三尖瓣裂。二维超声心动图瓣膜短轴切面见瓣膜鱼口样结构消失，代之以分裂的瓣膜；彩色多普勒见收缩期血流自裂口处反流。与创伤性瓣膜裂鉴别尚需结合外伤史及临床表现。

4. 心肌梗死所致乳头肌和腱索断裂　部分严重的心肌梗死可发生乳头肌和腱索断裂，超声心动图除了表现为室壁运动异常外，还表现为腱索运动异常，腱索断端于收缩期甩向心房，舒张期回到心室，同时因为房室瓣关闭不全引起大量反流。此与创伤性乳头肌和腱索断裂的鉴别需结合病史和冠状动脉分布区。

5. 心尖球囊样综合征　发病与应激相关，如创伤、心理恐惧等。心电图和心肌酶均类似急性心肌梗死。超声心动图多表现为左心室中下段运动减弱、运动消失，甚至矛盾运动，心尖处向外膨出，形成心尖球囊样改变，左心室整体收缩功能正常或减低。心尖球囊样综合征的冠脉造影证实相应冠状动脉分布区无狭窄或闭塞，且表现为短暂、自愈的病理过程。

【临床价值】

心脏创伤伤情重，病情发展迅速，分秒必争至关重要，便携超声心动图在心脏创伤的诊断中具有划时代的价值，特别是掌中超声仪的问世使其成为急诊医生的"Help in your pocket"。心脏创伤多合并其他部位创伤，便携超声可在 3～5 分钟完成 FAST（focused assessment with sonography for trauma）检查，并在此基础上明确心包、心肌和心内结构创伤的诊断及鉴别诊断，为创伤现场和床旁救治提供可靠的影像学信息。对发生急性心脏压塞者，即刻可在超声引导下行心包穿刺抽液或置管引流，避免盲穿并发症。对心内异物者，可在超声引导下行异物取出术。部分心脏创伤后便携超声难以解释心肌、瓣膜病变时，还可行经食管超声心动图检查。

心脏创伤后，若病情稳定还可行 CT、冠脉造影等影像学检查，特别是 CT 对创伤部位的解剖定位价值大，多平面重建（multi-planner reformation，MPR）更有助于描述心肌损伤或破裂；对于疑诊心内异物者，CT 三维重建能从空间结构上准确定位异物的大小、位置、移动距离和附着处等。

二、急性心肌梗死及其并发症

【病因】

急性心肌梗死是常见的心血管急症，临床诊断主要依赖心电图和心肌酶学检查。随着床旁超声心动图技术的发展和应用，超声心动图可准确识别节段性运动异常，使其在急性心肌梗死及其并发症的诊断中发挥着较大作用，并弥补心电图和心肌酶学诊断急性心肌梗死的不足。

【病理及临床表现】

研究显示，急性冠状动脉血流阻断后几乎即刻引起供血区域心肌出现节段性运动异常，表现为冠状动脉供血区心肌的运动减弱、消失或矛盾运动，且心肌壁的增厚率减低或消失，累及心肌范围大者左心室整体收缩功能减低，是急性透壁性心肌梗死典型的病理变化。急性心肌梗死后可出现并发症，其发生与梗死范围、溶栓的及时性密切相关，主要的并发症包括心包积液、室间隔穿孔、乳头肌或腱索断裂、附壁血栓、游离壁破裂、真假室壁瘤形成。

【检查方法】

患者可采取侧卧位、平卧位等，经胸床旁超声心动图顺序采用左心室长轴、大动脉短轴、心尖四腔和五腔、胸旁四腔和五腔、剑突下、胸骨上窝切面以及连续的非标准切面观察室壁的节段性运动异常，采用美国超声心动图协会推荐的左心室壁 16 节段、右心室 6 节段划分方法进行分析，诊断或排除急性心肌梗死并发症。检查过程中需采用 2D、M 型、彩色血流和多普勒频谱图进行综合分析。

【超声表现】

1. 心肌回声改变和室壁节段性运动异常　二维超声心动图可见急性梗死区心肌回声减低，内膜回声不均匀或连续性中断。绝大多数急性心肌梗死发生后即刻超声心动图表现为节段性室壁运动异常，左主干、前降支、回旋支、右冠脉支配区梗死时表现为前间壁、前壁、前侧壁运动减弱或消失，以中段到心尖段常见（图 2-1-3）。后降支支配区梗死时表现为左心室下壁、后壁、右心室壁运动减弱或消失（图 2-1-4）。左

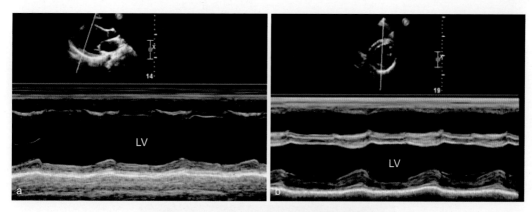

图 2-1-3　急性心肌梗死 M 型超声心动图

a. M 型超声心动图显示室间隔运动减弱、幅度减低；b. M 型超声心动图显示左心室前壁运动减弱、幅度减低，LV—左心室

回旋支支配区梗死时表现为左心室侧壁、前壁运动减弱或消失。

2. 急性心肌梗死并发症

（1）心包积液：部分急性心肌梗死患者出现少量心包积液，多于左心室后壁处心包腔内见无回声区。急性心肌梗死出现大量心包积液，且积液透声性差者，应警惕合并游离壁破裂。

（2）室间隔穿孔：急性透壁性心肌梗死可发生室间隔穿孔，心梗后听诊发现心脏收缩期粗糙杂音。急性心肌梗死并发室间隔穿孔可发生于室间隔的任何

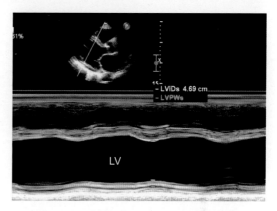

图 2-1-4　急性心肌梗死 M 型超声心动图

M 型超声心动图显示左心室后壁运动减弱、幅度减低

部位，如基底段、中段或心尖处，前间隔或后间隔均可出现。二维超声心动图多难以发现穿孔部位，彩色多普勒价值大。使用彩色多普勒可显示室间隔穿孔处的左向右过隔分流，使用频谱多普勒显示过隔分流速度，并估测肺动脉压。在彩色引导下，二维超声心动图显示穿孔处室间隔的断端粗糙、不整齐，穿孔的隧道可呈弯曲状，局部可记录到高速过隔分流束（图 2-1-5）。

（3）乳头肌或腱索断裂：多见于大面积透壁性心梗，少数几根腱索断裂可不影响瓣膜的关闭，超声心动图检查无明显反流。若心肌缺血导致乳头肌头部或腱索大量断裂时，二维图像显示连枷瓣膜和脱垂（图 2-1-6），彩色多普勒显示中大量瓣膜反流，多数为偏心性反流。

（4）附壁血栓：多见于广泛前壁心肌梗死，由于肌壁运动减弱或消失，局部血流淤滞，急性心梗后数小时可发生附壁血栓。二维超声心动图表现为局部心肌膨展，心腔内显示絮状低回声（图 2-1-7），并随心动周期摆动，摆动幅度与基底宽度有关，使用图像的局部放大，以较清晰显示血栓。

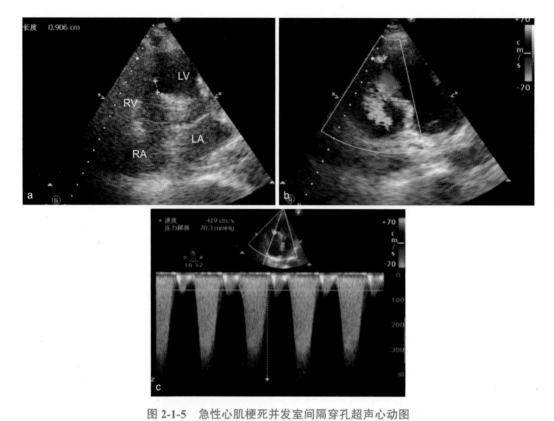

图 2-1-5　急性心肌梗死并发室间隔穿孔超声心动图

a. 室间隔连续性中断，测量游标所示室间隔穿孔处内径约 0.9cm；b. 彩色血流显示左向右的过隔分流；

c. 室间隔穿孔处记录到高速过隔分流，RV—右心室；RA—右心房；LV—左心室；LA—左心房

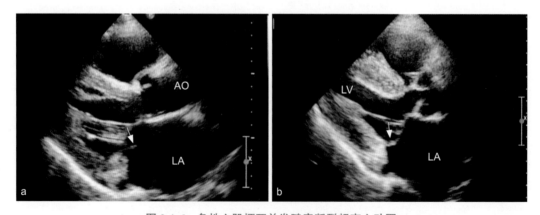

图 2-1-6　急性心肌梗死并发腱索断裂超声心动图

a. 左心室长轴切面显示二尖瓣腱索断裂的断端突向左心房，如箭头所示；

b. 二尖瓣后瓣脱垂，箭头所示，AO—主动脉；LA—左心房；LV—左心室

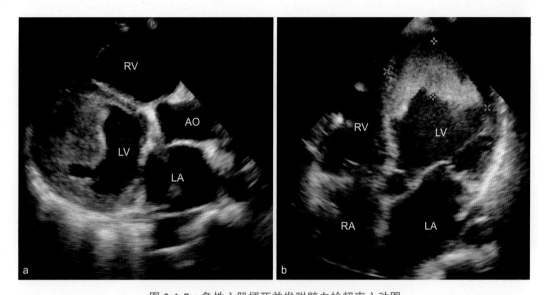

图 2-1-7　急性心肌梗死并发附壁血栓超声心动图

a. 左心室长轴切面显示左心室心尖部附壁血栓；b. 心尖四腔切面显示左心室心尖部附壁血栓（测量游标所示），

RV—右心室；LV—左心室；AO—主动脉；LA—左心房

（5）游离壁破裂：是急性心肌梗死的严重并发症。当急性心梗后心包腔积液快速增多，且积液无回声区内出现回声，二维超声心动图显示心脏游离壁连续性中断，若局部积聚大量血凝块，形成假性室壁瘤，可减缓出血速度，赢得救治时间。

（6）真假室壁瘤：超声心动图显示室壁局限性膨展，室壁运动减弱或消失，甚至呈矛盾运动，此为真性室壁瘤。急性心肌梗死引起游离壁破裂，在局部形成瘤样结构，血凝块形成瘤壁，瘤腔内为漩涡状血流，此为假性室壁瘤；与真性室壁瘤比较，假性室壁瘤没有完整的心室壁结构，且瘤颈小；二维超声显示室壁突向心包的瘤样结构，心脏游离壁连续性中断；彩色多普勒显示瘤腔内漩涡状血流。

【鉴别诊断】

1. 完全性左束支传导阻滞　超声心动图上，完全性左束支传导阻滞表现为左心室节段性室壁运动异常，在合并心肌梗死时难以鉴别。但多数情况下，左束支传导阻滞所致的左心室壁运动异常出现在室间隔的基底段和中间段，与急性心肌梗死多发生在前壁和心尖段不同；其次，左束支传导阻滞时心壁不出现膨展，室间隔的收缩增厚率及心室整体收缩功能正常。

2. 急性肺动脉栓塞　发病过程、临床表现与急性心肌梗死有类似表现。但后者除了心电图和心肌酶改变外，超声心动图表现为室壁节段性运动异常，其早期既无肺动脉栓塞的直接征象，也无右心扩大、肺动脉及其分支扩张和肺动脉高压等间接征象，结合肺动脉栓塞多有深静脉血栓和 D- 二聚体异常，以资鉴别。

3. 先心病室间隔肌部室缺　与急性心肌梗死、室间隔穿孔鉴别，前者既往有先心病肌部室缺病史，其次二维超声心动图显示缺损缘相对整齐，断端回声增强（与长期血流冲击有关），缺损右心室面常有较多纤维结构。

【临床价值】

床旁超声心动图可敏感地显示节段性室壁运动异常，结合心电图和心肌酶学测定，诊断和鉴别诊断急性心肌梗死及其并发症，而且床旁超声心动图检查方便、快捷，可与其他检查或救治过程同步进行，可用于急性心肌梗死的现场和床旁救治。对发生游离壁破裂导致急性心脏压塞者，可即刻在超声引导下行心包穿刺抽液或置管引流，避免盲穿并发症。部分急性心肌梗死并发症使用便携超声难以解释心肌、瓣膜病变时，还可行经食管超声心动图检查。

三、应激性心肌病

【病因】

应激性心肌病又称为心尖球囊综合征或 Tako-tsubo 心肌病，绝经后女性多见。多由较强烈的情感或躯体应激引起，发病急骤，临床表现包括急性胸痛、心电图异常、心肌酶学改变等，与急性心肌梗死类似，极易误诊。在临床疑诊急性心肌梗死的患者中约 2% 属于应激性心肌病，应激性心肌病为急性可逆性心肌收缩功能障碍，在及时去除诱因的情况下，多数可在 4～8 周恢复。

【病理及临床表现】

发病机制尚不明确，有研究显示，该病与交感神经系统和儿茶酚胺介导的心肌顿抑有关。临床上，患者多以急性胸痛就诊，急性严重创伤所致者，胸痛症状有时被掩盖，或患者意识不清无此主诉，而被床旁超声心动图首先发现。病变以累及左心室心尖多见，也可同时累及左右心室，表现为两个心室的心尖膨隆。心电图表现 ST 段抬高和 T 波倒置，但与冠状动脉分布不一致。心肌酶轻至中度升高，多数左心室收缩功能减低，而冠状动脉造影提示无狭窄或基本正常。

【检查方法】

采用常规超声心动图检查方法。患者可采取侧卧位、平卧位等，经胸床旁超声心动图顺序采用左心室长轴、大动脉短轴、心尖四腔和五腔、胸旁四腔和五腔、剑突下、胸骨上窝切面以及非标准切面观察室壁的节段性运动异常。检查过程中需采用2D、M 型、彩色血流和多普勒频谱图进行综合分析。

【超声表现】

1. 二维超声　病变多累及左心室心尖部，二维超声表现为左心室增大或正常大小，心室形态异常，中段至心尖部向外膨隆（图 2-1-8a），膨出部分运动减弱、消失或呈矛盾运动。室壁阶段性运动异常的范围与冠状动脉分布不一致。心室壁基底段运动增强，产生心室壁整体运动不协调。辛普森（Simpson's）法测左心室收缩功能减低。

2. M 型及多普勒超声　M 型显示心室中段至心尖部运动减弱、运动消失或呈矛盾运动（图 2-1-8b）；基底段收缩增厚率增高，运动幅度增强、增大。彩色多普勒显示合并的瓣膜反流。

3. 常见并发症　多数没有并发症，而较严重的并发症是附壁血栓和心肌破裂，

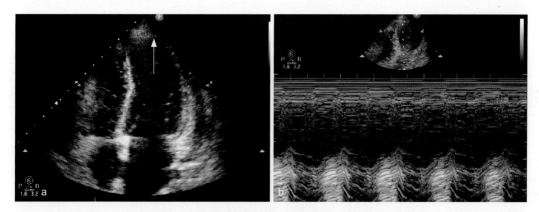

图 2-1-8　创伤性休克后的超声心动图（女性，32 岁）
a. 心尖四腔心切面显示左心室形态异常，心尖部向外膨隆（箭头所示）；
b. M 型超声显示膨出的左心室壁运动异常（减弱、消失）

超声心动图表现详见急性心肌梗死及其并发症章节。

【鉴别诊断】

1. 急性心肌梗死　其临床表现与应激性心肌病类似，前者超声心动图表现为室壁节段性运动异常，与冠状动脉分布具有一致性。心肌酶升高显著，急性冠状动脉造影异常，表现为狭窄或闭塞。后者表现为心尖部膨隆，以左心室多见，室壁运动异常区域与单支冠脉分布不一致，心肌酶和心电图轻至中度异常，特别是冠脉造影正常或无狭窄。

2. 急性肺动脉栓塞　急性肺动脉栓塞超声心动图表现为直接征象和间接征象，二维和彩色多普勒直接显示肺动脉及其分支内的血栓为直接征象，间接征象包括右心扩大、肺动脉及其分支扩张和肺动脉高压；急性肺动脉栓塞多由下肢深静脉血栓引起，疑诊时需行下肢静脉超声检查，并进一步证实。急性肺动脉栓塞的超声心动图无心室壁阶段性运动异常，早期可与应激性心肌病鉴别。

【临床价值】

应激性心肌病发病急骤，临床容易误诊为急性心肌梗死，急诊床旁超声心动图具有特征性心尖部膨隆和阶段性运动异常表现，结合发病前情感或躯体应激诱因，可考虑此病。磁共振 T_2 加权像可显示心尖部心肌水肿，增强 CT 可用于附壁血栓的诊断，均需在病情允许情况下行上述检查。应激性心肌病与急性心肌梗死的鉴别诊断是关键，最终诊断需要依赖冠脉造影检查。

四、感染性心内膜炎

【病因】

感染性心内膜炎是一种死亡率高的严重心脏病，多数发生于有基础心脏病者，如风湿性心脏病、先天性心脏病及心脏瓣膜置换术后等。临床上分为急性感染性心内膜炎和亚急性感染性心内膜炎，但 20%～50% 的感染性心内膜炎无心脏基础病。

【病理及临床表现】

感染性心内膜炎容易发生于原有心脏病的基础上，其发生可能与心内膜、大动脉内膜长期受到异常射流或湍流的冲击并引起损伤有关。各种原因引起菌血症或真菌血症时，循环血液中的细菌或真菌在内膜处停留，随之血小板、纤维蛋白等物质积聚，形成赘生物或脓肿，严重者引起瓣膜穿孔。该病的诊断标准自 20 世纪 80 年代开始建立并经过多次修订，目前以 Duke 标准在临床应用更广泛，其中超声心动图诊断的心内膜受累被列入主要诊断依据之一。

【检查方法】

采用常规经胸超声心动图检查方法。患者可采取侧卧位、平卧位等，经胸床旁超声心动图顺序采用左心室长轴、大动脉短轴、心尖四腔和五腔、胸旁四腔和五腔、剑突下、胸骨上窝切面以及非标准切面观察室壁的节段性异常运动。检查过程中需采用 2D、M 型、彩色血流和多普勒频谱图进行综合分析。

【超声表现】

1. 二维超声　超声心动图直接显示心内膜赘生物是诊断感染性心内膜炎的重要依据。感染性心内膜炎赘生物的二维超声表现：①部位：多出现在病损瓣膜、内膜附近血流流速相对缓慢处，如二尖瓣的心房侧、主动脉瓣或肺动脉瓣的心室侧、室间隔缺损的右心室侧（图 2-1-9a），或心内装置上，如起搏器导线、人工瓣膜表面，或腱索、乳头肌、房间隔等处；最常受累的瓣膜是二尖瓣和主动脉瓣，肺动脉瓣最少见。②回声：早期为低于或等于心肌回声的结节或团块，病程较长或治疗后的赘生物回声变高，甚至呈强回声。③形状：赘生物的形状表现为多样性，为不定形结构，多数为不规则形。④活动：与有蒂和无蒂、蒂的长短有关，有蒂且蒂部长者活动度大，反之活动度小。其活动与瓣膜活动关系小，呈摆动或振动。⑤大小：二维超声可以显示直径大于 3mm 的赘生物，多数赘生物不足以引起瓣膜狭窄，只有少数体积较大的赘生物可引起瓣膜开放受限，局部血流加快；有报道显示，真菌性赘生物较细菌性赘生物大，发生于右心的赘生物大于发生于左心的赘生物。⑥赘生物所致继发性改变：一是

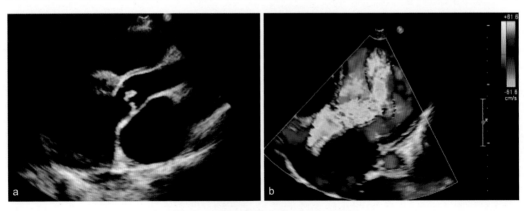

图 2-1-9　感染性心内膜炎超声心动图
a. 胸骨旁五腔心切面显示主动脉瓣的左心室侧可见一赘生物，随心动周期摆动；
b. 同一切面彩色多普勒显示主动脉瓣大量反流

瓣膜功能障碍，包括开放受限和关闭不全；二是脓肿形成或穿孔，脓肿形成时二维超声显示病变处组织增厚或呈囊袋装囊性结构。一旦发现赘生物应寻找心脏基础病，如风湿性心瓣膜病、先心病等；瓣膜置换术或修补术后超声心动图复查时，需常规描述治疗后的瓣膜处是否有赘生物。除了合并有心肌病或冠脉缺血外，心室功能可正常。

2. 多普勒超声　彩色多普勒显示赘生物附着瓣膜的反流血流或狭窄血流（图 2-1-9b），以反流多见，反流程度因瓣膜损伤和赘生物大小而不同。多普勒超声心动图可清晰显示感染性心内膜炎所致瓣膜穿孔或换瓣术后瓣周漏。还可定量评价心脏基础病的异常血流，如风湿性心瓣膜病的瓣口狭窄血流、先心病的异常分流、瓣膜脱垂的偏心血流等。

【鉴别诊断】

1. 血栓　心室内血栓见于心肌运动减弱尤其是矛盾运动、白塞病、炎症、心内置入物等时，心房血栓多见房内血流缓慢、淤滞时，心室血栓附着于室壁运动异常区，心房血栓以左心耳处多见，也可见于下肢静脉血栓上行于右心房。早期血栓回声低于或等于心肌，形状多样（图 2-1-10），需与感染性心内膜炎鉴别，但血栓基底宽、活动度相对小，可较大，部分堵塞心腔，结合临床表现容易鉴别。

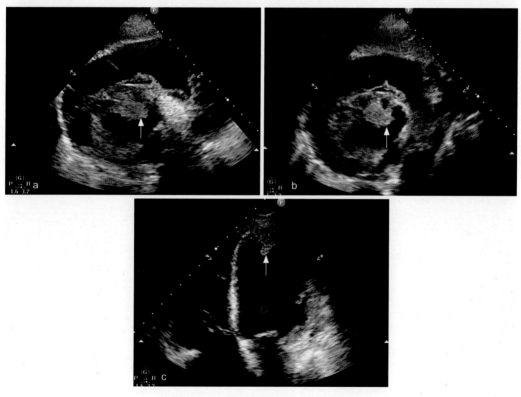

图 2-1-10　心腔附壁血栓超声心动图

a. 男性，48 岁，心包结核，二维超声显示心包腔内积液，积液透声性差，可见纤维带状回声，短轴切面显示心室腔内可见等回声附壁血栓（箭头所示）；b. 与图 a 系同一患者，一周后复查，血栓回声变强（箭头所示）；c. 女性，46 岁，扩张型心肌病，左心室心尖部可见附壁血栓（箭头所示）

2. **瓣膜纤维化或钙化** 年长者多见，瓣膜、腱索、乳头肌均可发生钙化，呈斑状强回声，彩色多普勒可见反流（图2-1-11），最早体检发现者居多，更无感染的症状和体征。

3. **黏液瘤** 左心房多见，其次可发生于右心房，也见于心室。发生于心房者，多数借蒂部附着于房间隔卵圆窝处，极少附着于瓣膜，瘤体大小不一，呈椭圆形或圆形，表面平整或凹凸不平，内部回声均匀或可见片状低回声、无回声区（图2-1-12）；其活动度因蒂部长短而异，前者活动大，后者反之。部分患者以脑梗死就诊，但临床无急性感染表现。

4. **瓣膜增厚伴脱垂** 成像条件或设置不佳，或患者体型影响图像质量差，或初学者会将瓣膜增厚伴脱垂者误认为瓣膜赘生物。对前者的鉴别可通过图像放大功能和多切面显示瓣膜结构，且能显示瓣膜关闭线呈"吊床"状，单瓣膜脱垂时常见偏心反流（图2-1-13），结合病史可明确诊断。

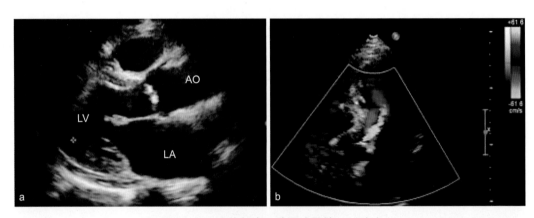

图 2-1-11　查体超声心动图（男性，76 岁）

a. 左心室长轴切面显示主动脉瓣回声增强；b. 心尖五腔切面彩色多普勒显示舒张期主动脉瓣反流，

AO—主动脉；LV—左心室；LA—左心房

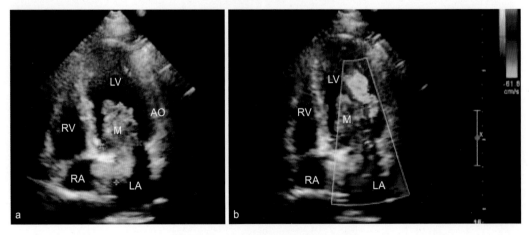

图 2-1-12　左心房黏液瘤超声心动图

a. 二维超声显示左心房腔内不均质回声肿块（M），蒂部附着于房间隔卵圆窝处，舒张期经二尖瓣进入左心室；

b. 彩色多普勒显示舒张期二尖瓣血流受阻，AO—主动脉；LV—左心室；LA—左心房；RV—右心室；RA—右心房

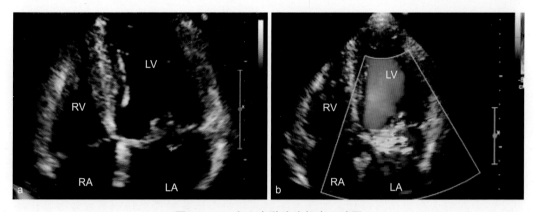

图 2-1-13　左心房黏液瘤超声心动图

a. 心尖四腔心切面显示二尖瓣收缩期关闭线呈"吊床"状；b. 彩色多普勒显示收缩期二尖瓣反流，呈偏心状，

LA—左心房；LV—左心室；RA—右心房；RV—右心室

5. 抗磷脂抗体综合征　系自身免疫性疾病，可继发于系统性红斑狼疮、类风湿关节炎等，除了多发肢体静脉血栓外，心内可出现血栓。与感染性心内膜炎的赘生物鉴别同上，重要的是患者抗磷脂抗体水平显著升高。

6. 肿瘤　心肌原发肿瘤相对少见，如横纹肌瘤、纤维瘤、血管瘤等，多不累及瓣膜，超声心动图表现为占位性病变，回声因肿瘤生物学特征而不同，表面相对平整，基底部较宽，结合临床表现可与感染性心内膜炎的赘生物鉴别。继发性肿瘤多为转移瘤，可沿腔静脉长入右心房，或沿肺静脉浸润入左心房，呈团块状突入房腔（图 2-1-14）。

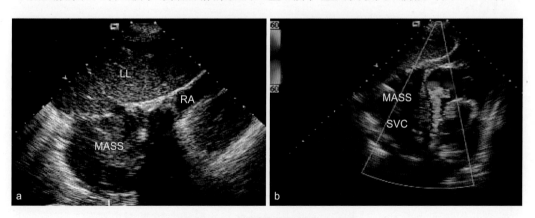

图 2-1-14　纵隔胸腺瘤超声心动图

a. 剑下切面超声显示纵隔的肿瘤沿着上腔静脉长入右心房，Mass—纵隔肿瘤；RA—右心房；LL—肝左叶；

b. 彩色多普勒显示上腔静脉下段血流受阻，局部呈五彩加速血流，SVC—上腔静脉

【临床价值】

临床上感染性心内膜炎的诊断依赖临床表现和血培养阳性，而血培养阳性仅占不到 1/4。超声心动图发现心内膜赘生物、脓肿或腱索、瓣膜撕裂是诊断的关键，目前经胸超声心动图技术可显示大于 3mm 赘生物，对于那些临床高度怀疑而经胸超声心动图未发现赘生物、瓣周脓肿等者可行经食管超声心动图检查，以期检出更小的心内

感染灶。实时三维超声心动图在显示心内感染性病灶的立体结构及其与周围空间的关系中具有较大优势。

五、急性腱索断裂

【病因】

房室瓣腱索断裂是临床上较少见的急症之一，可继发也可自发性断裂，常见的病因主要包括高血压、冠心病、先心病、风湿性心瓣膜病、感染性心内膜炎及外伤等，自发性瓣膜腱索断裂也时有发生。腱索断裂包括二尖瓣和三尖瓣腱索断裂，前者常见，三尖瓣腱索断裂易因对其血流动力学影响相对少易被漏诊，特别是继发于外伤的三尖瓣腱索断裂，其漏诊可达数十年。

【病理及临床表现】

二尖瓣腱索包括主腱索和细小腱索，不管是主腱索断裂还是细小腱索断裂多需早期诊断、早期处理，因为即使细小腱索断裂，也不能自行修复，且会引起新的腱索断裂而使病情加重，导致充血性心力衰竭。二尖瓣后瓣腱索断裂多于前瓣腱索断裂，双瓣腱索同时断裂相对少，有1%～2%的患者出现二尖瓣收缩期前移，导致左心室流出道阻塞。三尖瓣腱索断裂因三尖瓣反流导致右心容量负荷过重，引起右心室功能减低。临床多表现为充血性心力衰竭，症状较轻者可能仅出现胸闷，活动后心悸等症状，严重者会出现急性心力衰竭。超声心动图是诊断二尖瓣腱索断裂最可靠的方法。

【检查方法】

患者静息状态下左侧卧位或平卧位，常规观察心脏结构，测量各心腔的大小及心室收缩功能，观察房室瓣活动状态以及腱索断裂的部位和程度。多普勒超声观察各瓣膜的反流情况，并估测肺动脉压。使用经食管超声心动图观察二尖瓣、三尖瓣的厚度和活动度，观察腱索是否出现断裂。部分患者经胸超声心动图不能明确诊断时，可采用经食管超声心动图检查。

【超声表现】

1. 二维超声 二尖瓣腱索断裂时呈连枷样运动，残端飘动，挥鞭样甩入左心房，不能与另一瓣叶对合，或收缩期扑动；少部分细小腱索断裂时，收缩期二尖瓣叶对合不良，可见局部连枷运动，部分二尖瓣突入左心房（图2-1-15a），超声心动图可见小段腱索断端的回声飘动。对大多数合并瓣膜脱垂，并导致收缩期对合错位，可见二尖瓣关闭不全。绝大多数呈现左心增大，即左心房和左心室同时增大，部分左右心均增大，极少部分仅左心房增大或左心室增大。多数心功能EF大于60%。不同病因所致的腱索断裂，其超声心动图表现不同，可见瓣膜增厚，回声增强，腱索延长，或乳头肌钙化、回声增强等（图2-1-15b）。三尖瓣腱索断裂表现为连枷样运动，挥鞭样甩入右心房，不能与另一瓣叶对合；右心增大，右心容量负荷过重导致室间隔运动异常，左心室收缩功能轻度减低。M型超声心动图可更清晰显示受累瓣叶的收缩期扑动，定量分析心室壁运动增加的程度。

2. 多普勒超声　当二尖瓣前瓣腱索断裂时，彩色多普勒显示反流束通过二尖瓣口沿左心房后壁朝向心底方向；后瓣腱索断裂时，反流束沿着主动脉后壁或房间隔方向走行（图 2-1-15c）。细小腱索的少量断裂常规经胸彩色多普勒可以不显示反流三尖瓣腱索断裂时出现三尖瓣的偏心性反流。使用频谱多普勒测量反流速度和反流压以及估测肺动脉高压程度，肺动脉高压以轻、中度多见。

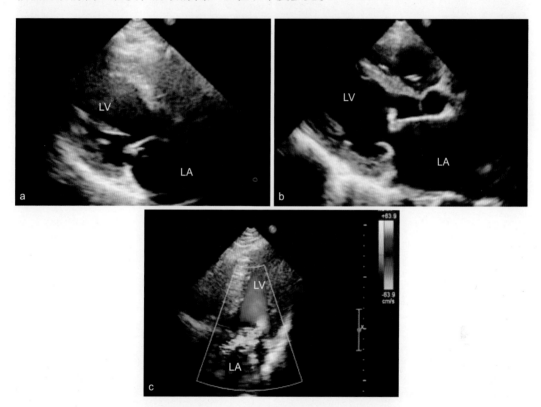

图 2-1-15　二尖瓣腱索断裂超声心动图

a. 二尖瓣腱索断裂，心动周期中呈连枷样运动，残端飘动，收缩期挥鞭样甩入左心房；
b. 二尖瓣瓣膜增厚，回声增强；c. 四腔心切面显示二尖瓣腱索断裂伴偏心性反流，LA—左心房；LV—左心室

【鉴别诊断】

1. 瓣膜增厚伴脱垂　一个瓣膜受累的房室瓣脱垂收缩期瓣膜对合点错位，出现偏心性反流，应与腱索断裂的表现进行鉴别。首先，瓣膜脱垂起病相对隐匿，病程较长，而腱索断裂可有急性发病，突发心悸和呼吸困难。第二，前者瓣膜及腱索没有连枷或挥鞭样运动，没有腱索断端漂浮征，仅见收缩期瓣膜脱向心房侧，超过瓣环水平。第三，房室瓣脱垂的瓣膜可增厚、粘连、钙化（图 2-1-16），此基础上发生腱索断裂，且以二尖瓣后瓣脱垂伴腱索断裂多见，超声心动图除了显示瓣膜病变外，还可显示瓣膜的连枷样运动，此时瓣膜反流既有脱垂的因素，又有腱索断裂的因素，此时患者可有病情突然加重的表现。

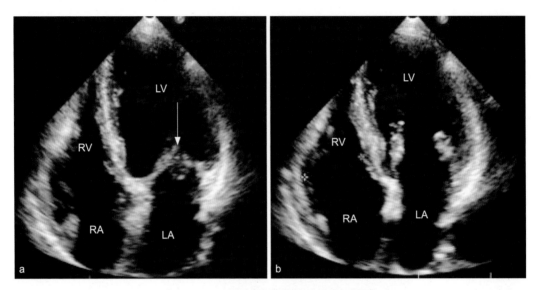

图 2-1-16 二尖瓣增厚伴脱垂超声心动图

a. 四腔心切面显示二尖瓣脱垂（箭头所示）；b. 四腔心切面显示二尖瓣瓣膜增厚、钙化，
LA—左心房；LV—左心室；RA—右心房；RV—右心室

2. 二尖瓣反流 二尖瓣其他病变，如风湿性瓣膜病、冠心病等所致的二尖瓣反流多为非偏心性，二尖瓣对合点位于正中或稍偏心性，彩色多普勒于左心室长轴、心尖四腔或两腔心切面均可清晰显示反流束的走形及形态（图 2-1-17）。没有腱索断端及其漂浮，不出现瓣膜连枷或挥鞭样运动。

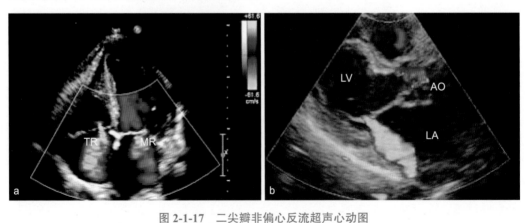

图 2-1-17 二尖瓣非偏心反流超声心动图

a. 心尖四腔心切面显示二尖瓣和三尖瓣反流；b. 不典型左心室长轴切面显示二尖瓣非偏心性反流，
TR—三尖瓣反流；MR—二尖瓣反流；AO—主动脉；LA—左心房；LV—左心室

3. 瓣膜纤维化或钙化 年长者多见，瓣膜、腱索、乳头肌均可发生钙化，呈斑状强回声，最早体检发现者居多，可无临床症状和体征，合并瓣膜反流时出现不同程度容量负荷过重的表现。

【临床价值】

经胸超声心动图是诊断二尖瓣或三尖瓣腱索断裂最简单、有效的方法，可以明确腱索断裂的部位，瓣膜形态结构及功能，确定心腔大小，房室壁运动幅度；多普勒血流图可以明确瓣膜反流形态、程度，测定反流压及肺动脉压，并最终明确心脏的结构功能和血流动力学变化。对于少部分二尖瓣前后瓣同时脱垂以及细小腱索的少部分断裂者，或经胸超声心动图图像质量不满意者，可以采用经食管超声心动图检查。

六、心包积液

【病因】

多种疾病可以导致心包积液。常见病因分为感染性和非感染性两大类，前者包括结核、病毒、细菌、原虫等，后者包括肿瘤、风湿病，心脏或大血管损伤、内分泌代谢性疾病、心肌梗死后等。

【病理及临床表现】

心包积液包括渗出液、漏出液。按照量的多少分为少量、中量和大量心包积液。少量心包积液患者可无症状，中量以上心包积液会出现胸闷、呼吸困难等症状。当出血大量心包积液即心包填塞时，心脏的舒张功能受限，导致致命性心搏出量减少，并导致心搏骤停。

【检查方法】

患者静息状态下左侧卧位或平卧位，常规观察心脏结构，测量各心腔的大小及心室收缩功能，观察房室瓣活动状态以及腱索断裂的部位和程度。多普勒超声观察各瓣膜的反流情况，并估测肺动脉压。使用经食管超声心动图观察二尖瓣、三尖瓣的厚度和活动度，观察腱索是否出现断裂。部分患者经胸超声心动图不能明确诊断时，可采用经食管超声心动图检查。超声心动图是确定并追踪心包积液的优先检查方法。

【超声表现】

1. 二维超声 少量心包积液主要在心室后壁及心尖部，前壁几乎无积液。大量心包积液时积液包围心脏前、后壁，心脏受压缩小。有心脏压塞时右心受压更明显，实时观察，多数病例均见心脏代偿性搏动增强，在积液中呈"挣扎性"游动状（图 2-1-18）。化脓性感染导致心包积液时，积液内透声性差，内可见密集点状回声及分隔，甚至出现心包粘连（图 2-1-19）。为明确诊断并解除心脏压塞需对心包积液进行超声引导的穿刺抽液或置管。

2. 彩色多普勒超声 心包积液无回声区内均无彩色血流信号。

3. 超声引导下心包积液穿刺抽液或置管 详见第 8 章第 3 节。

【鉴别诊断】

1. 急性呼吸窘迫综合征（ARDS） 临床表现为呼吸窘迫、顽固性低氧血症、呼吸衰竭等，与大量胸腔积液临床表现类似。ARDS 时超声心动图提示肺动脉压升高，肺源性心脏病改变，而心包积液尤其是心脏压塞时床旁超声显示心包腔大量积液，临床上后者还合并心功能衰竭等症状及体征，较易做出诊断。

2. 急性肺不张　患者突发疼痛、呼吸困难、血压下降等，临床鉴别较困难。超声较容易诊断心包积液，鉴别容易。

3. 充血性心力衰竭　呼吸急促，心率快，颈静脉怒张，腹痛等，多数无发热，

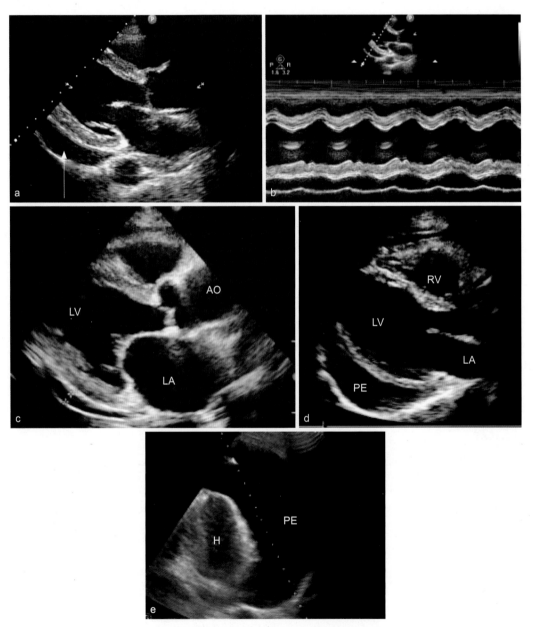

图 2-1-18　心包积液超声心动图

a. 左心室长轴切面显示左心室后壁处积液（箭头所示），内透声性尚可；b. M 型超声显示左心室后壁处的心包积液心动周期中的变化；c. 心包腔内少量积液（测量游标所示）；d. 心包腔内中量积液；e. 心包腔大量积液，心脏出现摇摆征，超声引导下进行穿刺置管引流，PE—心包积液；H—心脏；LA—左心房；LV—左心室；RA—右心房；RV—右心室；AO—主动脉

超声心动图显示心室扩大，室壁运动减弱，心脏收缩功能减低。超声心动图可无创评价心功能，充血性心力衰竭常常与心包积液同时存在。

【临床价值】

超声是诊断心包积液的首选方法，诊断准确率可达 100%，即使位于房室沟处的极少量积液也不容易漏诊。快速大量心包积液是临床急症，超声检查的目的是定量诊断和超声引导穿刺置管引流减压以及进一步对积液进行相关检验、细胞学检查等，以明确病因。

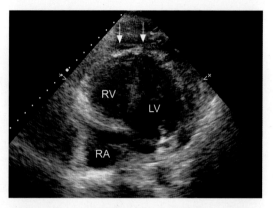

图 2-1-19 化脓性心包炎心包积液超声心动图
积液内透声性差，内可见密集点状回声及分隔（箭头所示），并见心包粘连，RV—右心室；RA—右心房；LV—左心室

第 2 节 大血管病变

一、急性主动脉病变

（一）主动脉夹层

【病因】

确切的病因未知，但常见的相关危险因素包括：动脉粥样硬化、大动脉炎、主动脉缩窄、主动脉瓣二叶畸形、Marfan 综合征、Ehlers-Danlos 综合征、胸部外伤、心脏手术、妊娠、高血压等。

【病理与临床表现】

主动脉夹层的病理改变：在各种原因导致的主动脉管壁中层支撑力减弱这一改变的基础上（囊性中膜坏死），再发生内膜的损伤和撕裂，随病情进展，破裂口可发生顺行性或（和）逆行性延展而发生的急性主动脉病变。根据内膜破裂的部位以及累及的范围分为 stanford A 型（累及升主动脉）和 B 型（仅累及降主动脉）。临床起病急骤，主要表现包括夹层的出血和器官的缺血两方面。

【检查方法】

升主动脉及胸部降主动脉参考超声心动图检查方法；腹部降主动脉请参考腹腔大血管检查。

【超声表现】

1. 直接征象

（1）主动脉增宽：升主动脉＞42mm，主动脉弓和降主动脉＞40mm，尤其在近心端由于血流速度快，如累及升主动脉时常有明显扩张。

（2）主动脉腔内出现撕裂的内膜回声，将正常的主动脉分为真、假两腔：横纵切面均可显示细长、连续的线状回声，随心动周期呈迂回的波浪状摆动，幅度可大可小，并可顺行探查到沿长轴及短轴管壁撕裂的累及范围。

（3）内膜撕裂破口：在内膜线性回声某处可见到连续性中断，彩色多普勒可见到沟通真、假腔的血流，舒张期由真腔流入假腔，收缩期由假腔返回真腔（图 2-2-1）。对于破口的定位，经食管超声在绝大多数病例中均可以探查到内膜破口的位置：当夹层发生于降主动脉时，往往可以看到许多小的真假腔交通口，这些可能是原先肋间动脉或内脏动脉的开口；而真正的主要内膜撕裂口通常 >5mm；对于 A 型主动脉夹层，主要破口好发于升主动脉的近心端部分，对于 B 型主动脉夹层，主要破口好发于左锁骨下动脉起始部的下方。当常规超声仍无法探及主要破口的位置时，可以采用超声造影检查来显示对比剂从哪个部位进入假腔。

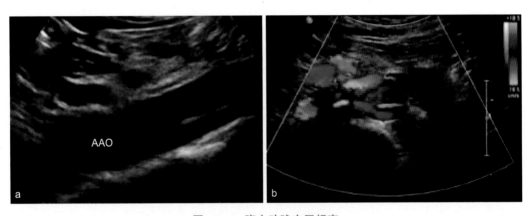

图 2-2-1　腹主动脉夹层超声
a. 腹主动脉长轴切面显示内膜线性回声；b. 彩色多普勒可见到沟通真、假腔的血流，
舒张期由真腔流入假腔，收缩期由假腔返回真腔，AAO—腹主动脉

（4）假腔内异常回声：由于假腔内血流缓慢且末梢或为盲端，可见到腔内自发的烟雾状回声，有血栓形成时可见到附壁的高回声（图 2-2-2）。彩色多普勒示假腔内有暗淡低速的彩色血流，当看不到彩色血流时亦不能除外夹层可能。

2. 间接征象 / 并发症

（1）心包积液及主动脉旁出血：心包积液的发生不完全是出血的原因，也可能是小的渗出或刺激所致，超声需明确心包积液量及心脏压塞的严重性。

（2）主动脉瓣反流：是常见的并发症，超声需评估反流量，经食管超声心动图可以更好地明确反流的机制及严重程度，来指导是否需要瓣膜置换。

（3）累及分支动脉：累及的机制可能有两种，一种是夹层延伸累及到分支动脉，另一种是分支动脉未发生夹层，但开口处存在血流梗阻。当累及冠状动脉开口时会出现左心室壁运动的异常，超声评估左心室壁的节段运动可间接提示累及的冠脉分支。对于主动脉弓上方的三根分支，经食管超声可以很好地观察左锁骨下动脉，但无名动

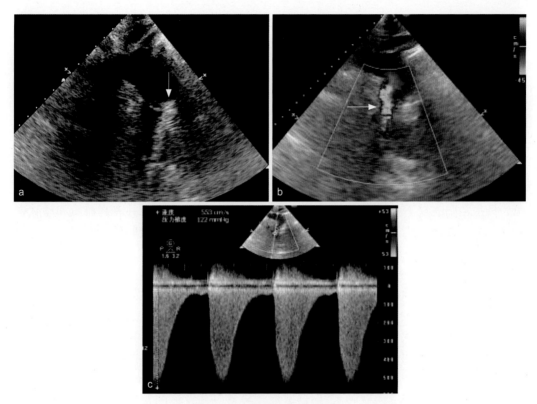

图 2-2-2　腹主动脉夹层超声

a. 降主动脉长轴切面上二维超声显示降主动脉腔内膜性回声，箭头所示；b. 彩色多普勒可见到真腔内血流加快，
呈加速的五彩血流（箭头所示）；c. 频谱多普勒记录到真腔内血流加快，流速达 553cm/s

脉和左颈总动脉不一定显示，需依赖经胸超声的胸骨上窝切面，但可能仍需 CT 检查明确。当累及腹腔分支血管时，则可能合并有脏器的缺血表现，此时超声的显示不如CT 和 MRI，后者能提供更丰富的信息。

【鉴别诊断】（表 2-2-1）

表 2-2-1　主动脉夹层真假腔的鉴别

	真腔	假腔
大小比例	真腔通常小	假腔通常大
周期变化	收缩期扩张	收缩期压缩
血流方向	收缩期正向血流	收缩期低速、无或反向血流
交通血流	收缩期从真腔流向假腔	
超声造影	显影早而快	显影晚而慢

【临床价值】

常规经胸超声心动图在主动脉疾病的诊断和随访中都是首选检查。经食管超声心动图在外科手术和腔内介入治疗的引导和监测中也具有重要的临床指导价值。常规经胸超声心动图可以很好地评估主动脉根部和近心段的升主动脉，而主动脉根部也是夹层的好发部位。此外，当夹层合并主动脉根部扩张、主动脉瓣二叶畸形、反流或心包积液时，超声可提供重要的相关临床信息。但使用超声探查其余节段主动脉病变时容易受到声窗的限制；经食管超声心动图可以克服胸部声窗的问题，给予更清晰明确的诊断信息。

（二）主动脉壁内血肿

【病因】

主动脉壁内血肿与主动脉夹层同样归类于急性主动脉综合征，在病因上近乎同源，只是转归表现不一。确切的病因未知，这类患者绝大多数合并有高血压和动脉粥样硬化。一般观点认为心血管疾病的危险因素均为主动脉壁内血肿的易患因素，其他因素还包括妊娠、外伤以及遗传性疾病等。

【病理与临床表现】

主动脉壁内血肿的病理表现：位于主动脉中膜的滋养血管发生破裂出血，但尚未发生内膜和外膜的撕裂，从而形成一个局限性的壁内血肿。也有观点认为壁内血肿还可发生在动脉粥样硬化斑块的基础上，斑块处内膜破裂而引起血液进入中膜形成血肿，这一观点引起人们的争议：夹层假腔血栓化和壁内血肿将难以区分。临床症状与主动脉夹层患者几乎一样，亦表现为胸痛（多见于升主动脉的壁内血肿）或后背痛（降主动脉的壁内血肿），但器官灌注异常等并发症的发生率较主动脉夹层要低很多。

【超声表现】

主动脉壁内血肿的特征性表现：二维超声上短轴切面见增厚的主动脉管壁内有一新月形或环形的无回声区；多切面观察彩色多普勒乃至超声造影均未见到此无回声区与主动脉管腔内存在彩色血流或对比剂的相互连通征象。

【鉴别诊断】

相当一部分主动脉夹层患者合并存在主动脉壁内血肿，两者的主要鉴别点在于是否存在内膜破口以及血流沟通，此外由于壁内血肿的不稳定性，仍存在可能会穿透内膜进展为主动脉夹层，因此动态的随访观察尤其重要。

【临床价值】

经胸超声心动图对主动脉壁内血肿的探查不佳，但经食管超声可以直接贴近观察主动脉管壁，并借助特有的多普勒技术，对诊断有良好的敏感性和特异性。

二、假性动脉瘤

【病因】

病因复杂，与发生的部位有密切关系，包括炎症、创伤、感染、动脉粥样硬化、肿瘤侵蚀动脉管壁等，还有医源性原因：如穿刺引流、活检、手术等。

【病理与临床表现】

病理表现为动脉管壁发生破损，血液自破口流出血管外，受周围组织的包裹，外层发生凝血或机化，形成一个局限的瘤样结构，而中央空腔部分仍与动脉管腔内有血液交通。患者的临床表现多为基础病因的症状或无明显症状，当瘤体压迫静脉或神经时可出现水肿及疼痛的症状。

【超声表现】

典型的超声表现：二维图像示动脉血管旁组织内的囊性结构，彩色多普勒示区域内存在涡状血流，即"阴阳征"，当瘤壁内部分血栓形成时腔内可有低回声而无血流的区域；在瘤壁靠近血管的一侧可探查到与血管相交通的破损口，即"瘤颈部"，彩色多普勒示该处存在血流进出，频谱多普勒可见正反双相的血流频谱（图2-2-3）。

【鉴别诊断】

并发症的鉴别：包括瘤体的进展增大、瘤壁破裂出血、压迫邻近的静脉或神经；如果当假性动脉瘤壁另一端破溃入静脉，则会形成动静脉瘘，这也是需要重点鉴别的情况。

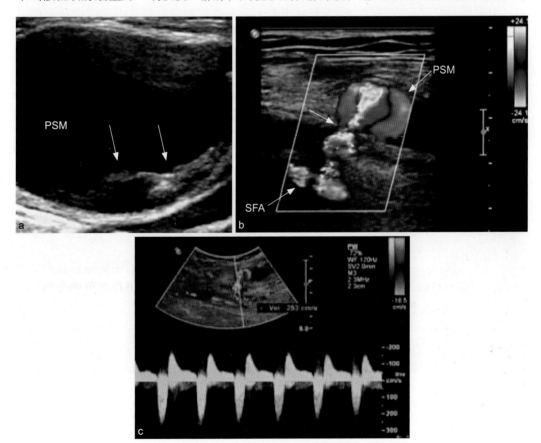

图 2-2-3　股动脉假性动脉瘤超声

a. 股浅动脉旁可见一囊性结构，边界清楚、规则，壁上可见血栓样回声，箭头所示；b. 彩色多普勒显示囊性结构内血流呈漩涡状，在瘤壁靠近股浅动脉的一侧探查到与动脉相交通的破损口，即"瘤颈部"，短箭头所示；c. 频谱多普勒于瘤颈部记录到血流的进出，呈正反双相的血流频谱，PSM—假性动脉瘤；SFA—股浅动脉

【临床价值】

超声依靠其便捷性以及特有的多普勒技术，仍是探查和随访假性动脉瘤的首选检查。此外，对于外周血管的假性动脉瘤（如股动脉），超声引导下压迫瘤颈促凝以及促凝药物的注入亦是有效的治疗手段。

三、真性动脉瘤

【病因】

病因复杂，但发病与性别（男性）、年龄（老年）和吸烟密切相关，是一种血管壁退行性改变、动脉粥样硬化以及血流剪切力改变、遗传缺陷等多因素作用的疾病，一部分患者的动脉瘤为双侧或多部位起病。

【病理与临床表现】

病理表现为血管修复机制受损、炎症反应，弹性纤维和胶原纤维等管壁基质的降解，中膜平滑肌细胞的凋亡。相当部分患者无明显临床表现，部分以局部症状起病：搏动性包块、疼痛、肿胀，也有患者动脉瘤因发生血栓栓塞引起肢体缺血并发症或动脉瘤破裂时才被发现。

【超声表现】

超声表现为动脉管腔局部瘤样扩张，内径达到邻近正常管腔的 1.5 倍以上，而内膜回声连续性完整，彩色多普勒示瘤腔内有涡流血流信号。当动脉瘤发生的近段、远段或瘤体有血栓形成时，可见管腔内实性回声，出现明显狭窄时，彩色多普勒示花色的血流信号（图 2-2-4）。

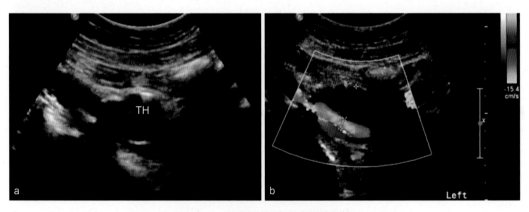

图 2-2-4　髂总动脉假性动脉瘤超声

a. 二维超声显示左侧髂总动脉局限性扩张，管壁连续性好，扩张的管腔内可见实性回声，为血栓（TH）；

b. 彩色多普勒显示病变处管腔内血流受阻、变细

【鉴别诊断】

与假性动脉瘤的鉴别点在于：真性动脉瘤的瘤壁仍为动脉三层管壁的延续，内膜无破口；而假性动脉瘤瘤壁为出血后血管周围组织的包裹形成。

【临床价值】

超声是针对真性动脉瘤的首选检查，尤其对于外周动脉和腹主动脉，具有很高的敏感性和特异性（近乎 100%）。

四、上腔静脉综合征

【病因】

引起上腔静脉综合征的病因较多，任何上纵隔的原发或转移性肿瘤、上腔静脉内外的炎性病变，管壁本身病变，管腔内异物或血栓、瘤栓等均可导致上腔静脉综合征。可分为三种类型：腔外压迫型、腔内型和其他。

【病理及临床表现】

上腔静脉综合征是多种原因引起的上腔静脉完全或不完全梗阻，致使其血液回流障碍的临床症候群。主要表现为：①上半身水肿，包括颜面、眼睑、颈部和上肢水肿。②头面、颈、躯干上部浅静脉扩张。③邻近脏器受累的表现：咳嗽、气短，严重时呼吸困难，端坐呼吸，甚至吞咽困难，声嘶。④中枢神经系统表现：头晕、恶心、精神失常，严重者视盘水肿，呕吐，甚至晕厥、昏迷。

【检查方法】

经右锁骨上窝及心尖五腔切面探测上腔静脉，观察上腔静脉壁的连续性，有无受压、变形，观察上腔静脉无回声区内有无异常回声及管周组织器官有无异常，测量病灶大小、上腔静脉内径及血流频谱各值。观察上腔静脉回流支包括双侧无名静脉、双侧锁骨下静脉、双侧颈内静脉、双侧颈外静脉的形态及血流动力学变化。经胸骨旁肋间隙探查胸腔及纵隔有无肿块回声，探测肿块的位置、大小、形态、回声特点及血流动力学变化。

【超声表现】

1. *常规超声*　外压型表现为上腔静脉腔外占位使上腔静脉壁受压、变形，该侧壁突向管腔，使管腔狭窄，良性病变外压者，管壁连续光滑，如右侧锁骨下动脉假性动脉瘤导致上腔静脉阻塞综合征（图 2-2-5a）；恶性肿瘤外压并浸润者可见壁模糊不清，连续性中断，内膜面粗糙不平（图 2-2-6a）。狭窄的上腔静脉远端见扩张。腔内型主要见于上腔静脉血栓形成，超声显示上腔静脉腔内强度不等的回声，与管壁间有界限，病程长者，血栓机化，回声较强，病程短者则回声弱。其他：如上腔静脉术后瘢痕性狭窄，超声见病变处管壁增厚，回声增强，上腔静脉内径变细，而其周围未见肿块压迫。

上腔静脉主要属支包括无名静脉、锁骨下静脉、颈内外静脉中某一支或多支内径扩张，扩张的管腔内见"云雾状"回声，实时观察见其缓慢流动，或血栓形成（图 2-2-7）。

2. *多普勒超声*　上腔静脉血栓形成者，彩色多普勒无血流信号或血流信号自血栓周边通过。外压和其他类型狭窄患者，彩色多普勒见局部五彩镶嵌血流束，其近端血流信号变弱，远端管腔内血流呈旋涡状，且多普勒频谱形态异常，部分流速显著增快（图 2-2-5b，图 2-2-5c，图 2-2-6b），而狭窄较重几乎闭塞者，血流速度可显著减慢。上腔静脉血栓者均见彩色血流信号变弱，或消失，并出现程度不同的彩色充盈缺损。

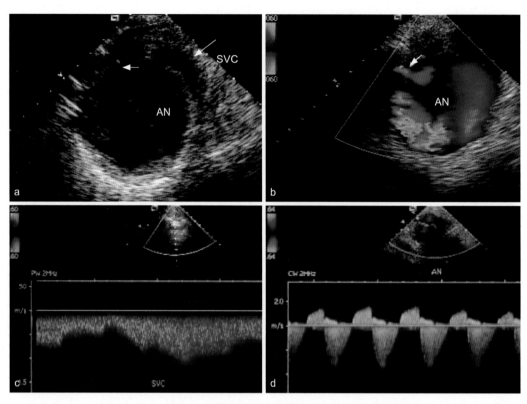

图 2-2-5　右侧锁骨下动脉假性动脉瘤所致上腔静脉综合征超声

a. 二维超声显示右侧锁骨下动脉旁囊性结构，为假性动脉瘤（AN），内透声性差，可见实性回声，为血栓，小箭头所示为瘤颈，大箭头所示为上腔静脉（SVC）；b. 彩色多普勒显示囊性结构内血流呈漩涡状，自瘤颈部进出，箭头所示为瘤颈；c. 频谱多普勒显示上腔静脉血流受阻，局部流速加快；d. 假性动脉瘤瘤颈处记录到血流的进出，呈正反双相的血流频谱

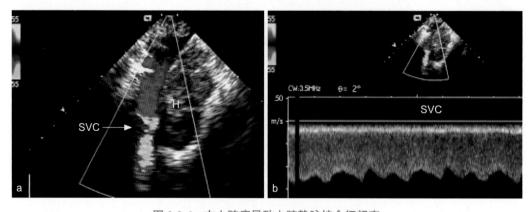

图 2-2-6　右上肺癌导致上腔静脉综合征超声

a. 二维超声显示上腔静脉（SVC）旁的占位性病变（H），导致上腔静脉受压，彩色多普勒显示受压处血流受阻，呈五彩加速血流；b. 频谱多普勒显示上腔静脉受压处血流速度加快，呼吸对上腔静脉血流频谱的影响变小

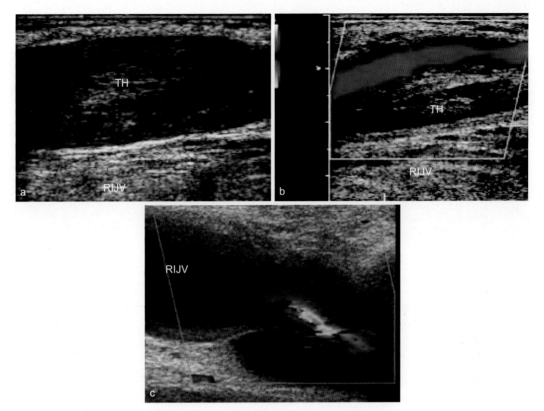

图 2-2-7　上腔静脉综合征颈内静脉超声

a. 二维超声显示右侧颈内静脉（RIJV）扩张，内可见实性回声，实性回声，为血栓（TH）；b. 彩色多普勒显示颈内静脉因血栓形成（TH），血流明显变细；c. 因上腔静脉血流受阻，彩色多普勒显示右侧颈内静脉（RIJV）血流缓慢

【鉴别诊断】

1. 急性心脏压塞　多因心包腔内急性液体积聚快而多，导致压力骤然升高引起急性心脏压迫综合征，其临床表现与上腔静脉综合征有相似之处，超声心动图检查易于鉴别。急性心脏压塞时可见心包腔大量无回声区，可见心脏摇摆征，舒张期右心室壁塌陷，上腔静脉内径增宽，但腔内、腔外均无异常。

2. 大量胸腔积液　各种原因导致的胸腔大量积液会引起胸闷、呼吸困难等症状，临床表现与上腔静脉综合征难以鉴别。常规超声较容易发现胸腔积液，而上腔静脉无异常。

3. 颈内静脉扩张症　也表现为颈内静脉扩张，以下端为主。Valsalva's 试验时，颈内静脉扩张，彩色多普勒超声不仅可显示病变处颈内静脉的部位、范围、程度，还可明确显示附壁血栓及病变血管与其周围组织结构的相互关系。此病上腔静脉和无名静脉无异常，可以与上腔静脉综合征鉴别。

【临床价值】

超声可提供上腔静脉综合征时上腔静脉冠状及矢状切面声像图，显示上腔静脉的回流支如无名静脉、锁骨下静脉及颈内、外静脉多切面的超声图像，观察血管形态、走行及其内膜的光滑度；彩色及脉冲多普勒可提供病变区血流的性质及特征，定量测定血流动力学指标。可发现大部分上腔静脉综合征患者占位病变的位置、大小及回声特点，程度，其与心脏、胸腔大血管的关系，提供病因诊断。

尽管经胸超声检查可获得上腔静脉综合征的许多有价值的信息，使大多数该病患者得以正确诊断，但个别患者颈、面部肿胀明显，上腔静脉图像显示欠清晰，需结合其他影像学检查。

（吕发勤　卢宏泉）

参 考 文 献

曹铁生，段云友，2014. 多普勒超声诊断学［M］. 2 版. 北京：人民卫生出版社：166-168.

吕发勤，段云友，曹铁生，等，2001. 超声诊断上腔静脉综合征的临床应用价值［J］. 中国医学影像技术，17（11）：1102-1103.

吕发勤，段云友，曹铁生，等，2003. 上腔静脉综合征患者的上腔静脉多普勒血流频谱分析［J］. 中国超声医学杂志，12（19）：924-927.

吕发勤，段云友，王文，等，2004. 上腔静脉综合征患者的上腔静脉频谱多普勒变化规律的研究［J］. 中华超声影像学杂，13（6）：29-32.

吴阶平，裘法祖. 吴孟超，等，2008. 黄家驷外科学［M］. 7 版. 北京：人民卫生出版社：2025-2026.

Akçay M, Yeter E, Bilge M, et al, 2009. False tendon rupture mimicking chorda rupture［J］. J Am Soc Echocardiogr, 22(8): 972.e5-6.

Athan E, 2014. The characteristics and outcome of infective endocarditis involving implantable cardiac devices［J］. Curr Infect Dis Rep, 16(12): 446.

Avegliano G, Corneli M, Conde D, et al, 2014. Traumatic rupture of the tricuspid valve and multi-modality imaging［J］. CardiovascDiagnTher, 4(5): 401-405.

Aydemir B, Akdemir R, Vatan MB, et al, 2015. The Circulating Levels of Selenium, Zinc, Midkine, Some Inflammatory Cytokines, and Angiogenic Factors in Mitral Chordae Tendineae Rupture［J］. Biol Trace Elem Res, 167(2): 179-186.

Aykut K, Kaya M, Acıkel U, 2013. Rupture of the tricuspid valve due to smashing the chest into the steering wheel［J］. Ann Thorac Cardiovasc Surg, 19(3): 222-224.

Baikoussis NG, Apostolakis EE, Siminelakis SN, et al, 2009. Intramural haematoma of the thoracic aorta: who's to be alerted the cardiologist or the cardiac surgeon?［J］. J Cardiothorac Surg, 1, 4: 54.

Birkenkamp KE, Jin JJ, Shivashankar R, et al, 2015. Ventricular septal defect and bivalvular endocarditis［J］. Avicenna J Med, 5(1): 21-23.

Bomann S, Davies IO, 2012. ED echo of reverse Tako-tsubo cardiomyopathy: a rare and misleading finding［J］. Am J Emerg Med, 30(9): 2088.e3-5.

Bouma W, Wijdh-den Hamer IJ, Koene BM, et al, 2014. Predictors of in-hospital mortality after mitral valve surgery for post-myocardial infarction papillary muscle rupture［J］. J Cardiothorac Surg, 9: 171.

Chaudhary SC, Sawlani KK, Atam V, et al, 2014. Takotsubo cardiomyopathy［J］. J Assoc Physicians

India, 62(5): 427-429.

Chen F, Wei S, Xiong L, et al, 2014. Post-traumatic left ventricular outflow tract pseudoaneurysm[J]. Ann Thorac Surg, 97(1): 311-312.

Citro R, Rigo F, Ciampi Q, et al, 2011. Echocardiographic assessment of regional left ventricular wall motion abnormalities in patientswithtako-tsubo cardiomyopathy: comparison with anterior myocardial infarction[J]. Eur J Echocardiogr, 12(7): 542-549.

Cui L, Suo Y, Han L, et al, 2015. Traumatic tricuspid regurgitation with ruptured chordae tendinae caused by a punch in the chest[J]. Int J Cardiol, 182: 102-104.

deJager CP, Rutten MJ, Lips DJ, 2013. "Benign" superior vena cava syndrome[J]. Intensive Care Med, 39(4): 572-573.

Esmaeilzadeh M, Alimi H, Maleki M, et al, 2014. Aortic valve injury following blunt chest trauma[J]. Res Cardiovasc Med, 3(3): e17319.

Esmaeilzadeh M, Parsaee M, Maleki M, 2013. The role of echocardiography in coronary artery disease and acute myocardial infarction[J]. J Tehran Heart Cent, 8(1): 1-13.

Eto K, Matsumoto M, Kubo Y, et al, 2014. Superior vena cava syndrome caused by a swollen absorbable haemostat after repair of ischaemic mitral regurgitation[J]. J Cardiothorac Surg, 9(1): 1.

Evangelista A, Flachskampf FA, Erbel R, et al, 2010. Echocardiography in aortic diseases: EAE recommendations for clinical practice[J]. Eur J Echocardiogr, 11(8): 645-658.

Ferrada P, Wolfe L, Anand RJ, et al, 2014. Use of limited transthoracic echocardiography in patients with traumatic cardiac arrest decreases the rate of nontherapeutic thoracotomy and hospital costs[J]. J Ultrasound Med, 33(10): 1829-1832.

Gabbay U, Yosefy C, 2010. The underlying causes of chordae tendinae rupture: a systematic review[J]. Int J Cardiol, 143(2): 113-118.

Grimaldi A, Cammalleri V, Maisano F, et al, 2011. A conventional multimodality imaging cascade to detect a superior vena cava obstruction[J]. Eur J Echocardiogr, 12(3): E21.

Guirguis-Blake JM, Beil TL, Senger CA, et al, 2014. Ultrasonography screening for abdominal aortic aneurysms: a systematic evidence review for the U.S. Preventive Services Task Force[J]. Ann Intern Med, 160(5): 321-329.

Gulotta JC, Gaba S, Bulur S, et al, 2015. Two- and live/real time three-dimensional transthoracic echocardiographic assessment of infective endocarditis of a valved pulmonary conduit[J]. Echocardiography, 32(2): 361-364.

Hachet O, Guenancia C, Stamboul K, et al, 2014. Frequency and predictors of stroke after acute myocardial infarction: specific aspects of in-hospital and postdischarge events[J]. Stroke, 45(12): 3514-3520.

Hall HA, Minc S, Babrowski T, 2013. Peripheral artery aneurysm[J]. Surg Clin North Am, 93(4): 911-923.

Hasdemir C, Vuran O, Yuksel A, et al, 2013. Stress cardiomyopathy(Tako-Tsubo)associated with sustained polymorphic ventricular tachycardia[J]. Pacing ClinElectrophysiol, 36(4): e111-114.

Hase R, Otsuka Y, Yoshida K, et al, 2015. Profile of infective endocarditis at a tertiary-care hospital in Japan over a 14-year period: characteristics, outcome and predictors for in-hospital mortality[J]. Int J Infect Dis, 33C: 62-66.

Hioki I, Sato T, Morimoto T, 2014. Tricuspid valve plasty using autologous pericardium in a patient with infective endocarditis[J]. Kyobu Geka, 67(13): 1147-1149.

Jamshidi R, Weitzel N, Grocott HP, et al, 2011. Mediastinal mass with superior vena cava syndrome[J]. SeminCardiothoracVascAnesth. 15(3): 105-111.

Jones BM, Kapadia SR, Smedira NG, et al, 2014. Ventricular septal rupture complicating acute myocardial infarction: a contemporary review［J］. Eur Heart J, 35(31): 2060-2068.

Kang T, Kang MJ, Kim JH, 2014. Spontaneous obliteration of right ventricularpseudoaneurysm after blunt chest trauma: diagnosis and follow-up with multidetector CT［J］. Korean J Radiol, 15(3): 330-333.

Kapoor BS, Haddad HL, Saddekni S, et al, 2009. Diagnosis and management of pseudoaneurysms: an update［J］. Curr Probl Diagn Radiol, 38(4): 170-188.

Kimura N, Shukunami C, Hakuno D, et al, 2008. Local tenomodulin absence, angiogenesis, and matrix metalloproteinase activation are associated with the rupture of the chordae tendineae cordis［J］. Circulation, 118(17): 1737-1747.

Kong VY, Oosthuizen G, Sartorius B, et al, 2015. Penetrating cardiacinjuries and the evolving management algorithm in the current era［J］. J Surg Res, 193(2): 926-932.

Kukla P, Stec S, Karbarz D, et al, 2013. Atypical form of tako-tsubo cardiomyopathy in a patient with atrial fibrillation in Wolff-Parkinson-White syndrome complicated with ventricular fibrillation: the diagnostic problems［J］. Kardiol Pol, 71(8): 864-868.

Kukla P, 2012. Tako-tsubo a heart attack - similar or the same?［J］. Kardiol Pol, 70(3): 241.

Lee HS, Lee SP, Jung JH, et al, 2014. Infective endocarditis associated with transcatheter aortic valve replacement: potential importance of local trauma for a deadly nidus［J］. J Cardiovasc Ultrasound, 22(3): 134-138.

Lunghetti S, D'Asaro MG, Guerrieri G, et al, 2010. Massive mitral regurgitation secondary to acute ischemic papillary muscle rupture: the role of echocardiography［J］. Cardiol J, 17(4): 397-400.

Lv FQ, Duan YY, Liu X, et al, 2007. Establishment of a Rabbit of Superior Vena Cava Obstruction［J］. Exp Anim, 56(2): 111-117.

Lv FQ, Duan YY, Yuan LJ, et al, 2008. Doppler superior vena cava flow evolution and respiratory variation in superior vena cava syndrome［J］. Echocardiography, 25(4): 360-365.

Masaki N, Fukasawa M, Toyama S, et al, 2013. Ventricular septal rupture and right ventricular free wall rupture after acute myocardial infarction［J］. Kyobu Geka, 66(9): 810-813.

Masuoka A, Kimura N, Katogi T, et al, 2014. A case of ventricular septal defect and mitral insufficiency after blunt trauma［J］. Asian CardiovascThorac Ann, 22(7): 846-848.

Meimoun P, Passos P, Benali T, et al, 2011. Assessment of left ventricular twist mechanics in Tako-tsubo cardiomyopathy by two-dimensional speckle-tracking echocardiography［J］. Eur J Echocardiogr, 12(12): 931-939.

Milhomme D, 2011. Stress and cardiac disease. Tako-tsubo cardiomyopathy［J］. Perspect Infirm, 8(2): 20-22.

Naderi N, Amin A, Setayesh A, et al, 2012. Pheochromocytoma-induced reverse tako-tsubo with rapid recovery of left ventricular function［J］. Cardiol J, 19(5): 527-531.

Neil C, Nguyen TH, Kucia A, et al, 2012. Slowly resolving global myocardial inflammation/oedema in Tako-Tsubo cardiomyopathy: evidence from T2-weighted cardiac MRI［J］. Heart, 98(17): 1278-1284.

Ortiz C, López J, García H, et al, 2014. Clinical classification and prognosis of isolated right-sided infective endocarditis［J］. Medicine(Baltimore), 93(27): e137.

Pang J, Zhang Z, Zheng TZ, et al, 2014. The analysis of related factors of ventricular aneurysm formation in patients with acute myocardial infarction in northwest of China［J］. Int J Cardiol, 181C: 50-52.

Petrou E, Vartela V, Kostopoulou A, et al, 2014. Left ventricular pseudoaneurysm formation: Two cases and review of the literature［J］. World J Clin Cases, 62(10): 581-586.

Rajani R, James R, Lewis M, 2011. Image of the Month: Traumatic tricuspid regurgitation［J］. J Heart Valve Dis, 20(3): 365.

Ram R, Swarnalatha G, Mahapatra S, et al, 2014. Embolic occlusion of arteriovenous fistula due to infective endocarditis［J］. Indian J Nephrol, 24(6): 400-401.

Reddy VK, Nanda S, Bandarupalli N, et al, 2008. Traumatic tricuspid papillary muscle and chordae rupture: emerging role of three-dimensional echocardiography［J］. Echocardiography, 25(6): 653-657.

Shiraishi I, Nishimura K, Sakaguchi H, et al, 2014. Acute rupture of chordae tendineae of the mitral valve in infants: a nationwide survey in Japan exploring a new syndrome［J］. Circulation, 130(13): 1053-1061.

Siciliano RF, Gualandro DM, Mueller C, et al, 2014. Incremental value of B-type natriuretic peptide for early risk prediction of infective endocarditis［J］. Int J Infect Dis, 29: 120-124.

Skinner DL, Laing GL, Rodseth RN, et al, 2015. Blunt cardiac injury in critically ill trauma patients: A single centre experience［J］. Injury, 46(1): 66-70.

Song JK, 2014. Update in acute aortic syndrome: intramural hematoma and incomplete dissection as new disease entities［J］. J Cardiol, 64(3): 153-161.

Thekkudan J, Luckraz H, Ng A, et al, 2012. Tricuspid valve chordal rupture due to airbag injury and review of pathophysiological mechanisms［J］. Interact CardiovascThorac Surg, 15(3): 555-557.

Vasconcelos Fde L, Santos BF, Santana Nde O, et al, 2011. Prognostic value of exercise stress echocardiography in patients with left bundle branch block［J］. Arq Bras Cardiol, 97(6): 478-484.

Villanueva C, Milder D, Manganas C, 2014. Ruptured left ventricular false aneurysm following acute myocardial infarction: case report and review of the literature［J］. Heart Lung Circ, 23(12): e261-263.

William F. Armstrong, 2009. Feigenbaum's Echocardiograhy［J］. Lippincott Williams & Wilkins, 12: 406-411.

Wu W, Luo X, Wang L, et al, 2011. The accuracy of echocardiography versus surgical and pathological classification of patients with ruptured mitral chordae tendineae: a large study in a Chinese cardiovascular center［J］. J Cardiothorac Surg, 6: 94.

Yazdan-Ashoori P, Nichols R, Baranchuk A, 2012. Tako-tsubo cardiomyopathy precipitated by alcohol withdrawal［J］. Cardiol J, 19(1): 81-85.

Yoshikawa T, 2014. Takotsubo cardiomyopathy, a new concept of cardiomyopathy: Clinical features and pathophysiology［J］. Int J Cardiol, 182C: 297-303.

第3章 外周血管急症

第1节 四肢动脉

一、急性动脉栓塞

【病因】

急性动脉栓塞是指栓子自心脏或近心端动脉壁脱落，或自外界进入动脉，随动脉血流冲入并停留在管腔与栓子大小相当的动脉内，引起受累动脉供应区组织的急性缺血而出现相应的临床症状。急性动脉栓塞的临床表现和预后视阻塞的部位和程度而有所不同。

能够造成肢体动脉急性栓塞的栓子有许多种，按照其来源可分为心源性、血管源性、医源性三大类。①心源性：导致肢体动脉栓塞的绝大多数栓子来源于心脏，占90%以上。既往，风湿性心脏瓣膜病是急性动脉栓塞的最常见病因。冠心病、心肌梗死、心房颤动、亚急性细菌性心内膜炎也是常见病因。②血管源性：主要有两种情况：动脉瘤内血栓形成，血栓脱落，占有重要位置；动脉粥样硬化斑块表面血栓形成，血栓脱落到达远端动脉，造成肢体动脉急性栓塞。③医源性：各种有创性心血管检查、介入治疗、心脏瓣膜置换、人造血管移植、心脏起搏器置入、动脉内留置导管都可能引起血栓形成，导致肢体动脉栓塞。

【病理及临床表现】

栓子常嵌顿于动脉分叉部或分支开口部。如果患者有动脉粥样硬化引起的狭窄，栓塞多发生在狭窄病变部位。栓塞平面取决于栓子大小。在肢体动脉栓塞中，下肢动脉栓塞远多于上肢，发病率较上肢约高10倍。下肢动脉栓塞以股动脉栓塞的发病率最高，其次是腘动脉。上肢动脉栓塞则以肱动脉为常见。

栓子嵌顿后，被栓塞动脉血流立即部分或完全中断，反射性引起患肢动脉痉挛，由于缺血和动脉痉挛，血管内皮细胞受损、内弹力层断裂、血小板聚集使得栓塞动脉内继发血栓形成，进而加重了组织的缺血。缺血如不能及时纠正，组织将发生坏死，一般肌肉坏死在栓塞后6～8小时出现，周围神经坏死在栓塞后12～24小时，皮肤缺血坏死在栓塞后24～48小时。肢体的坏死程度因栓塞部位、受累动脉痉挛程度、继发血栓的范围和侧支循环状况不同而有所差异。若大面积坏死，缺氧代谢引起组织酸中毒、细胞外钾浓度升高，而造成高钾血症、氮质血症、肌红蛋白尿，甚至导致肾衰竭。发生在腘动脉及其分支的急性血栓可导致骨筋膜室综合征，常需要行截肢手术。由于多数患者伴有心脏病，动脉栓塞发生可加重心脏病情，容易诱发心力衰竭。

肢体动脉急性栓塞常具有特征性的所谓"5P"征，即疼痛（pain）、麻木（parasthesia）、苍白（palor）、无脉（pulseless）和运动障碍（paralysis）。上述各种症状出现的早晚并不一致，症状的轻重取决于栓塞的位置、程度、继发性血栓的范围、是否有动脉粥样硬化性动脉狭窄以及侧支循环代偿的情况。

【检查方法】

1. 上肢动脉 一般采用平卧位，被检肢体外展、外旋，掌心向上，自然放松。

2. 下肢动脉 一般采用平卧位，被检肢体略外展、外旋，膝关节略为弯曲，利于扫查股总动脉、股浅动脉、股深动脉起始部、腘动脉、胫前动脉的起始部、胫后动脉、腓动脉及足背动脉。

【超声表现】

1. 灰阶超声 动脉管腔内见不均质实性偏低回声，有时可见不规则强回声斑块伴典型或不典型声影。

2. 彩色多普勒 急性动脉完全栓塞时，彩色血流于栓塞部位突然中断。不完全性栓塞时，彩色血流呈不规则细条或细线状，色彩明亮或暗淡。

3. 脉冲多普勒 完全栓塞时，于动脉栓塞段不能探及血流频谱。不完全栓塞时，栓塞区血栓与管壁间可见不规则血流信号，此处的血流速度多不太高，脉冲多普勒频谱波形不定。栓塞远心端动脉内可能探及低速低阻或单相连续性带状频谱（图 3-1-1～图 3-1-5）。

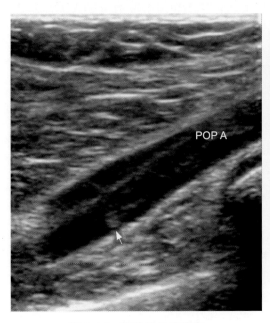

图 3-1-1 腘动脉急性栓塞

箭头所指为血栓；POP A—腘动脉

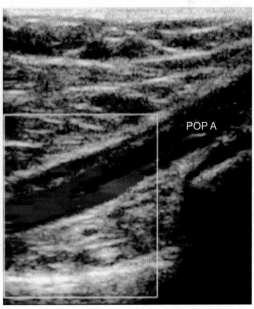

图 3-1-2 腘动脉急性栓塞

腘动脉彩色血流中断；POP A—腘动脉

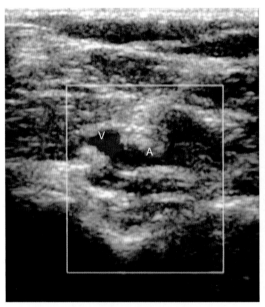

图 3-1-3　腘动脉急性栓塞（短轴）

A—腘动脉；V—腘静脉

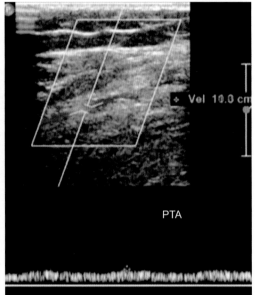

图 3-1-4　腘动脉急性栓塞

胫后动脉远段为单相连续性带状频谱，PTA—胫后动脉

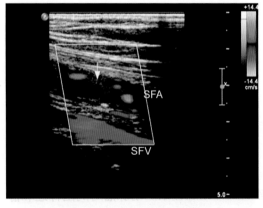

图 3-1-5　急性股浅动脉栓塞

彩色多普勒显示病变段动脉少许血流信号，

远端血流信号消失（箭头所示）；

SFA—股浅动脉；SFV—股浅静脉

【鉴别诊断】

肢体动脉急性栓塞的诊断并不困难，根据灰阶超声，结合典型的疼痛、苍白、无脉、麻木和运动障碍等临床表现，可以迅速作出诊断。应注意寻找栓子来源，如检查患者有无器质性心脏病，有无近期心血管介入诊疗操作史等，但有时也找不到病因。

急性深静脉血栓形成可引起动脉反射性痉挛，使远心端动脉搏动减弱、皮温降低、皮色苍白、肢体水肿，可误诊为动脉栓塞。灰阶超声可显示深静脉内血栓，同时动脉血流通畅，易与急性动脉栓塞鉴别。

【临床价值】

由于肢体动脉的急性栓塞起病急，发展快，若不及时治疗可使患者终生残疾，甚至危及生命。因而须及时对栓子的部位、继发血栓的范围做出诊断，以便于切开取栓或经血管内导管取栓。栓子摘除术与手术治疗的疗效与治疗是否及时有密切关系，手术愈早愈好。一般在发病 4～6 小时肌肉缺血但尚未坏死，继发血栓也常未形成，手术效果较好。

彩色多普勒超声检查简便、快捷，能够无创直观地显示栓塞动脉的形态和血流动力学改变，从而迅速确定栓塞的部位和范围，其定位远较通过皮肤温度和感觉改变间接推断栓塞部位来得准确，常可以免除动脉造影检查，对临床诊治具有重要的指导作用，也可作为取栓术后了解血流重建情况的监测手段。

二、动脉瘤

【病因】

动脉瘤可以根据其结构分为真性动脉瘤、假性动脉瘤和动脉夹层。

真性动脉瘤是指当一条动脉病变处的管径为相邻正常管径 1.5 倍或以上时称为动脉瘤。它的发生常常与动脉粥样硬化有关，四肢动脉中最常见于股动脉和腘动脉。腘动脉瘤是四肢动脉最常见的真性动脉瘤。上肢的动脉瘤很罕见，主要发生部位是锁骨下动脉和腋动脉，通常的原因是慢性创伤，如胸廓出口压迫或动脉自身病变。

假性动脉瘤是由于局部动脉壁全层破损，引起局限性出血及动脉旁血肿形成，常有明确的创伤史，包括火器伤、刀刺伤、医源性损伤等，近年来，介入性导管技术广泛用于脑血管病、肿瘤的治疗，多经股动脉进管，因此临床上常见医源性股动脉假性动脉瘤。

动脉夹层主要易患因素是年龄及其相关的动脉壁中膜疏松，动脉硬化并不是动脉夹层的病因。

【病理及临床表现】

真性动脉瘤临床多以搏动性肿块为主要表现，真性动脉瘤的瘤壁由动脉壁全层（内膜、中膜和外膜）组成，瘤腔内可形成血栓，使得残余管腔的管径接近正常血管。真性动脉瘤可发生如下继发性改变：①破裂：主要是指腹主动脉瘤。薄弱的动脉瘤壁受血流不断冲击而逐渐膨大，最后溃破出血。②附壁血栓形成：瘤体膨大处血流缓慢，血流紊乱，加之瘤壁内面可能粗糙，易形成血栓。血栓脱落可致栓塞，造成远心端动脉栓塞。在动脉瘤腔，血栓也可能造成动脉瘤闭塞。③继发感染：继发感染可使瘤壁更为薄弱，容易破裂。有时动脉瘤反复向周围少量渗血，在动脉瘤的周围积累大量纤维组织，并形成包囊，这对于动脉瘤有保护作用，使其不易破溃。肢体动脉瘤最常见的并发症不是破裂，而是血栓脱落所致的急性动脉栓塞。动脉瘤对周围神经和静脉的压迫，也可引发相应的症状。

对于假性动脉瘤而言，当动脉损伤后，血液进入肌肉和筋膜间隙，形成搏动性血肿，此时，局部可触及肿块，听诊可闻及血管杂音。股动脉入路的介入性导管操作后发生的股动脉假性动脉瘤，通常表现为有压痛的搏动性包块，常伴发感染、出血以及局部压迫、疼痛等症状。

动脉夹层的形成一般有两个过程：一是动脉壁中膜疏松；二是内膜破裂，动脉血流通过破裂处进入中膜。动脉内膜或中层撕裂后被血流冲击，使中层逐渐分离，形成两个腔。动脉原有的管腔，叫真腔，另一个是动脉壁分离后形成的假腔。真腔和假腔之间的开口叫原发破裂口，部分患者伴有继发破裂口。动脉夹层主要的症状为疼痛，撕裂严重时会造成动脉管腔的急性闭塞，而出现相应部位的缺血改变。

【检查方法】

1. 上肢动脉 一般采用平卧位，被检肢体外展、外旋，掌心向上，自然放松。

2. 下肢动脉 一般采用平卧位，被检肢体略外展、外旋，膝关节略为弯曲，利于扫查股总动脉、股浅动脉、股深动脉起始部、腘动脉、胫前动脉的起始部、胫后动脉、腓动脉及足背动脉。

【超声表现】

1. 真性动脉瘤

1）二维超声：①动脉局限性梭状或囊状扩张，两端均与动脉相连；②内径为相邻正常动脉的 1.5 倍以上；③可有管壁回声增强，内膜不光滑、毛糙，并可见斑块强回声；④附壁血栓多呈低或中等回声。

2）多普勒超声

（1）彩色多普勒：动脉瘤内血流紊乱，在扩张明显或呈囊状扩张的病变区可见涡流。附壁血栓形成后，可见彩色血流充盈缺损。

（2）脉冲多普勒：动脉瘤内可见血流紊乱，在动脉瘤腔的不同位置取样，可得到不同的血流频谱波形，脉冲多普勒对于识别瘤腔因血栓形成而闭塞具有重要价值。

2. 假性动脉瘤

1）二维超声：①动脉旁显示无回声结构，呈类圆形或不规则形，为假性动脉瘤的瘤腔；②瘤腔内壁可见厚薄不均的低或中等回声，为瘤内血栓形成；③瘤腔内血流呈"云雾"状流动；④动脉壁与瘤腔间的破裂口（＞1～2mm），即瘤颈。

2）多普勒超声

（1）彩色多普勒：瘤腔内血流紊乱或呈涡流状；于瘤颈处可见收缩期血流由动脉"喷射"入瘤体内，舒张期瘤体内的血液流回动脉腔，呈"来回血流"（图 3-1-6）；瘤体内有血栓形成时，彩色血流呈现局限性充盈缺损。

（2）脉冲多普勒：于瘤颈处可记录到双向血流频谱，即收缩期由动脉流入瘤体的高速射流频谱（图 3-1-7），舒张期瘤体内的血流反流入动脉腔的低速血流频谱。在瘤

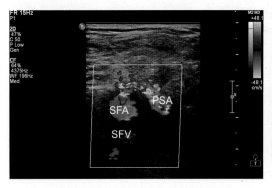

图 3-1-6 股浅动脉假性动脉瘤

彩色多普勒示股浅动脉旁有一不均匀回声结构，为假性动脉瘤；瘤颈处可见收缩期血流由动脉"喷射"入瘤体内，SFA—股浅动脉；SFV—股浅静脉；PSA—假性动脉瘤

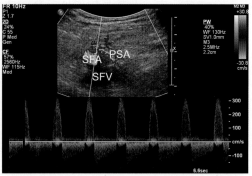

图 3-1-7 股浅动脉假性动脉瘤

脉冲多普勒示瘤颈处可见收缩期高速血流由动脉流入瘤体，舒张期瘤体内的血液流回动脉腔，呈"双向血流"频谱，SFA—股浅动脉；SFV—股浅静脉；PSA—假性动脉瘤

腔内血流紊乱，不同位置探及的血流频谱形态不同。

3. 动脉夹层

1）二维超声：动脉管腔内可见线状强回声，将管腔分为"真腔"和"假腔"，真假腔之间可有一个开口或两个开口，在假腔内有时可见血栓形成。

2）多普勒超声

（1）彩色多普勒：真腔内血流速度快，色泽明亮，假腔内血流速度慢，色彩暗淡；有时破口处可见双向血流（图 3-1-8，图 3-1-9），真假两腔一般可见血流相反。

（2）脉冲多普勒：于破口处可记录到双向血流频谱，真腔内可见高速血流频谱（图 3-1-10），假腔内可见低速血流频谱。

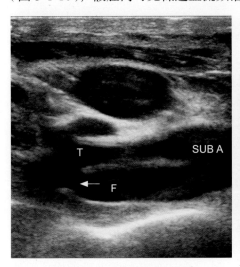

图 3-1-8　锁骨下动脉夹层
箭头所指为夹层远心端开口处，
SUB A—锁骨下动脉；T—真腔；F—假腔

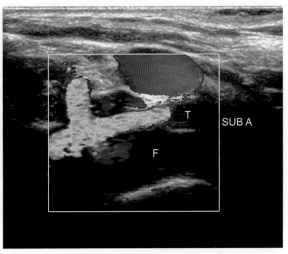

图 3-1-9　锁骨下动脉夹层
彩色多普勒示夹层开口处有少量血流进入，SUB A—锁骨下动脉；
T—真腔；F—假腔

【鉴别诊断】

动 - 静脉瘘：尤其是创伤性动静脉瘘囊瘤型需与动脉瘤鉴别。动静脉瘘的超声表现为相邻动、静脉间相沟通，瘘口处检查到连续性高速紊乱血流频谱，阻力减低。假性动脉瘤瘤颈处可见双向血流。

【临床价值】

二维及多普勒超声可对动脉瘤的部位、大小、性质及血流动力学改变做出准确的判断依据，超声表现可便捷、准确地诊断四肢动脉真性动脉瘤，值得重视的是：①使用多普勒超声评价瘤腔内是否有附壁血栓，是否导致管腔闭塞；②准确测量瘤体近心端、远心端到动脉分叉的距离。

超声可对肢体动脉假性动脉瘤的部位、大小及血

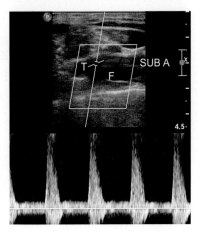

图 3-1-10　锁骨下动脉夹层
频谱多普勒示真腔内为高速血流，
SUB A—锁骨下动脉；T—真腔；F—假腔

流动力学变化做出准确判定。为了帮助临床更有效地确定治疗方案，超声评价假性动脉瘤时应注意以下几点：①瘤体大小、与瘤体相连的动脉及位置；②瘤颈的长度和直径；③瘤体内血栓及占瘤体的比例等。

第 2 节　四 肢 静 脉

一、静脉血栓形成

【病因】

四肢静脉血栓形成指血管腔内出现凝血块，可导致部分或完全填充静脉腔，并沿静脉腔延伸。在血栓急性期，常伴有静脉壁的炎症反应（血栓性静脉炎）。炎症反应可引起静脉痉挛、局部疼痛以及压痛。另外，静脉壁损伤引发的炎症反应可反过来导致静脉血栓形成。超声已基本取代传统的有创性检查方法（静脉压测定和静脉造影），成为四肢静脉血栓的首选影像学检查方法，在诊断、随访中发挥重大作用。

【病理及临床表现】

四肢深静脉血栓是一种比较常见的疾病，以下肢多见。下肢深静脉血栓可分为：小腿静脉血栓（包括小腿肌肉静脉丛血栓）、股 - 腘静脉血栓和髂静脉血栓。它们都可以逆行和（或）顺行蔓延而累及整个下肢深静脉。常见的上肢深静脉血栓形成为锁骨下 - 腋静脉血栓。

四肢浅静脉血栓常发生于静脉输液的部位，是由于输入的药物或静脉腔内放置的导管刺激所致。也常见于浅静脉曲张患者膝以下的大隐静脉及其属支。虽然浅静脉血栓形成较少发展成深静脉血栓，但深静脉血栓形成却常累及浅静脉。与深静脉血栓形成不同，四肢浅静脉血栓形成具有明显体征，能够在静脉走行区皮下触及条索状肿块，有触痛，可伴有局部红斑。

Virchow 描述了与静脉血栓形成有关的三个基本因素：静脉血流迟缓、静脉内膜损伤和血液高凝状态，也是公认的三要素。

1. 静脉血流迟缓　长期肢体制动或偏瘫引起腘窝部的静脉血流迟缓一直被认为是引起深静脉血栓形成的因素。全麻、感染也可引起静脉血流迟缓。在这些情况下，血栓容易在静脉窦内形成。

另外，先天解剖变异也是下肢深静脉血栓形成的重要原因。先天性左髂总静脉受压综合征（May-Thurner 综合征）患者，左髂总静脉被夹在右髂总动脉和骶骨岬之间，不但使左髂静脉回流受阻，还可形成静脉腔内粘连，轻度狭窄者可无明显症状，严重狭窄者可由于血流淤滞导致血栓形成。

2. 静脉内膜损伤　化学药物、机械性或感染性损伤导致静脉壁破坏。在血管壁损伤中，内膜损伤更为重要。内膜损伤后释放出凝血因子Ⅱ、组织凝血激酶，启动外源性凝血途径。由于外源性凝血途径参与的因子少，步骤简单，故反应迅速。外源性的凝血链被激活后，凝血酶被激活，引起血管收缩和细胞损伤，甚至引起未受损血管的内弹力板断裂，继而血小板沉积和纤维蛋白，并网罗各种血细胞而形成凝血块，即血栓形成。

3. 血液高凝状态 各种大型手术、严重脱水、严重感染、晚期肿瘤和先天遗传性疾病等增强血液的凝固性，为血栓形成创造了条件。

常见的临床表现：

（1）血栓水平以远的肢体持续肿胀，站立时加重。患肢肿胀是下肢静脉血栓形成后最常见的症状，患肢组织张力高，呈非凹陷性水肿。

（2）疼痛和压痛，皮温升高。疼痛的主要原因为血栓在静脉内引起的炎性反应和静脉回流受阻所致。压痛主要局限于静脉血栓产生的炎症反应的部位，如股静脉行径或小腿处。

（3）浅静脉曲张。

（4）"股青肿"：这是下肢静脉血栓中最为严重的一种情况，当整个下肢静脉系统回流严重受阻时，组织张力极度增高，致使下肢动脉痉挛，肢体缺血甚至坏死。

（5）血栓脱落可酿成肺栓塞。70%～90% 肺栓塞的栓子来源于有血栓形成的下肢深静脉，故下肢深静脉血栓及时诊断非常重要。

【检查方法】

1. 上肢静脉 一般采用平卧位，被检肢体外展、外旋，掌心向上，自然放松。

2. 下肢静脉 一般采用平卧位，被检肢体略外展、外旋，膝关节略为弯曲。

【超声表现】

急性血栓是指两周以内的血栓，在此期间静脉壁有炎症，血栓疏松地黏附于管壁上，有脱落发生肺栓塞的可能。急性血栓可导致相邻静脉壁的反应性炎症（血栓性静脉炎）。血栓形成后，血液中释放一种被称为纤溶酶原的酶，对血栓进行化学溶解。在一些病例中，纤溶酶原可以在数天到数周内完全溶解血栓，不留痕迹也无不良后遗症。但是，多数病例为不完全溶解。其超声特点：

（1）血栓形成后数小时到数天之内表现为无回声，一周后回声逐渐增强呈低回声，低于周围肌肉的回声，边界平整（图 3-2-1）；由于回声较低，较小的血栓很难辨认，但可通过静脉管腔不能完全被压瘪而证实。

（2）血栓处静脉管径明显扩张，显著大于相邻动脉，除非血栓很小、非阻塞性或静脉壁瘢痕形成而不能扩张。

（3）管腔不能被压瘪：静脉的可压缩性是鉴别栓塞的静脉和正常静脉的最可靠的征象之一（图 3-2-2）。

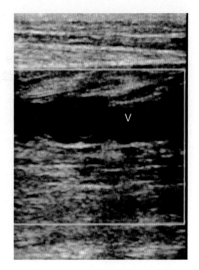

图 3-2-1 小腿肌间静脉血栓
肌间静脉内未见血流信号，V—肌间静脉

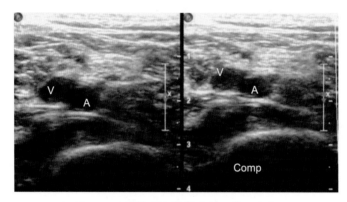

图 3-2-2　腘静脉血栓管腔加压前后变化

A—腘动脉；V—腘静脉；Comp—加压后

（4）血栓可自由飘动或随肢体挤压而飘动：急性血栓的近心端往往是最新形成的凝血块，未附着于静脉壁，自由漂浮在管腔中（图 3-2-3）。血栓的自由漂浮是急性血栓的诊断依据，而且是非常危险的征象，因为它预示了肺栓塞的可能。

（5）血栓段静脉内完全无血流信号或探及少量血流信号；即使血管腔被完全充填，其与管壁的缝隙内可能会显示血流信号，产生"轨道"征（图 3-2-4）。血栓内再通管道亦可显示血流信号。

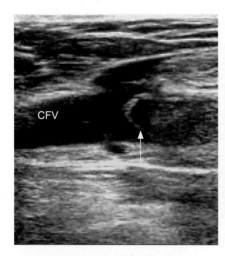

图 3-2-3　股总静脉血栓

箭头所指为血栓头，CFV—股总静脉

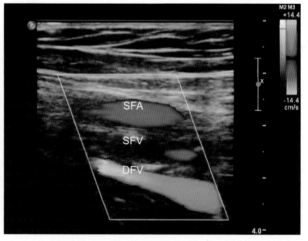

图 3-2-4　股浅静脉血栓不完全栓塞

SFV—股浅静脉；SFA—股浅动脉；DFV—股深静脉

当血栓使静脉完全闭塞时，血栓近端静脉血流信号增强消失或减弱，而血栓远端静脉频谱变为连续性，失去期相性，乏氏动作反应（Vasalva response）减弱甚至消失。但是，血栓致管腔部分阻塞或阻塞后产生丰富的侧支循环时，可能并不发生这些改变。

（6）血栓处静脉壁明显增厚，为低回声，这是由于血栓导致相邻静脉壁的炎症反应所致。

（7）侧支循环形成：静脉血栓急性期，侧支循环血管可迅速扩张，超声检查常可显示这些扩张的管道。侧支血管可位于血栓形成静脉的附近或较远部位。侧支血管一般较正常静脉细且多数走行迂曲或交错排列，故不要把侧支血管误认为原来的静脉而忽视静脉内血栓。

【鉴别诊断】

1. 四肢骨骼肌损伤　该病的症状和体征与下肢深静脉血栓相似，但与外伤有关，患者多在外伤或剧烈活动后发病。上下追踪显示病变不在血管腔内。

2. 全身性疾病引起的水肿　由不同系统的疾病引起，包括充血性心力衰竭、慢性肾功能不全、贫血、低蛋白血症和盆腔恶性肿瘤等。这些疾病引起的四肢水肿通常是双侧和对称性。超声检查静脉腔内无血栓征象。

3. 四肢淋巴水肿　由于淋巴液流通受阻或淋巴液反流所引起的浅层组织内体液积聚，继之产生纤维增生、脂肪硬化、筋膜增厚及整个患肢变粗。超声检查静脉血流通畅。

【临床价值】

超声对于静脉血栓诊断的敏感性可达 95%，而通过判断静脉管腔的压缩情况在筛查深静脉血栓中有很好的应用价值。

二、创伤性动静脉瘘

【病因】

创伤性动静脉瘘是指各种原因所致血管创伤后导致动脉和静脉之间存在的异常通道。多发生在四肢动静脉间，其中，发生于下肢的占 1/2～2/3。

【病理及临床表现】

创伤性动静脉瘘多有明确的创伤史，可伴有肢体静脉曲张，其中医源性血管损伤也是导致该病的原因之一。动静脉瘘使动脉和静脉之间的血流出现短路，对局部、周围循环和全身循环造成不同程度的影响。临床表现为患肢肿胀、疼痛，患处有搏动感，并可闻及连续性杂音。

大体可以归纳为三种类型：①裂孔型：动静脉间借瘘直接相通。②导管型：动静脉间借管状结构相通。③囊瘤型：动静脉瘘口处伴发瘤样结构。

【检查方法】

1. 上肢动脉、静脉　一般采用平卧位，被检肢体外展、外旋，掌心向上，自然放松。

2. 下肢动脉、静脉　一般采用平卧位，被检肢体略外展、外旋，膝关节略为弯曲。

【超声表现】

1. 灰阶超声

（1）动脉侧：瘘口近端动脉内径增宽或呈瘤样扩张，远端动脉内径正常或变细。

（2）静脉侧：动脉血流通过瘘口进入静脉，导致静脉增宽，有搏动，静脉管腔内可有血栓形成。

（3）瘘口或瘘管处：动静脉间可见裂孔或管状结构相通（图 3-2-5）。

2. 彩色多普勒超声　显示高速血流由动脉经瘘口流入静脉内，呈"五彩镶嵌样"，在瘘口附近的静脉可出现紊乱血流（图3-2-6）。瘘口周围软组织可出现"闪烁"伪像，以收缩期明显。

3. 脉冲多普勒　在瘘口处检查到连续性高速紊乱血流频谱（图3-2-7），在瘘口附近的静脉内可检测到不规则的动脉样血流频谱，压迫供血动脉时静脉内动脉样血流速度减低。瘘口远侧动脉血流速度降低。

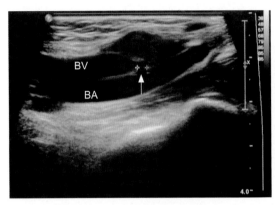

图 3-2-5　创伤所致肱动静脉瘘
箭头所指为瘘口，BA—肱动脉；BV—肱静脉

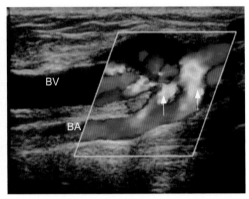

图 3-2-6　创伤所致肱动静脉瘘
箭头所指为瘘口，瘘口处血流紊乱，
BA—肱动脉；BV—肱静脉

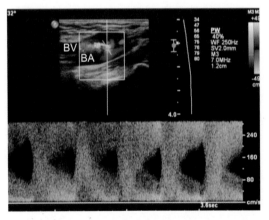

图 3-2-7　创伤所致肱动静脉瘘
瘘口为高速紊乱的血流频谱，BA—肱动脉；BV—肱静脉

【鉴别诊断】

1. 动脉瘤　病灶呈囊状，瘤体与动脉相通，动静脉之间无交通，囊状病灶内为漩涡状血流，如果是假性动脉瘤，则在瘤颈处可检测到典型的双向血流频谱。

2. 血栓性深静脉炎　静脉曲张相对轻，局部没有震颤和杂音，动静脉之间无交通，静脉内无动脉样血流。

【临床价值】

超声对四肢动静脉瘘具有较大的诊断价值，通过对供血动脉、引流静脉和瘘口或瘘管的二维、彩色多普勒及脉冲多普勒的检测，多数患者可以确定诊断，少部分患者可以得出推断性结论。

三、人工动静脉瘘急性狭窄

【病因】

人工动静脉瘘的急性狭窄绝大多数发生于吻合口及静脉流出道，而动脉流入道的狭窄比较少见。动静脉内瘘狭窄的主要后果是血流量下降导致透析效率降低而威胁患者生命。

【病理及临床表现】

人工动静脉瘘急性狭窄多位于静脉流出道或吻合口近静脉侧处。常见于血栓形成所致的狭窄，也可由反复穿刺致静脉内膜损伤，使管壁增厚、瘢痕形成、与周围组织粘连等引起；可由分叉或静脉瓣引起；亦可是因周围组织水肿、血肿及炎性肿物等压迫造成的外压性狭窄。

动脉狭窄较少见到，亦可导致通路血流量减少，表现为透析中负压增加，临床中容易发现并判别。

【检查方法】

一般采用平卧位，被检肢体外展、外旋，掌心向上，自然放松。

【超声表现】

1. 灰阶超声　吻合口或静脉流出道内可见实性低回声，甚至无回声。

2. 彩色多普勒　狭窄处可见血流紊乱，变细。

3. 脉冲多普勒　狭窄处血流速度增快，对于引流静脉狭窄，有研究认为要分别测量狭窄处及狭窄下游 2cm 处的峰值收缩期流速，并计算其比值，如果 PSV 比率≥2，提示存在≥50% 狭窄。对于吻合口狭窄，有研究者认为应测量吻合口处 PSV 及其上游 2cm 处的动脉 PSV，计算其比值，当比值≥3.0 时考虑为吻合口狭窄（图 3-2-8，图 3-2-9）。

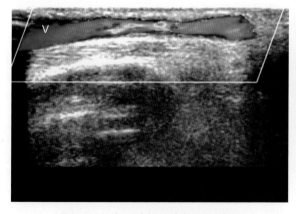

图 3-2-8　人工动静脉瘘静脉侧狭窄
静脉侧管腔变窄，血流紊乱，V—静脉侧

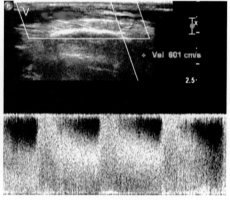

图 3-2-9　人工动静脉瘘静脉侧狭窄
静脉侧管腔变窄，血流紊乱，流速增快，
大于 600cm/s，V—静脉侧

【鉴别诊断】

与创伤性动静脉瘘导管型急性狭窄的鉴别主要在病因方面，创伤性动静脉瘘导管型为非人为造成的累及相邻动静脉的血管损伤，以穿通性损伤为主，可发生于身体的各个部位。

【临床价值】

超声检查有助于早期发现人工动静脉瘘的狭窄，判断狭窄原因，进行相应处理，延长其使用寿命。

（李　民）

参 考 文 献

曹铁生，段云友，2004. 多普勒超声诊断学 [M]. 北京：人民卫生出版社：352.

唐杰，姜玉新，2009. 超声医学 [M]. 北京：人民卫生出版社：570-595.

唐杰，温朝阳，2007. 腹部和外周血管彩色多普勒诊断学 [M]. 3 版 . 北京：人民卫生出版社：283.

汪忠镐，2010. 汪忠镐血管外科学 [M]. 杭州：浙江科学技术出版社：909.

中国医师协会超声医师分会，2011. 血管与浅表器官超声检查指南 [M]. 北京：人民军医出版社：61-88.

Rumack CM, Wilson SR, Charboneau JW, et al, 2005. Diagnostic Ultrasound [M]. 4ed. Philadelphia: Elsevier Mosby: 998-1038.

第4章 肺、胸膜及纵隔急症

第1节 急性肺栓塞

【病因】

来自全身静脉系统或右心的外源性或内源性栓子阻塞肺动脉及其分支，引起肺循环和呼吸功能障碍。最常见的是血栓栓塞，多数情况下源于深静脉血栓。其发生尚与遗传因素、年龄和性别、静脉内皮损伤和血液淤滞、创伤、肿瘤、妊娠及部分药物（如避孕药）等有关。临床上，根据肺栓塞的范围及程度分为高危组和非高危组。

【病理及临床表现】

在深静脉血栓患者中有50%发生肺栓塞，但没有临床症状。90%肺栓塞来源于下肢深静脉血栓，所以2008年欧洲心脏病学会《急性肺动脉栓塞诊断治疗指南》提出：肺栓塞是深静脉血栓的发展结果，静脉血栓栓塞症的自然病程应该视为一个整体，也就是将深静脉血栓形成和肺栓塞作为整体来看。急性肺栓塞的主要症状是呼吸困难、胸痛和咯血，并以低氧血症、低血压或休克为典型表现。

【检查方法】

常规超声心动图检查，重点显示右心房、右心室、肺动脉主干及左右肺动脉形态结果，彩色血流观察血流充盈变化，频谱多普勒测定肺动脉压力。

【超声表现】

非高危组患者的超声心动图形态结构、肺动脉压和右心功能可正常，而高危组具有典型的超声心动图表现。

1. *右心室扩大* 右心室充盈压上升，引起右心室扩大，室壁张力增加，室间隔左移；左心室内径减小，左心室前后径<40mm，左心室长轴切面和右心室前后径大于20mm，与左心室前后径比值>0.5（图4-1-1）。

2. *右心房扩大* 右心房与左心房横径比值>1.1。

3. *肺动脉内径增宽* 肺动脉主干>26mm，左右肺动脉相应增宽。少部分于管腔内显示血栓回声，CDFI是彩色血流信号明显减少，甚至消失（图4-1-2），为肺动脉栓塞的直接征象。

4. *室壁运动异常* 右心室游离壁运动减弱，右心室心尖部运动基本正常；右心

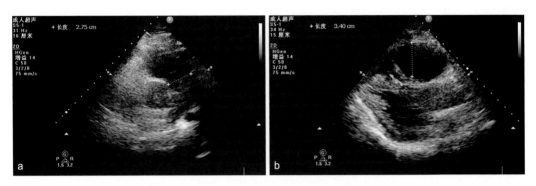

图 4-1-1　急性肺栓塞超声心动图

a. 左心室长轴切面观察右心室前增大，与左心室前后径比值＞0.5；b. 肺动脉内径增宽

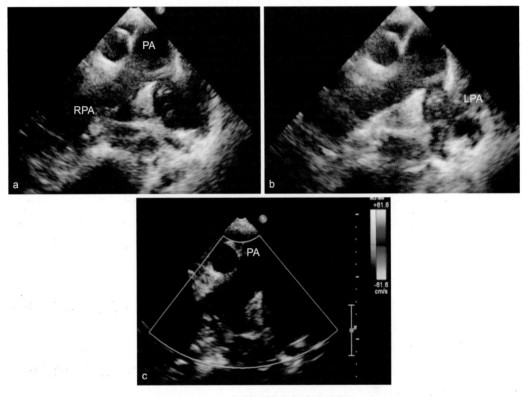

图 4-1-2　急性肺栓塞超声心动图

a、b. 大动脉短轴切面显示肺动脉主干及左右肺动脉管腔内可见实性回声，为血栓；

c. 彩色多普勒显示肺动脉主干及左右肺动脉管腔内血流信号明显减少，几乎消失，

PA—肺动脉；LPA—左肺动脉；RPA—右肺动脉

室收缩负荷过重，室间隔运动与左心室后壁运动不协调，在左心室短轴切面可见室间隔异常运动，向左心室膨出，左心室呈"D"字型。

5. 肺动脉高压　彩色多普勒显示三尖瓣反流，依据频谱多普勒反流速度并据此可估测肺动脉收缩压，呈现不同程度增高。在不合并肺动脉瓣狭窄及流出道梗阻情况下，肺动脉收缩压（PASP）等于右心室收缩压（RVSP）。肺动脉收缩压＝三尖瓣跨

瓣压＋右心房压。右心房压：根据右
心房大小估测右心房压。右心房左右
径＞左心房左右径，估测右心房压为
15mmHg；右心房左右径＜左心房左右
径，估测右心房压为 10mmHg。

6. 肺血流频谱形态异常　收缩早期
突然加速，加速值陡直，且收缩早期峰
速高于收缩晚期，或呈直角三角样改变
（图 4-1-3）。肺动脉血流加速时间与血流
减速时间缩短，加速时间＜80ms，减速
时间＜210ms，右心室射血前期 / 射血期
比值＞0.30。

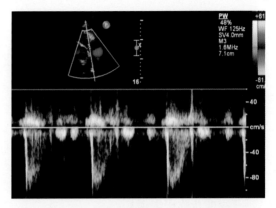

图 4-1-3　急性肺栓塞肺血管频谱多普勒图像
频谱多普勒显示收缩早期突然加速，加速时间明显缩短

7. 下肢静脉超声　多数患者可发现下肢深静脉血栓，超声表现详见"下肢静脉
血栓形成"章节。

【鉴别诊断】

1. 原发性肺动脉高压　表现为右心室增大、壁肥厚，肺动脉扩张伴压力增高。
该病起病相对缓慢，分为初期、后期和终期，患者呼吸困难、疲乏、胸痛、心悸和眩
晕症状逐渐加重。超声心动图显示右心室肥厚，右心室腔内径缩小，系慢性收缩期负
荷过重所致，右心室扩大发生在相对晚的右心衰竭阶段。肺动脉及其分支、右心腔内
无血栓样回声。不同于急性肺动脉栓塞起病急骤的特点，超声心动图除了直接征象
外，还能通过间接表现多数可以做出鉴别诊断。

2. 肺及纵隔肿瘤累及肺动脉　肿瘤性病变可以直接浸润或压迫肺动脉，导致狭
窄、梗阻，临床表现特异性差，需与急性肺动脉栓塞鉴别。前者起病相对缓慢，在超
声上表现为主肺动脉及其分支受压、管壁破坏，不连续，结合 CT 或 MRI 容易诊断，
且影像学引导下穿刺活检可以明确肿瘤的性质；后者急性起病，属于血管腔内病变，
影像学易于鉴别。

3. 急性心肌梗死　发病过程、临床表现与急性肺动脉栓塞有类似表现。但急性
心肌梗死时除了心电图和心肌酶改变外，超声心动图多数表现为左心室壁运动异常，
其早期既无肺动脉栓塞的直接征象，也无右心扩大、肺动脉及其分支扩张和肺动脉高
压等间接征象，结合肺动脉栓塞多有深静脉血栓和 D- 二聚体异常，以资鉴别。

【临床价值】

超声心动图可通过直接征象和间接征象提示急性肺动脉栓塞，特别是能对具有
胸痛、呼吸困难、心悸、气短、咯血等症状的急诊患者在床旁做出初步鉴别诊断，
为早期治疗提供依据，因此，急诊超声心动图是首选的，具有较大价值的影像学检
查方法。

由于超声心动图只能对多数急性肺动脉栓塞患者提供间接征象，明确诊断仍需依
赖肺动脉血管造影，并可在血管造影的基础上实现溶栓治疗。

第 2 节　张力性气胸

【病因】

气胸可由外伤、自发性、人工或医源性原因所致，也可发生在原有慢性阻塞性肺气肿、肺结核、肺癌、脓肿、子宫内膜异位、肺发育不良等基础病基础上，称为继发性气胸。临床分为闭合性气胸、张力性气胸和交通性气胸，张力性气胸是临床急症。

【病理及临床表现】

发生张力性气胸时，肺和脏层胸膜的破裂口形成活瓣，空气漏出胸腔后不能由此口出胸膜腔，胸腔内压力随呼吸逐渐升高，抽气后内压暂时下降，随后又恢复到高压状态，导致肺脏严重受压，纵隔移位，引起呼吸循环功能障碍。临床除了胸闷、气急、呼吸困难外，易出现心率快、血压下降，甚至休克。

【检查方法】

在急诊床旁，采用高频或低频探头，以前者为多。将探头放置于临床疑诊气胸的部位，探头垂直于肋骨，图像呈现上下相邻肋骨、肋骨声影和胸膜线，胸膜线对应着肺表面，此即为"蝙蝠"征（图 4-2-1）。

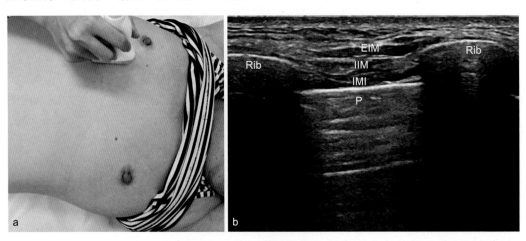

图 4-2-1　肺超声检查

a. 使用高频超声，探头垂直于肋骨长轴；b. 正常胸壁至肺的二维超声图像，呈"蝙蝠征"，Rib—肋骨；EIM—肋间外肌；IIM—肋间内肌；IMI—肋间最内肌；P—胸膜及肺组织

【超声表现】

超声诊断气胸主要采用二维、M 型超声和能量多普勒。

1. 二维超声　获得"蝙蝠"征图像，其结构由浅到深分别是胸壁、壁层胸膜、胸膜腔、脏层胸膜和肺实质。由于使用了高频探头，胸壁由外到内分别为皮肤、皮下脂肪、肋间外肌、肋间内肌和最内肌的基层结构均能清晰显示；在没有肺压缩或塌陷的情况下，脏层胸膜和肺无明显分界。正常情况下，壁层胸膜与脏层胸膜之间的胸膜腔仅表现为细线状低回声带，但可清晰显示随呼吸运动，脏层胸膜和肺的滑动，与胸壁之间呈明显的交错运动，此为"肺滑动"征。肺滑动时，表面的点状强回声后伴"彗星尾"征，深方可见多条平行线状高回声。气胸时，上述"肺滑动"征、"彗星尾"征和深方平行线状高回声均消失（图 4-2-2）。

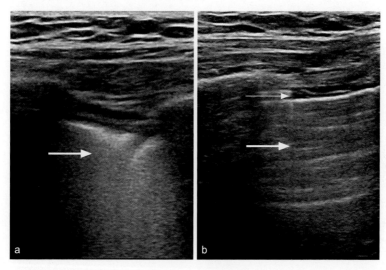

图 4-2-2　气胸超声

a. 气胸侧壁层胸膜与脏层胸膜之间的胸膜腔、脏层胸膜的结构模糊，其深方高回声平行线状结构消失（箭头所示）；

b. 健侧经胸壁二维超声示壁层胸膜与脏层胸膜之间的胸膜腔仅表现为细线状低回声带，与呈线状强回声的脏层胸膜相贴近（细箭头所示），深方高回声平行线状结构清晰（粗箭头所示）

2. M 型超声　正常胸壁及肺超声 M 型表现为"海岸"征，即在 M 型图像上，以胸膜线为界分为浅方的海洋（代表胸壁）和深方的沙滩（代表肺）。动态图像上，胸膜线近端相当于大海，远端沙砾状图像相当于海岸，其边界就是胸膜线。气胸时，上述"海岸"征消失；在 M 型图像上同时出现两种图像模式，即交替出现的"海岸"征区和"海岸"征消失区，后者称为肺点（lung point），该处深处为塌陷的肺。

3. 能量多普勒　能量多普勒有助于识别"肺滑动"征，检查时多采用高频探头，使其保持相对固定。对于那些通过二维直接观察肺滑动征困难的患者，能量多普勒可显著增加"肺滑动"征的敏感性，彩色能量的滑动征时可排除气胸。

4. 液气胸　当发生液气胸时，首先显示"肺滑动"征、"彗星尾"和深方平行线状高回声均消失，还可显示气 - 液界面形成的"帷幕"征，此"帷幕"征随体位的改变其液体和浅层的混响强回声发生改变。

【鉴别诊断】

1. 肺大疱　慢性起病过程，未破裂时超声仍可见"肺滑动"征、"彗星尾"征和"海岸"征。破裂后形成气胸，上述征象消失，易于鉴别。

2. 肺栓塞　临床表现与急性气胸难以区别，但超声鉴别容易。前者在超声上表现为直接和间接征象，在肺动脉及其分支发现血栓为直接征象，而肺动脉压升高、右心系统增大为间接征象。气胸时心脏形态结构无异常。

3. **急性心肌梗死** 其急性发病过程的临床表现与气胸有类似表现。但急性心肌梗死时除了心电图和心肌酶改变外，超声心动图多数表现为左心室壁运动异常。气胸时心脏形态结构无异常。

4. **慢性阻塞性肺疾病** 慢性起病过程，逐年加重，以冬季为著，若突发呼吸困难、胸痛、心率加快、血压下降等，应考虑合并急性气胸，结合病史和超声检查诊断和鉴别诊断较容易。

【临床价值】

超声可以诊断气胸，在二维图像上"肺滑动"征、"彗星尾"征消失，M 型图像"海岸"征消失，以及能量多普勒显示胸膜线处彩色能量滑动征消失等为气胸典型表现，反之，超声检查时若发现上述征象存在，可排除气胸。气胸是临床急症，特别是张力性气胸会导致休克，甚至危及患者生命。随着床旁超声技术的快速发展，在现场和床旁对气胸进行诊断和鉴别诊断已取得了丰富经验。研究显示，采用超声技术诊断气胸的准确率与 CT 有较高一致性，甚至对于 CT 难以发现的极少量气胸，也可以做出诊断。

超声诊断气胸时需注意如下几点：①探头放置于相邻两肋骨之间，相对固定观察；②正确识别胸壁、胸腔、脏层胸膜与肺等各层结构；③二维、M 型和能量多普勒多模式联合应用；④患侧与健侧对比观察；⑤检查过程中配合呼吸运动。

第 3 节 胸 腔 积 液

【病因】

多种疾病可以导致胸腔积液。肺和胸膜疾病可以引起胸腔积液；胸部手术后如食管、肺、气管等手术后出现胸腔积液；腹部疾病如肝病、急性胰腺炎可引起胸腔积液。有时胸腔积液是全身性疾病的表现，如低蛋白血症。

【病理及临床表现】

胸腔积液包括渗出液、漏出液。按照量的多少分为少量、中量和大量胸腔积液。少量积液患者可无症状，中量以上胸腔积液会出现胸闷、胸痛及呼吸困难等症状。急性大量胸腔积液除了引起肺容量急剧缩小外，会引起纵隔移位，回心血量和心搏出量减少，出现休克，甚至危及生命。

【检查方法】

患者多取坐位或半坐卧位，采用床旁超声仪器。首先，沿肋间扫查可显示胸膜腔内无回声区；其次，包裹性积液时，在可疑区域进行检查，可位于胸腔任何部位，可见局限性积液。

【超声表现】

1. **二维超声** 少量非包裹性胸腔积液常位于肋膈角处，呈现三角形无回声表现

（图 4-3-1）。胸腔积液多时可占满整个胸腔，肺组织受压（图 4-3-2）。化脓性感染导致脓胸时，积液内透声性差，内可见密集点状回声及分隔（图 4-3-3）。胸部手术后积液多数为包裹性，内可见纤维素样分隔和密集点状回声（图 4-3-4）。胸膜病变引起的胸腔积液同时可见胸膜增厚，或呈弥漫性，或呈结节样（图 4-3-5），为明确诊断常需对增厚的胸膜进行超声引导的穿刺活检。

2. 彩色多普勒超声　胸腔积液无回声区内均无彩色血流信号；增厚的胸膜血流可见少许或较丰富血流信号（图 4-3-6）。

3. 超声引导穿刺抽液或增厚胸膜穿刺活检　详见第 9 章第 1、2 节内容。

【鉴别诊断】

1. 急性呼吸窘迫综合征（ARDS）　临床表现为呼吸窘迫、顽固性低氧血症、呼吸衰竭等，与大量胸腔积液的临床表现类似。ARDS 时超声心动图提示肺动脉压升高，肺源性心脏病改变，而胸腔积液时床旁超声显示胸腔大量积液，极易做出诊断。

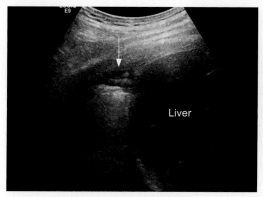

图 4-3-1　胸腔积液超声

二维超声显示少量胸腔积液位于肋膈角处（箭头所示），呈现三角形无回声

Liver—肝脏

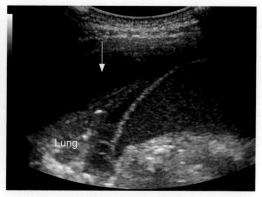

图 4-3-2　胸腔积液超声

二维超声显示胸腔积液（箭头所示）及肺组织受压，

Lung—肺

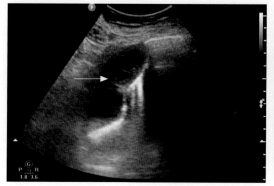

图 4-3-3　胸腔积脓超声

二维超声显示胸腔积液，积液内透声性差，内可见密集点状回声及分隔（箭头所示）

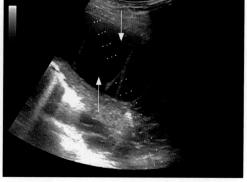

图 4-3-4　胸部手术后胸腔积液超声

二维超声显示胸腔积液为包裹性，内可见纤维素样分隔和密集点状回声（箭头所示），图中引导线为行超声引导穿刺置管引流前设定穿刺路径

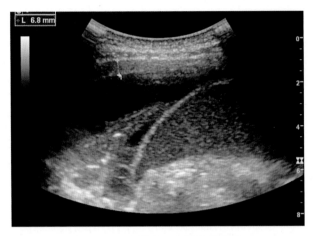

图 4-3-5 胸膜疾病合并胸腔积液

胸膜病变引起的胸腔积液，同时可见胸膜增厚（游标所示），或呈弥漫性，或呈结节样

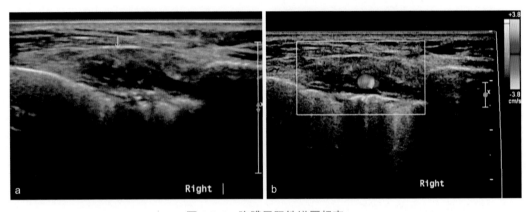

图 4-3-6 胸膜局限性增厚超声

a. 二维超声显示胸膜局限性增厚，回声减低，不均匀，胸壁肌层受累；b. 彩色多普勒显示增厚的胸膜处可见血流信号

2. 急性肺不张　患者突发疼痛、呼吸困难、血压下降等，临床鉴别较困难。超声能够显示部分肺不张区域。超声较容易诊断胸腔积液，鉴别容易。

3. 充血性心力衰竭　呼吸急促，心率快，颈静脉怒张，腹痛等，多数无发热，超声心动图显示心室扩大，室壁运动减弱，心脏收缩功能减低。使用超声与胸腔积液鉴别较容易。

【临床价值】

超声是诊断和鉴别胸腔积液首选的方法，诊断准确率可达100%，即使位于肋膈角处极少量积液也不容易漏诊。快速大量胸腔积液是临床的急症，超声检查的目的是定量诊断和超声引导穿刺置管引流减压以及进一步对胸腔积液进行相关检验、细胞学检查等，以明确病因。对于超声发现胸膜增厚者，为明确性质，常可在超声引导下进行胸膜的穿刺活检。

第 4 节　呼吸机相关肺炎

【病因】

机械通气是急重症常用急救措施，通过气管插管的方式将患者气道与呼吸机连接，以抢救急危重病患者，而呼吸机相关肺炎（ventilator-associated pneumonia，VAP）是其并发症之一，易发生并加重肺部感染，其发生率为 13%～51%。早期诊断是早期治疗和预防的关键。

【病理及临床表现】

机械通气的目的是帮助患者进行气体交换，但其所产生的压力和牵张力会对肺组织造成损伤，高压和高流量易导致气道和肺泡损伤，引起肺不张性损伤，产生呼吸机相关肺炎，通常发生于机械通气后 48 小时，平均发生时间为 5～7 天。其死亡率为 24%～76%。临床表现为发热、白细胞升高和脓痰；床旁胸片显示浸润影。

【检查方法】

在患者床旁，采用高频或低频探头，以前者为多。于胸骨旁、锁骨中线、腋前线、腋中线、腋后线和肩胛线处，逐肋间扫查，观察局部胸膜厚度及积液。首先获取"蝙蝠"征图像，其正常结构由浅到深分别是胸壁、壁层胸膜、胸膜腔、脏层胸膜和肺实质；其次，使用高频探头将胸壁由外到内各层结构——皮肤、皮下脂肪、肋间外肌、肋间内肌和最内肌显示清楚。

【超声表现】

1. 二维超声　正常情况下，壁层胸膜与脏层胸膜之间的胸膜腔仅表现为细线状低回声带，厚度小于 2mm（图 4-4-1）。呼吸机相关性肺炎时，肺的脏壁层胸膜增厚，回声不均匀，呈增宽的低回声带，边界模糊、不清；周围胸壁处软组织各层界限欠清或不清晰（图 4-4-2）。增厚的胸膜处可见散在分布的低回声区或无回声区，呈"蜂窝状"改变，部分可见局限性积液。局灶性肺炎时胸膜下局灶性实变伴局部异常 B 线（图 4-4-3）。

2. 彩色多普勒超声　增厚的胸膜处显示血流信号增多，无回声区内无血流信号。

3. 超声造影　胸腔积液出现后，肺

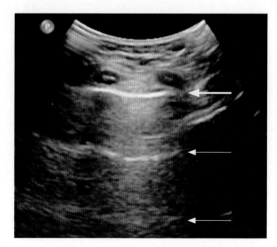

图 4-4-1　正常胸膜及肺部二维超声

当超声垂直投射于正常的胸膜 - 肺表面，胸膜线（粗箭头）后方出现的等距离排列的多条水平线，即为 A 线（细箭头），其强度依次递减

实质压缩、实变（图 4-4-4），经外周静脉注射超声对比剂后，动脉期肺实质可见对比剂均匀灌注，呈均匀高增强；静脉期缓慢消退，廓清明显减缓，可达 7～10 分钟（图 4-4-5），此种现象可能与肺炎后肺泡通气功能障碍有关。

【鉴别诊断】

1. 纵隔炎或纵隔脓肿　由周围感染蔓延而来，如口腔颈部感染后的炎症下行蔓延、肺部感染等；肿瘤、外伤也是纵隔脓肿的病因之一。多数发病急骤，病情凶险，部分患者需要气管插管，且在气管插管前即出现感染症状。超声可显示原发感染灶；高频与低频探头的联合使用，可以清晰显示胸壁及前纵隔软组织以及中纵隔软组织及其内的心脏、大血管结构，特别是判定纵隔软组织回声特征，是否存在脓肿，以便于鉴别诊断。

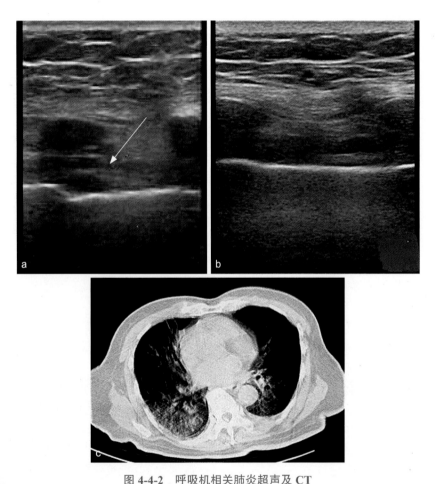

图 4-4-2　呼吸机相关肺炎超声及 CT

患者，男，79 岁，淋巴瘤晚期入院，机械通气 22 天，临床疑诊 VAP

a. 行床旁超声检查，高频超声显示平滑、整齐的胸膜线消失，病变处壁层胸膜、生理性胸膜腔液体和脏层胸膜线状结构模糊，显示为增厚的软组织，回声减低、不均匀（箭头所示）；b. 患者正常胸膜及肺部超声图像显示平滑、整齐的胸膜线；c. 患者 CT 图像显示肺内絮状高密度影；经治疗，患者治愈，临床最终诊断 VAP

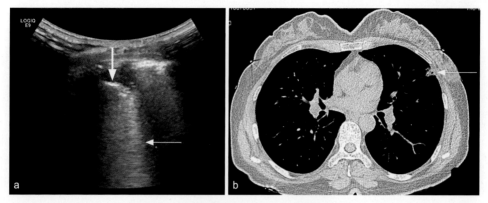

图 4-4-3　局灶性呼吸机相关肺炎超声及 CT

患者，女，48 岁，系统性红斑狼疮，气管插管 7 天

a. 二维超声显示胸膜下局灶性实变（粗箭头所示）伴局部异常 B 线（细箭头所示）；

b. 肺窗 CT 扫描显示局部高密度影（箭头所示）

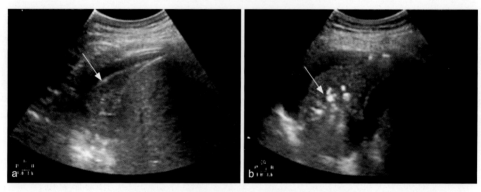

图 4-4-4　呼吸机相关肺炎与肺不张二维超声

a. 患者，男，61 岁，慢性肾衰竭伴多脏器功能衰竭入院，气管插管后的 11 天出现发热，临床疑诊 VAP，行床旁超声检查，二维超声声像图显示肺实变区内气管影消失（箭头所示），临床诊断肺不张；b. 患者，男，31 岁，重症急性胰腺炎，气管插管拔管后 38 小时出现发热，白细胞升高，咳痰增多，临床疑诊 VAP，行床旁超声检查，二维超声声像图显示肺实变区内较明显的气管和支气管回声（箭头所示），临床诊断肺炎

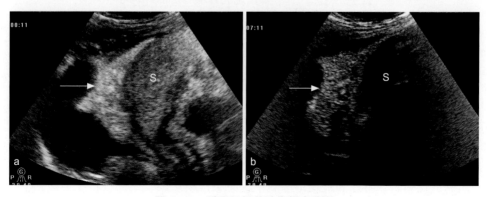

图 4-4-5　呼吸机相关肺炎超声造影

a. 动脉期 11 秒左侧病变肺呈整体增强，强度高于脾脏实质（箭头所示）；

b. 静脉期缓慢消退，第 7 分钟，强度高于脾脏实质（箭头所示）

S—脾脏

2. **急性呼吸窘迫综合征** 临床表现为呼吸窘迫、顽固性低氧血症、呼吸衰竭等，合并发热者与呼吸机性相关肺炎表现类似，且其他影像学诊断无特异性。ARDS 时超声心动图提示肺动脉压升高，肺源性心脏病改变，而呼吸机相关肺炎时超声心动图多无异常。

3. **充血性心力衰竭** 呼吸急促，心率快，颈静脉怒张，腹痛等，多数无发热，超声心动图显示心室扩大，室壁运动减弱，心脏收缩功能减低。

4. **肺栓塞** 机械通气的患者合并急性肺栓塞时，临床症状无典型特征，鉴别困难。急性肺栓塞时超声心动图表现为直接和间接征象，在肺动脉及其分支发现血栓为直接征象，而肺动脉压升高、右心系统增大为间接征象。呼吸机相关性肺炎时心脏形态结构无异常。

5. **急性肺不张** 患者突发疼痛、呼吸困难、血压下降、发热等，临床鉴别困难。对于超声能够显示的肺不张区域，采用超声造影可鉴别肺不张和呼吸机性相关肺炎，后者造影时具有典型特征。有时二者合并出现，鉴别困难，需结合临床情况。

【临床价值】

呼吸机相关性肺炎的临床表现无特异性，早在 40 年前 Johanson 等提出符合以下两个条件可诊断：患者体温>38℃，白细胞增多（≥12×10^9/L）或白细胞减少（<4×10^9/L）；呼吸道有脓性分泌物，胸片发现肺内浸润阴影或出现新的炎性病变。但该方法的诊断敏感性为 69%，特异性为 75%。超声诊断呼吸机相关肺炎具有一定优势，一是直接显示病变处胸膜变化，胸腔积液情况；二是超声造影可评价肺炎症反应，以区别单纯性肺不张；三是可在床旁进行，便于随时动态监测和随访。

由于肺内气体会对超声造成全反射，肺实质内的炎症病灶无法显示，胸腔积液时，被压缩和发生炎症反应的肺可被超声显示，超声评价呼吸机相关肺炎可作为临床首选的筛查方法，待病情允许，尚需其他影像学如 CT 检查，以做出综合准确诊断。

第 5 节　急性纵隔炎及纵隔脓肿

【病因】

急性纵隔炎主要由外伤、手术和感染等引起。临床上发病率低，但死亡率高。多为继发性，常见的病因是贯通性胸部外伤、食管或呼吸道破裂、咽下异物所致食管穿孔、食管手术后吻合口瘘、食管镜检查时外伤穿孔和食管癌溃疡等，也可由邻近组织感染直接蔓延而来。

【病理及临床表现】

纵隔富含脂肪、淋巴和疏松结缔组织，感染极易扩散。颈部或口腔炎症的下行感染引起纵隔炎的概率较高。纵隔发展为纵隔脓肿也可能直接破入食管、支气管或胸膜腔。急性纵隔炎起病有高热、寒战等脓毒症症状，常伴吞咽困难、胸骨后疼痛，喜端坐，并向颈部放射或引起耳痛。若脓肿形成压迫气管可产生高音调性质的咳嗽、呼吸困难、心动过速和发绀，严重时出现休克可危及生命，死亡率可达 25%～40%。

【检查方法】

患者取平卧位，高频和低频探头联合使用。①检查颈部软组织是否存在感染灶；②采用胸骨上窝、锁骨上窝和剑突下切面显示前上纵隔软组织；③于胸骨旁、肋间隙观察前、中纵隔；④常规检查胸腔和心包腔；⑤采用配合患者呼吸或呼吸间歇扫查的方法，减少和避免肋骨声影对超声图像的影响。

【超声表现】

1. 二维超声　下行坏死性纵隔炎，颈部可见感染灶或脓肿。由于纵隔增宽、纵隔内组织肿胀，高频探头沿胸骨旁肋间扫查，病变处胸壁肌层增厚，回声欠均匀，肌纹理结构模糊；胸壁肌层下方由壁层胸膜、生理性胸膜腔液体和脏层胸膜线状结构模糊，代之以增厚的软组织，回声减低、不均匀，于增厚的软组织层内可见散在无回声区，呈"蜂窝状"（图 4-5-1）；纵隔大血管旁脓肿呈类圆形无回声，内透声性欠佳，可见密集点状和絮状回声，软组织与纵隔内器官边缘模糊（图 4-5-2）。多可见胸腔积液，部分可见心包积液（图 4-5-3）。

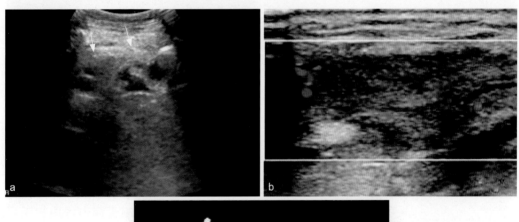

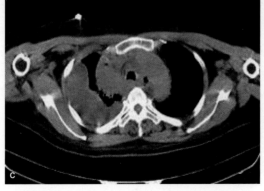

图 4-5-1　纵隔脓肿二维、彩色超声及 CT

a. 低频超声显示纵隔软组织增厚，可见无回声区，呈"蜂窝状"（箭头所示）；
b. 高频超声显示病变处胸壁软组织结构模糊，血流信号增多；c. 此例患者的 CT 显示纵隔脓肿及右侧胸腔积液

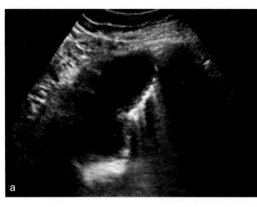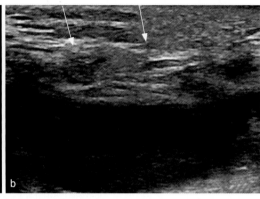

图 4-5-2　前上纵隔脓肿二维超声

a. 低频超声显示前上纵隔脓肿呈类圆形无回声，内透声性欠佳；

b. 高频超声显示病变处胸壁软组织增厚，回声不均匀，可见散在低回声区，肌纹理结构模糊（箭头所示）

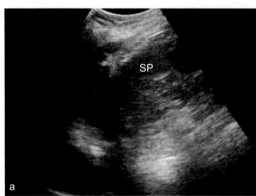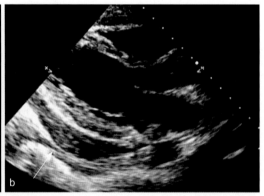

图 4-5-3　纵隔脓肿胸腔积液和心包积液二维超声

a. 超声显示左侧胸腔积液，内透声性差，可见絮状回声；b. 超声显示心包积液（箭头所示）；SP—脾脏

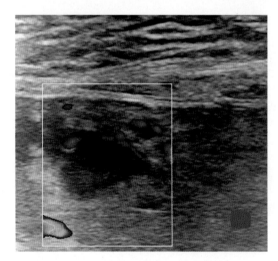

图 4-5-4　前上纵隔脓肿彩色多普勒超声

超声示增厚的软组织层显示血流信号明显增多

2. 彩色多普勒超声　胸腔积液、心包积液和纵隔软组织无回声区内均无彩色血流信号；患处增厚的软组织层显示血流信号明显增多（图 4-5-4）。

3. 超声造影　可疑食管穿孔时，将超声对比剂稀释到矿泉水中，摇匀后嘱患者吞服，超声造影条件观察，有食管穿孔时可见对比剂进入食管旁病灶内，呈高增强。

【鉴别诊断】

1. 纵隔肿瘤　如恶性淋巴瘤、其他纵隔肿瘤等，超声显示纵隔增宽，回声不均匀，可见占位性病变，常包绕、压迫或浸润大血管和心脏，淋巴瘤可伴发热。影像学检查显示纵隔占位性病变，而急性纵隔炎呈炎性改变。结合病史和炎性指标检测容易鉴别。

2. 上腔静脉阻塞综合征　前上纵隔肿瘤或上腔静脉内病变引起，多表现为上腔静脉壁受压、变形，管腔狭窄；多普勒超声显示上腔静脉狭窄血流或血流信号消失。上腔静脉主要属支包括无名静脉、锁骨下静脉、颈内外静脉中某一支或多支扩张，扩张的管腔内见血流缓慢形成的"云雾状"回声。急性纵隔炎可引起上腔静脉内血栓，可结合疾病发展及演变过程进行鉴别。

3. 主动脉夹层　主动脉夹层急性起病，突发剧烈胸痛，Ⅰ～Ⅲ型均可出现胸痛，患者多有高血压或外伤史。超声心动图检查可见病变位于主动脉腔内，二维超声显示膜状结构将主动脉分为真腔和假腔，彩色和频谱多普勒显示异常血流。与急性纵隔炎不难鉴别。

4. 食管憩室　系与食管相通的食管旁囊状结构，多数起病缓慢，可有上消化道症状及呼吸急促，甚至呼吸困难。超声较容易诊断咽食管憩室，其鉴别可通过吞水或口服含超声对比剂的矿泉水鉴别。食管中段和膈上憩室需借助其他影像学方法进行鉴别。急性纵隔炎呈急性起病过程，结合病史和炎性指标检测也可鉴别。

【临床价值】

急性纵隔炎起病急骤，早期诊断困难，而超过 48 小时后，炎症蔓延，治疗棘手，死亡率高。部分患者就诊时病情较重，加之使用呼吸机和床旁血滤，床旁超声常常是首选影像学检查方法。超声可显示纵隔软组织回声特点，显示软组织与周围大血管和心脏的关系，显示纵隔蜂窝织炎或脓肿；明确是否存在胸腔和心包积液；借助超声新技术鉴别纵隔肿瘤、主动脉夹层和食管憩室等。超声可在床旁随时进行，有利于病情监测和治疗后随访。

由于受胸骨和肺气影响，超声无法显示后纵隔，尽管超声评价急性纵隔炎作为临床首选的检查方法，待病情允许，尚需其他影像学如胸部 X 线及 CT 检查。

（吕发勤　管立勋）

参 考 文 献

吕发勤，段云友，曹铁生，等，2001. 超声诊断上腔静脉综合征的临床应用［J］. 中国医学影像技术，17：1102-1103.

吕发勤，段云友，曹铁生，等，2001. 正常成人上腔静脉的二维超声检测［J］. 中国超声医学杂志，17：439-441.

潘永寿，郭盛兰，刘唐威，等，2005. 经胸超声心动图诊断急性肺动脉栓塞的价值［J］. 中国超声医学杂志，21（3）：195-197.

时平，潘敏，韩燕妮，等，2010. 超声与 X 线胸片在液气胸中的诊断比较［J］. 中国实用医药，5

（15）：78-79.

吴雅峰，胡大一，徐琳，等，2001. 多普勒超声心动图对急性肺动脉栓塞的诊断特点及分析［J］. 中华超声影像学杂志，10（6）：341-343.

Alias S, Lang IM, 2013. Coagulation and the vessel wall in pulmonary embolism［J］. Pulm Circ, 3(4): 728-738.

Bénet T, Ecochard R, Voirin N, et al, 2014. Effect of standardized surveillance of intensive care unit-acquired infections on ventilator-associated pneumonia incidence［J］. Infect Control HospEpidemiol, 35: 1290-1293.

Bohanes T, Neoral C, 2011. Acute mediastinitis［J］. RozhlChir, 90: 604-611.

Carrilho CM, Grion CM, Carvalho LM, et al, 2006. Ventilator-associated pneumonia in surgical Intensive Care Unit［J］. Rev Bras TerIntensiva, 18: 38-44.

Casazza F, Bongarzoni A, Forgione C, et al, 2014. Echocardiographic evolution of pulmonary artery pressure after acute pulmonary embolism.Results from IPER registry［J］. Thromb Res, 134(6): 1224-1228.

Charles MP, Kali A, Easow JM, et al, 2014. Ventilator-associated pneumonia［J］. Australas Med J, 7: 334-344.

Chen KC, Chen JS, Kuo SW, et al, 2008. Descending necrotizing mediastinitis: a 10-year surgical experience in asingle institution［J］. JThorac Cardiovasc Surg, 136: 191-198.

Cho JH, Kaw R, Chhabra J, et al, 2014. Prognostic implications of diastolic dysfunction in patients with acute pulmonary embolism［J］. BMC Res Notes, 7: 610.

Cunningham J, Kirkpatrick AW, Nicolaou S, et al, 2002. Enhanced recognition of "lung sliding" with power color Doppler imaging in the diagnosis ofpneumothorax［J］. J Trauma, 52(4): 769-771.

denExter PL, van der Hulle T, Klok FA, et al, 2014. Advances in the diagnosis and management of acute pulmonary embolism［J］. Thromb Res, 133Suppl 2: S10-16.

Elsahy TG, Alotair HA, Alzeer AH, et al, 2014. Descending necrotizing mediastinitis［J］. Saudi Med J, 35: 1123-1126.

Hiraki T, Gobara H, Fujiwara H, et al, 2013. Lung cancer ablation: complications［J］. Semin - InterventRadiol, 30(2): 169-175.

Horn R, Krähenbühl G, 2014. Emergency ultrasound diagnosis of the thorax for internal medicine and traumatology patients［J］. Praxis(Bern 1994), 103(12): 689-695.

Hurley JC, 2014. Ventilator-associated pneumonia prevention methods using topical antibiotics: herd protection or herd peril?［J］. Chest, 146: 890-898.

Husain LF, Hagopian L, Wayman D, et al, 2013. Sonographic diagnosis of pneumothorax［J］. J Emerg Trauma Shock, 5(1): 76-81.

Islam NB, Levy PD, 2003. Emergency bedside ultrasound to detect pneumothorax［J］. Acad Emerg Med, 10(7): 819-820.

Jabło ń ski S1, Brocki M, Kordiak J, et al, 2013. Acute mediastinitis: evaluation of clinical risk factors for death in surgically treated patients［J］. ANZ J Surg, 83: 657-663.

Jean Vivien S, Pierre P, Alexandre S, et al, 2013. Ultrasound: easy and reliable technique in diagnosis of occult traumatic pneumothorax［J］. Injury, 44(11): 1666-1667.

Karim A, Arora VK, 2014. Applications of ultrasonography in respiratory intensive care［J］. Indian J Chest Dis Allied Sci, 56(1): 27-31.

Keller K, Beule J, Schulz A, et al, 2014. Right ventricular dysfunction in hemodynamically stable patients with acute pulmonary embolism［J］. Thromb Res, 133(4): 555-559.

Kirkpatrick AW, Ng AK, Dulchavsky SA, et al, 2001. Sonographic diagnosis of a pneumothorax inapparent on plain radiography: confirmation by computed tomography [J]. J Trauma, 50(4): 750-752.

Kreuter M, Eberhardt R, Wenz H, et al, 2011. Diagnostic value of transthoracic ultrasound compared to chest radiography in the detection of a post-interventional pneumothorax [J]. Ultraschall Med, 2: E20-23.

Kristensen MS, Teoh WH, Graumann O, et al, 2014. Ultrasonography for clinical decision-making and intervention in airway management: from the mouth to the lungs and pleurae [J]. Insights Imaging, 5(2): 253-279.

Kukla P, McIntyre WF, Fijorek K, et al, 2014. Electrocardiographic abnormalities in patients with acute pulmonary embolism complicated by cardiogenic shock [J]. Am J Emerg Med, 32(6): 507-510.

Lichtenstein DA, Mauriat P, 2012. Lung Ultrasound in the Critically Ill Neonate [J]. Curr Pediatr Rev, 8: 217-223.

Maroldi R, Farina D, Ravanelli M, et al, 2012. Emergency imaging assessment of deep neck space infections [J]. Semin Ultrasound CT MR, 33: 432-442.

McBeth PB, Crawford I, Blaivas M, et al, 2011. Simple, almost anywhere, with almost anyone: remote low-cost telementored resuscitative lung ultrasound [J]. J Trauma, 71(6): 1528-1535.

McDermott S, Levis DA, Arellano RS, 2012. Chest drainage [J]. SeminInterventRadiol, 29(4): 247-255.

Millán Guilarte MT, Osés Munárriz MI, García Garayoa JM, 2011. Abscessed pneumonia with abscess secondary to infected mediastinic teratoma [J]. Med Intensiva, 35(7): 455.

Morici B, 2014. Diagnosis and management of acute pulmonary embolism [J]. JAAPA, 27(4): 18-22.

Nam HS, 2014. Malignant pleural effusion: medical approaches for diagnosis and management [J]. Tuberc Respir Dis(Seoul), 76(5): 211-217.

Natarajan S, Subramanian P, 2014. Allergic bronchopulmonaryaspergillosis: A clinical review of 24 patients: Are we right in frequent serologic monitoring? [J]. Ann Thorac Med, 9(4): 216-220.

Nei T, Inai S, Mikami I, et al, 2013. Descending necrotizing mediastinitis associated with Lactobacillus plantarum [J]. BMC Infect Dis, 13: 1-5.

Nei T, Inai S, Mikami I, Sato A, et al, 2013. Descending necrotizing mediastinitis associated with Lactobacillus plantarum [J]. BMC Infect Dis, 13(1): 1-5.

Oveland NP, Lossius HM, Wemmelund K, et al, 2013. Using thoracic ultrasonography to accurately assess pneumothorax progression during positive pressure ventilation: a comparison with CT scanning [J]. Chest, 143(2): 415-422.

Ridder GJ, Maier W, Kinzer S, et al, 2010. Descending necrotizingmediastinitis: contemporary trends in etiology, diagnosis, management, and outcome [J]. Ann Surg, 251: 528-534.

Rotte M, Fields JM, Torres S, et al, 2014. Use of ultrasound to diagnose and manage a five-liter empyema in a rural clinic in sierra leone [M]. Case Rep Emerg Med: 173810.

Safdar N, Dezfulian C, Collard HR, et al, 2005. Clinical and economic consequences of ventilator-associated pneumonia: a systematic review [J]. Crit Care Med, 33: 2184-2193.

Shorr AF, Zilberberg MD, 2014. Ventilator-associated pneumonia: we cannot wish it away? [J]. Crit Care Med, 42: 2297-2298.

Thomas R, Francis R, Davies HE, et al, 2014. Interventional therapies for malignant pleural effusions: the present and the future [J]. Respirology, 19(6): 809-822.

Viana WN, Bragazzi C, Couto de Castro JE, et al, 2013. Ventilator-associated pneumonia prevention by education and two combined bedside strategies [J]. Int J Qual Health Care, 25: 308-313.

VillenaGarrido V, Cases Viedma E, FernándezVillar A, et al, 2014. Recommendations of diagnosis and treatment of pleural effusion [J]. Update, Arch Bronconeumol, 50(6): 235-249.

Wagner MS, Garcia K, Martin DS, 2014. Point-of-care ultrasound in aerospace medicine: known and potential applications[J]. Aviat Space Environ Med, 85(7): 730-739.

Young Ann J, Kwon JC, Eun Song J, et al, 2013. Sternal osteomyelitis with a mediastinal abscess caused by Gemella morbillorum following blunt force trauma[J]. Intern Med, 52: 511-514.

Zagli G, Cozzolino M, Terreni A, et al, 2014. Diagnosis of ventilator-associated pneumonia: a pilot, exploratory analysis of a new score based on procalcitonin and chest echography [J]. Chest, 146(6): 1578-1585.

Zanforlin A, Giannuzzi R, Nardini S, et al, 2013. The role of chest ultrasonography in the management of respiratory diseases: document I[J]. MultidiscipRespir Med, 8(1): 54.

第 5 章 小器官和肌骨急症

第 1 节 甲 状 腺

一、急性化脓性甲状腺炎

【病因】

为少见的炎性病变，多见于儿童，大都由于口腔或颈部化脓性感染而引起，病原菌为葡萄球菌、链球菌和肺炎球菌等。在儿童常由血源性感染所致，少见情况下可由位于梨状隐窝和甲状腺腺叶之间的先天性瘘所致，多位于左侧。

【临床表现】

主要表现为颈部肿块、疼痛，并常伴有全身发热等症状，严重者可形成脓肿，引起呼吸及吞咽困难。

【检查方法】

一般应用 7.5MHz 的线阵高频探头。患者仰卧位，颈部后伸，可在肩后部放置一小枕以充分暴露颈部，特别是在患者颈部较短粗时。检查甲状腺时，要在纵切和横切面上检查，以确保检查全面。甲状腺下极不能显示时，可让患者做吞咽动作，以使甲状腺位置暂时上抬。注意对甲状腺峡部的检查。甲状腺检查结束后，要进一步向外侧扫查，以检查颈动脉和颈内静脉周围有无肿大的淋巴结、向上检查颌下及向下检查胸骨上有无肿大淋巴结。

【超声表现】

病灶多位于甲状腺左叶，并向颈深部延伸。早期于甲状腺内可见不均质低回声区，边界不清，CDFI 于其内可见丰富血流信号。晚期形成脓肿后，内部可见无回声区，有时可见碎屑样回声，伴或不伴有分隔或气体回声。

【鉴别诊断】

需与亚急性甲状腺炎鉴别，因两者的临床症状和超声表现可以非常相似，均可以表现为颈部肿大，不同程度疼痛、压痛，伴或不伴全身发热和（或）寒战等；超声均可表现为形态不规则，边界不清，内部回声不均匀，与二者的炎症性病理基础密切相关。但急性化脓性甲状腺炎为化脓性炎症，主要病理变化为早期病原菌使组织变性、坏死、晚期脓肿形成等，超声可见无回声区，后方回声增强多见；且病变多位于甲状腺左叶，与梨状窝瘘密切相关。而亚急性甲状腺炎临床相对多见，与病毒感染有关，如腮腺炎病毒、柯萨奇病毒等，常继发于上呼吸道感染、病毒性腮腺炎等，为一种自限性疾病，其发病部位无特异性，左右侧发病大致相等，炎症相对较轻，一般无脓肿形成。

【临床意义】

尽管超声有助于急性化脓性甲状腺炎与亚急性甲状腺炎的鉴别诊断，但是部分病例的临床表现和超声图像不典型时，可对病变可行超声引导下细针抽吸活检或引流以进一步明确诊断。

二、亚急性甲状腺炎

【病因与发病机制】

为一种自限性甲状腺炎，又称非特异性肉芽肿性甲状腺炎，多见于 20～60 岁的女性，男女比例为 1：2～1：6。该病病因尚未明确，可能与病毒感染后破坏了部分甲状腺滤泡，释出的胶体引起甲状腺组织的异物反应有关。在组织切片上除了白细胞浸润和纤维组织外，可见很多吞噬胶性颗粒的巨细胞。

【临床表现】

患者女性多见，常有上呼吸道感染史，发病常随季节变动，且具有一定的流行性。早期起病多急骤，常有发热、怕冷、疲乏无力，食欲缺乏，颈前甲状腺区有疼痛及压痛，常向下颌耳后、颈部等处放射，咀嚼及吞咽时加重；病变范围可局限于一叶的某一部分或扩散至双叶。中期由于甲状腺滤泡破坏，可出现甲减的表现。恢复期，患者的症状渐好转，甲状腺肿或结节渐消失，或遗留小结节。大多数患者可完全恢复。

【检查方法】

同急性化脓性甲状腺炎。

【超声表现】

甲状腺一侧或双侧轻、中度肿大，早期由于炎症细胞的浸润，甲状腺内出现低回声区或偏低回声区（图 5-1-1，图 5-1-2）。随着病程的进展，部分低回声区可相互融合成片状。在恢复期，因淋巴细胞、巨噬细胞、浆细胞浸润，纤维组织增生，低回声区减小甚至消失，腺体内回声增粗、不均。彩色多普勒于疾病早期病灶周边可见丰富血流信号，与滤泡破坏、大量甲状腺素释放入血、引起甲状腺功能亢进有关，而病灶内由于滤泡破坏常呈低血供或无血供。甲状腺功能减退时，因 T_3、T_4 降低，TSH 持续增高而刺激甲状腺组织增生，也可引起甲状腺内血流增加。

【鉴别诊断】

除需与急性化脓性甲状腺炎鉴别外，还需与慢性淋巴细胞性甲状腺炎（桥本甲状腺炎）鉴别。慢性淋巴细胞性甲状腺炎较常见，为一种自身免疫性疾病，多见于年轻或中年女性，甲状腺呈无痛、弥漫性肿大，常伴有甲状腺功能减低。典型者表现为甲

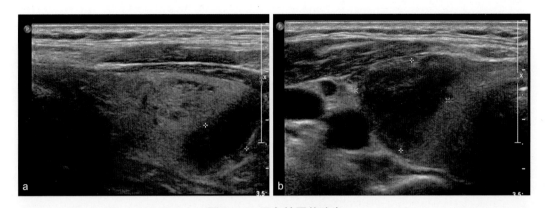

图 5-1-1　亚急性甲状腺炎

a. 甲状腺左叶可见偏低回声区（标尺），边界欠清；b. 甲状腺右叶可见偏低回声区（标尺），边界欠清

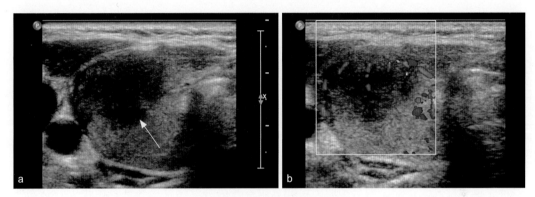

图 5-1-2　亚急性甲状腺炎

a. 甲状腺右叶可见偏低回声区（箭头），边界欠清；b. CDFI 其内可见散在血流信号

状腺弥漫性肿大，内部回声增粗、减低，可见弥漫分布的微小低回声结节，结节大小 1～6mm（图 5-1-3，图 5-1-4）。结节周围可见高回声的纤维分隔。组织学上，此微小

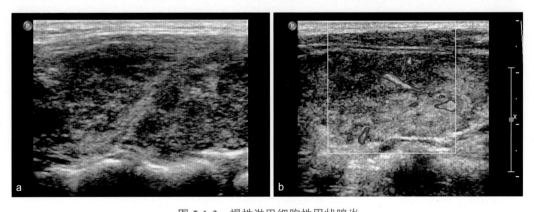

图 5-1-3　慢性淋巴细胞性甲状腺炎

a. 灰阶超声显示甲状腺弥漫回声减低，不均匀，内见多个微小低回声结节；b. CDFI 其内可见散在血流信号

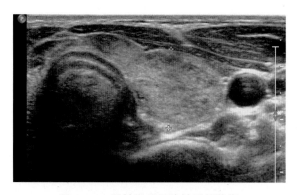

图 5-1-4　慢性淋巴细胞性甲状腺炎
灰阶超声显示甲状腺弥漫回声不均匀，内见多个
微小低回声结节

结节为甲状腺小叶被淋巴细胞和浆细胞浸润所致。部分病例除可见甲状腺弥漫性病变外，还可表现为局限性低回声结节。慢性淋巴细胞性甲状腺炎可合并甲状腺恶性结节，因此如甲状腺内结节难以同甲状腺癌鉴别时，应行穿刺活检以进一步明确诊断。慢性淋巴细胞性甲状腺炎晚期时，可见甲状腺萎缩，边界不清，内部由于广泛纤维化而不均匀，其内血流信号明显减少。

第 2 节　乳　　腺

一、浆细胞性乳腺炎

【病因与病理】

浆细胞性乳腺炎是女性常见疾病之一，又称管周性乳腺炎、乳腺导管扩张症，为一种非感染性乳腺炎症，为多种原因引起乳腺导管内分泌物聚集致乳管扩张、分泌物外渗而引起的以浆细胞浸润及纤维结缔组织增生为主的乳腺炎性病变。其发病的主要原因为：①乳头内陷畸形或发育不良；②哺乳期有乳汁潴留或哺乳困难；③炎症、外伤及乳晕区手术等累及乳管；④乳房退行性变导致乳管肌上皮细胞退化而收缩无力；⑤吸烟等。

【临床表现】

本病可发生在青春期后任何年龄的女性，以中老年女性多见。临床表现缺乏特异性，反复发作，病变破溃后形成瘘管，如继发细菌感染可长久不愈。典型者可分为急性期、亚急性期、慢性期三个阶段。急性期：乳房有红、肿、痛，乳腺内可触及结节、边界不清、有触痛；亚急性期：上述症状减轻，硬节缩小；慢性期：临床症状消失，仅留下界限不清、质硬的肿块。

【检查方法】

患者仰卧位，解开上衣以充分暴露乳房，肩部外展。如病变靠近外侧，可改用侧卧位进行检查。探头可应用 7.5～10MHz 线阵高频探头。可首先检查乳头区域，然后再从外上、外下、内上和内下四个象限依次进行纵切、横切和斜切扫查。扫查次序可根据检查者的习惯而定，但一定确保扫查全面，避免遗漏。

【超声表现】

病灶常位于乳晕后或乳晕周围，超声可有以下多种表现。

1. **囊肿型**　表现为单个或多个大小不一的无回声区，病变边界不清晰，病变壁较厚，内可见点状回声。

2. **单纯导管扩张型**　表现为导管扩张，管腔内可见极低回声甚至无回声。

3. **肿块型**　表现为形态不规则的肿块，边界欠清晰，病变无明显包膜，内部多为斑片状低回声（图 5-2-1）。

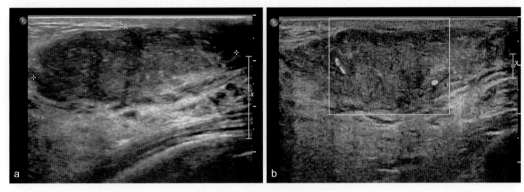

图 5-2-1　浆细胞性乳腺炎
a. 灰阶超声显示乳腺内低回声肿块，边界欠清；b. CDFI 其内可见散在血流信号

4. **囊实混合型**　表现为乳腺内囊实性肿块，形态不规则（图 5-2-2），病变与周边乳腺组织分界不清晰。

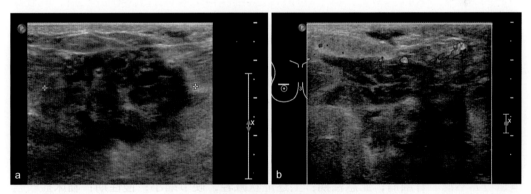

图 5-2-2　浆细胞性乳腺炎
a. 灰阶超声显示乳腺内囊实性包块；b. CDFI 其内未见明显血流信号

5. **瘘管型**　乳晕瘘口处可见低回声管道向乳头后方腺体内延伸，走行多不规则，挤压该低回声管道时，有分泌物自瘘口溢出。

【鉴别诊断】

1. **乳腺癌**　浆细胞性乳腺炎如表现为局部肿块时，有时易误诊为乳腺癌。①浆细胞性乳腺炎发病年龄多为中年女性，发病位置多位于乳晕周围或乳头深部；乳腺癌患者多为中老年女性，多位于乳腺外上象限；②乳腺癌起病隐匿，常为无痛性肿块；

浆液性乳腺炎病程短，肿块质硬，皮肤红肿，压痛明显；乳腺癌超声声像图表现为边界不清、形态不规则的肿块（图 5-2-3，图 5-2-4），呈"蟹足样"改变，有时内部可见多个细小钙化；浆液性乳腺炎病灶内可见部分液性暗区，向周围腺体渗入，而非"蟹足样"改变；③乳腺癌多质地较硬，后方伴声影；浆液性乳腺炎质地较软，采用弹性成像技术更有助于鉴别。

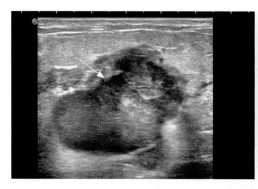 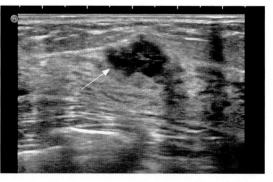

图 5-2-3　乳腺浸润癌
灰阶超声显示乳腺内较大低回声肿块，形态不规则

图 5-2-4　乳腺浸润癌
灰阶超声显示乳腺内较小低回声结节，形态不规则

2. 急性乳腺炎　①浆细胞性乳腺炎多发生于中年女性；急性乳腺炎多发生于哺乳期初产妇；②浆细胞性乳腺炎的质硬结节在超声上多显示为实性结节或以实性为主的囊实性结节，边界不清；而急性乳腺炎形成脓肿时，则为质软的肿物，超声上显示中心部为囊性，囊内透声差，囊壁较厚；③浆细胞性乳腺炎抗生素治疗无效，其硬结可长期存在；急性乳腺炎抗生素治疗有效。

3. 乳腺导管内乳头状瘤　浆细胞性乳腺炎导管扩张时多为数条导管扩张，部分壁增厚，内透声性差时，可见弱点状回声，无明显实性回声；导管内乳头状瘤多为一根导管呈囊性扩张，扩张处可见实性低回声团，CDFI 于其内可见血流信号。

4. 乳腺囊肿　浆细胞性乳腺炎为囊性包块时，多形态不规则，部分内透声性差，周边可见扩张导管；而乳腺囊肿边界清，呈圆形或椭圆形，有侧方声影，囊肿后方增强。

【临床意义】
浆细胞性乳腺炎不同的疾病阶段，其声像图特点不同，容易与多种疾病混淆。应紧密结合临床，仔细分析声像图特点，进行鉴别诊断。

二、急性乳腺炎

乳腺炎可分为特殊性和非特殊性炎症两大类。非特殊性炎症多由细菌引起，包括乳头炎、急慢性乳腺炎、乳腺脓肿等，较常见；而特殊性炎症由结核、真菌、寄生虫及理化因素等所致，较为少见。下面主要阐述非特殊性炎症中的急性乳腺炎。

【病因与病理】
急性乳腺炎大多数发生在产后哺乳期的最初 3～4 周，尤其初产妇为多见。致病菌大多为金黄色葡萄球菌，少数为链球菌。急性乳腺炎的感染途径为：①致病菌直接侵入乳管，上行至腺小叶。腺小叶中乳汁潴留，使细菌容易在局部繁殖，继而扩散至乳腺实质。②致病菌直接由乳头表面的破损、皲裂侵入，沿淋巴管蔓延至腺叶或小叶间的脂肪、纤维组织，引起蜂窝织炎。金黄色葡萄球菌常引起深部脓肿，而链球菌常引起弥漫性蜂窝织炎。

【临床表现】

起病时常有高热、寒战等全身中毒症状，患侧乳房体积增大，局部变硬，皮肤发红，有压痛及搏动性疼痛。如短期内局部变软，提示已有脓肿形成，需要切开引流。脓肿位置浅时，早期即有局部红肿，隆起，而深部脓肿早期时局部表现不明显，以局部疼痛和全身性症状为主。患侧的淋巴结常有肿大，白细胞计数常增高。如治疗不当或反复感染，可形成慢性化脓性乳腺炎，炎症周围结缔组织增生、增厚，形成肿块。

【超声表现】

超声可见腺体肿大，疾病早期可见不均匀低回声肿块，边界不清，后方回声稍增强，探头加压有明显压痛。脓肿形成后，可见小透声区，逐渐融合成较大的液性区（图 5-2-5）。病灶周围腺体或邻近脂肪组织因受炎症的浸润而呈模糊不清。CDFI 于进展期或脓肿前期在病灶周边可见丰富血流信号。

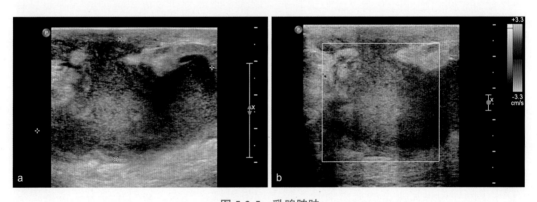

图 5-2-5　乳腺脓肿

a. 灰阶超声显示乳腺内液性包块，其内透声差；b. CDFI 其内未见明显血流信号

【鉴别诊断】

需要与炎性乳腺癌鉴别。炎性乳腺癌较为少见，其特点为起病急，恶性度高，预后差，临床表现类似乳腺炎。查体可见皮肤发红，红肿区域可超过整个乳腺的 1/3 范围，外观呈橘皮样改变伴皮温升高，乳腺肿块边界不清，腋下可触及肿大淋巴结。病理学检查癌细胞弥漫性阻塞皮肤淋巴管导致引流受阻为其炎性样临床表现的基础。超声表现为皮肤增厚；皮下脂肪层回声增高，其间可见迂曲扩张的淋巴管走行，典型者呈"卵石样"改变；腺体层增厚，内部结构紊乱，可见低回声实性肿块或片状低回声区，边缘模糊不清，形态不规则。

【临床意义】

超声检查的目的为判断是否有脓肿、脓肿是否成熟、脓肿内是否有分隔，超声引导下可行脓肿穿刺引流或置管。单房脓肿可行超声引导下穿刺抽吸，多房脓肿需行置管或外科引流。

第3节　腮腺和颌下腺

一、流行性腮腺炎

【病因】

为腮腺炎病毒引起的急性感染，为非化脓性炎症病变，多发于冬春季节，为儿童和青少年常见的呼吸道传染性疾病。病理上为非化脓性炎症改变，表现为腺体肿胀、发红，有渗出物、出血性病灶和白细胞浸润。患者可并发脑膜脑炎、睾丸炎。

【临床表现】

常为双侧腮腺同时发病，以腮腺肿大、疼痛、咀嚼和进食时疼痛加剧、腮腺导管口红肿为主要特征。

【检查方法】

检查腮腺时如鬓角毛发过多需刮掉，以利于探头与皮肤的良好接触。患者一般仰卧位。检查颈前部及颌下腺时，应让患者充分仰伸颈部，或在颈后部放置一枕垫，以利于颈部的充分暴露。检查一侧颈部和腮腺时，可让患者头偏向对侧。

【超声表现】

受累腺体表现为弥漫性肿大，多数为双侧腮腺肿大，少数为单侧肿大。腮腺的外形趋于圆形，腺体轮廓模糊，内部回声可表现为正常或减低、不均匀（图5-3-1）。CDFI于腺体内可见丰富的血流信号。腮腺内淋巴结常肿大，有时还伴有颈部淋巴结的肿大。

【临床意义】

超声可动态观察病情进展和临床疗效。恢复期，腺体体积可逐渐缩小，内部回声逐渐均匀，CDFI显示腺体内血流逐渐减少。

二、急性化脓性腮腺炎

【病因】

常由细菌感染所致，最常见为金黄色葡萄球菌感染，发病原因可能与腮腺导管长、粗和分支多引起的逆行感染有关。该病好发于一些患有严重疾病、大手术或老年患者，约50%患者与涎石症有关，常为单侧腺体受累。急性化脓性腮腺炎在儿童较为少见，常

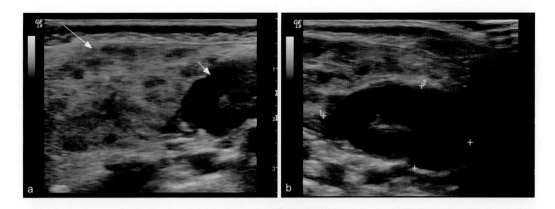

图 5-3-1　急性腮腺炎

a. 灰阶超声显示腮腺增大（长箭头），内回声不均匀，可见散在低回声区，并可见肿大淋巴结（短箭头）；

b. 显示腮腺内肿大淋巴结（标尺）

见于早产儿或伴有全身疾病的儿童，金黄色葡萄球菌为常见的致病菌，可能与口腔的逆行感染有关。病理上表现为腺体导管扩张，管腔内大量中性粒细胞积聚，导管周围及腺体实质内有大量白细胞浸润。

【临床表现】

病变区皮肤红肿，腺体急性肿大、肿痛，导管开口发红，有脓性分泌物溢出，严重者可形成脓肿。患者多伴有发热、白细胞计数增高等表现。

【检查方法】

同流行性腮腺炎。

【超声表现】

腺体弥漫肿大，内部回声减低、不均匀。严重感染者，可见液性脓肿形成，表现为形态不规则的无回声区，边界欠清，内透声差，可见碎屑回声或气体所致的强回声。累及皮肤时，可见肿块表面出现条形低回声区域皮肤相连。腮腺内淋巴结常可见肿大。

【临床意义】

超声可动态观察病情进展和临床疗效。腮腺内脓肿形成时，应及时行脓肿穿刺引流。

三、涎腺结石

【病因与病理】

为涎腺或其导管内形成结石，并发生一系列病理改变，其病因不十分明确，多见于颌下腺，约占涎腺结石的80%，其次为腮腺（约占19%）和舌下腺（约占1%）。该病的发生与颌下腺涎液黏蛋白含量高，较黏稠，且导管长、走行不规则，而导致涎液排泄受阻、钙质沉着有关。

【临床表现】

多见于中年人，男性较女性多见。涎石一般为单发，少数为多发。患者多为单侧发病，早期可无症状。当涎石阻碍唾液分泌时，可出现进食后涎腺区肿大、疼痛。涎石症一般伴有腺体的慢性炎症，如腺体增大、变硬、压痛等。位于导管内的颌下腺结石，触诊时可触及硬块。

【检查方法】

患者一般仰卧位。检查颌下腺时，应让患者充分仰伸颈部，或在颈后部放置一枕垫，以利于颈部的充分暴露。检查一侧颌下腺时，可让患者头偏向对侧。

【超声表现】

灰阶超声于涎腺内可见点状、条状或团状的强回声，后方伴声影（图 5-3-2）。涎腺常可见均匀性增大，呈慢性炎性改变。

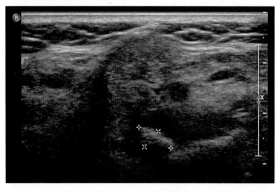

图 5-3-2　颌下腺结石
灰阶超声显示颌下腺导管扩张，内可见强回声结石（标尺）

【临床意义】

X 线平片对于诊断涎腺结石的假阳性及假阴性率均很高，如早期形成的软性结石以及较小的结石，因与周围骨骼重叠而不能显示，而涎腺周围的钙化灶、淋巴结钙化可造成假阳性；X 线平片不能准确检出合并的涎腺疾病。相比之下，超声对涎腺结石有较高的检出率高，可明确结石位置、大小、数目及形态，并能显示导管的结构、走行和鉴别导管梗阻原因如狭窄、肿瘤等，已成为涎腺结石首选的检查方法。

第4节　淋　巴　结

急性化脓性淋巴结炎

【病因】

急性化脓性淋巴结炎常见于儿童，常继发于上呼吸道感染、咽炎、扁桃体炎或中耳炎等，为化脓菌侵入感染病灶或损伤处并沿淋巴管进入淋巴结所致，常见的致病菌为金黄色葡萄球菌和 β 溶血性链球菌。

【临床表现】

典型者常继发于上呼吸道感染、咽炎、扁桃体炎或中耳炎。患儿表现为单侧颈部淋巴结迅速肿大，伴有局部发热、红斑和触痛。患儿常有畏寒、发热等全身症状，化验显示白细胞增多。

【检查方法】

患者仰卧位，颈部淋巴结检查时可在肩后部放一小枕，使头部后仰。腋窝淋巴结检查时，宜暴露上肢，双手上举。检查腹股沟区淋巴结时，下肢可略分开，以暴露腹股沟区和大腿内侧。

【超声表现】

病变淋巴结多位于颌下区，常为圆形或椭圆形，可为单个分布，但也可增大而互相融合，甚至形成脓肿。结节内皮、髓质分界欠清，回声极低。CDFI 于淋巴门部及不规则坏死灶周围可见丰富血流信号。淋巴结化脓后，其中心部可呈液性区，其内未见血流信号。经对症及抗感染治疗后复查，可见淋巴结不同程度缩小，血流减少。

【鉴别诊断】

1. 正常淋巴结　正常人颈部也可见散在淋巴结，其特点为：散在分布，呈扁圆形，纵横比＞2，边界清晰，内部回声均匀，皮质呈均匀低回声位于周围，髓质呈高回声居中，皮、髓质清晰可辨，CDFI 淋巴结内无血流或少血流信号（图 5-4-1）。临床无明显感染病史，淋巴结无触痛。在超过 1 岁的正常儿童，颈部淋巴结短径可达10mm，而在小于 1 岁的婴儿则不超过 3mm。

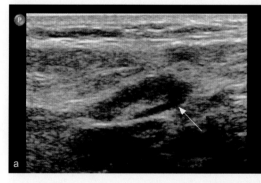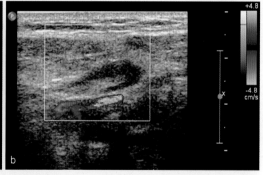

图 5-4-1　正常淋巴结

a. 灰阶超声显示颈部正常淋巴结（箭头），皮髓质分界清晰；b. CDFI 其内未见明显血流信号

2. 淋巴结反应性增生　在临床上最为多见，本质上为免疫应答反应，多由急慢性感染、药物或异性蛋白产生的抗原引起，本身并非一定由细菌、病毒引起的炎症。其基本病理改变为反应性滤泡增生，常伴有滤泡间的血管增生。超声显示淋巴结增大，可为椭圆形或圆形。皮质为均匀性增厚，髓质和门部相对较小，回声稍增高。CDFI 显示血流信号增多，但仍表现为淋巴门血流，并向淋巴结皮质内延伸，排列规则。

3. 结核性淋巴结炎　可为全身性结核病的局部表现，亦可为局部感染的结果。主要表现为淋巴结的无痛性肿大，淋巴结质地较韧，可能有轻压痛。后期淋巴结活动度逐渐减小，甚至粘连呈串珠状。血常规检查正常，红细胞沉降率可加快，结核菌素皮肤试验常强阳性。超声显示淋巴结增大呈圆球或椭球形，常见多发结节或融合性结节，纵横比＜2。淋巴结内多呈不均质低回声，髓质多显示不清；结节内出现坏死液化时，可见小片状低或无回声区，探头加压可见流动征象。病变侵及皮肤和皮下时，局部皮肤可见肿胀或厚薄不均、粘连。CDFI 结节内血流信号减少或消失或分布紊乱。经正规抗结核治疗后效果明显，淋巴结可消退。

4. 恶性淋巴结 良恶性淋巴结可通过以下征象来进行鉴别。

（1）淋巴结大小：淋巴结大小在良恶性鉴别上价值有限，因良性淋巴结有时也可以较大。

（2）形态：正常淋巴结呈扁平状；反应性增生时，淋巴结常整体增大，保留其椭圆形的形态；转移性病变时，由于恶性细胞的局部浸润，其形态不规则或呈圆形。淋巴结长径与短径比大于 2 时，提示为良性；而小于 2 时，淋巴结趋于圆形，提示为恶性。

（3）内部回声：正常淋巴结皮质呈均匀的低回声；脓性淋巴结炎形成脓肿时，其内可见液性区，探头按压时，可见其内液体震动征象；陈旧性结核性淋巴结有时可见粗大钙化；淋巴瘤时皮质回声可明显减低，常呈"假囊性"，后方可见回声增高，与结节内部淋巴滤泡大量增生有关；甲状腺乳头状癌淋巴结转移时，可呈高回声，有时可见点状钙化，钙化与甲状腺原发肿瘤相似（图 5-4-2）；甲状腺髓样癌转移时，有时亦可见点状钙化，可较乳头状癌转移灶的钙化粗大，组织学上为钙化沉积并被淀粉样蛋白所包裹。

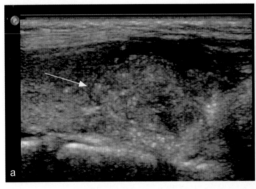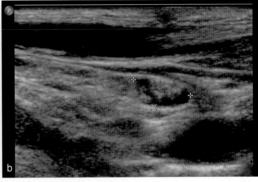

图 5-4-2 甲状腺癌淋巴结转移

a. 灰阶超声显示甲状腺右叶略偏低回声结节，内可见多发点状钙化（箭头所示）；

b. 右侧颈部可见肿大淋巴结，内见多发点状钙化（游标）

（4）淋巴结皮质和淋巴门：正常和良性淋巴结常保留淋巴门结构，而恶性淋巴结则表现为淋巴门形态异常或消失（图 5-4-3，图 5-4-4）。淋巴结反应性增生常导致皮质弥漫增厚，而恶性淋巴结可导致淋巴结皮质偏心性增厚。

（5）淋巴结坏死：坏死分为囊性坏死和凝固性坏死。囊性坏死为头颈部鳞癌患者淋巴结转移的一个敏感征象，常发生于淋巴结的最大径大于 3cm 时，超声表现为结节内部液性区，边界不清。囊性区可为局部或少数情况累及整个淋巴结。对囊性区进行穿刺抽液细胞学检查有助于诊断的确定。囊性坏死亦见于淋巴结结核。淋巴结凝固性坏死较为少见，可表现为边界不清的高回声区。

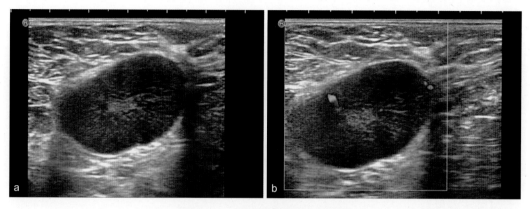

图 5-4-3　乳腺癌腋窝淋巴结转移

a. 灰阶超声可见腋窝淋巴结肿大，淋巴门消失；b. CDFI 其内仅见少许血流信号

　　（6）淋巴结血管：淋巴结的主要动脉和静脉经淋巴门进入淋巴结内，进一步分支到达皮质和包膜。良性和反应性增生淋巴结内可见血流通过淋巴门，进而沿长轴穿过淋巴结中部，并发出分支至淋巴结的皮质。恶性淋巴结由于肿瘤浸润、局部发生坏死等而发生结构改变，可出现以下异常征象：局部灌注缺损、被膜下血流增多、血管紊乱或移位，其中被膜下血流并不是起源于淋巴门处血流。但结核性淋巴结炎由于病变导致淋巴结结构破坏，可出现类似恶性淋巴结的血流表现。

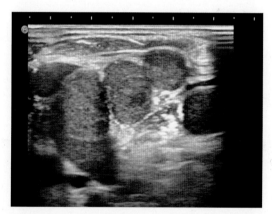

图 5-4-4　肺癌锁骨上淋巴结转移

灰阶超声于锁骨上可见多个肿大淋巴结，内淋巴门结构消失

【临床意义】

　　超声诊断时应密切结合临床。儿童颈部淋巴结肿大多由于感染所致，但出现以下征象时，应高度怀疑淋巴瘤：淋巴结无痛、进展性增大、累及锁骨上区域，持续大于6个月。

第 5 节　肌骨和外周神经

一、急性肌肉损伤

　　急性肌肉损伤可分为直接性损伤（外部因素）和间接性损伤（内部因素）。

（一）直接性肌肉损伤

【病因与病理】

外力直接作用在肌肉上可导致肌肉损伤（挤压伤或穿透伤）。锐器或高速物体可导致肌肉撕裂伤，而钝性物体常导致肌肉挫伤、血肿，多发生在邻近骨的肌肉上，如股中间肌。此类损伤中，肌肉损伤部位与外力作用部位一致，受累肌肉常由于受到外力与其深部骨质的合力挤压所致。直接性肌肉损伤可发生于任何肌肉上，而其中运动所致的肌肉损伤多发生在股中间肌和股外侧肌，因在运动中，上述肌肉极易受到直接的撞击而发生损伤。

【临床表现】

主要表现为局部疼痛、肿胀和活动障碍。由于外力的直接作用，局部皮肤常可见瘀斑、水肿等表现。

【超声表现】

直接性肌肉损伤由于肌纤维断裂和出血，超声表现为肌组织内边界不清的高回声区（图 5-5-1），局部肌肉肿胀、结构显示不清，严重者可发生肌肉部分或完全撕裂，撕裂处可见积血回声（图 5-5-2）。损伤部位常为直接外力作用处，而不是肌-腱移行处。此点可与肌肉拉伤相鉴别。

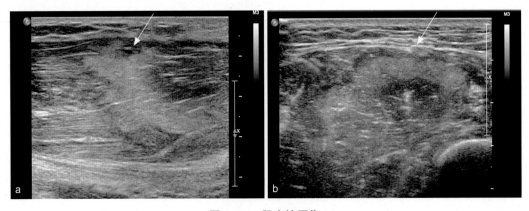

图 5-5-1　肌肉挤压伤
a. 纵切面显示肱二头肌内损伤区呈偏高回声，边界不清（箭头）；
b. 横切面显示肱二头肌损伤区呈偏高回声，边界不清（箭头）

肌肉损伤后常形成血肿，其在伤后的不同时期表现不同。超急性期，损伤肌肉可显示为肿胀，其回声可能与周围正常肌肉相似。急性期，出血可表现为高回声，边界不清；数小时后，凝血块形成，血肿表现为均匀的低回声，边界逐渐清晰；4～6 天后凝血块崩解，液化变为均一的无回声，后方回声增强，CDFI 其内无血流信号；随后为血肿吸收期，可见低回声组织从周边向内逐渐充填，血肿腔逐渐消失。

（二）间接性肌肉损伤 - 肌肉拉伤

【病因与损伤机制】

肌肉收缩可分为向心收缩、等长收缩和离心收缩。在肌肉主动活动时，多数肌肉表现出上述三种收缩。如举重物时，肱二头肌收缩，同时肌纤维缩短，为向心收缩。如将重物举到半途中保持不动，此时肌肉收缩但肌纤维无缩短，此时为等长收缩。如将重物逐渐放下，此

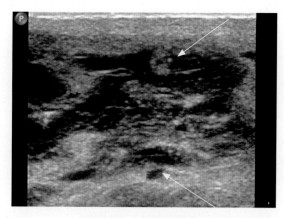

图 5-5-2 肌肉挤压伤
灰阶超声显示大腿前部肌纤维连续中断，可见不规则血肿（箭头）

时肱二头肌仍然收缩，但肌纤维被动拉长，此时为离心收缩。间接性肌肉损伤多发生在肌肉过度离心收缩时，导致肌腱移行处或肌筋膜处断裂。间接性肌肉损伤多见于大腿后部的腘绳肌、股二头肌、股直肌和腓肠肌内侧头。

肌肉拉伤多数是由于肌肉在收缩时被强力牵拉所致，损伤部位常位于肌 - 腱移行处，因在肌肉 - 肌腱 - 骨系统（muscle–tendon–bone unit，MTBU）中，肌 - 腱移行处为最薄弱的部位，该处对能量吸收的能力较差。肌肉的部分或完全撕裂可发生肌 - 腱移行处。有些肌肉易发生拉伤，如从事快速活动或快速加速活动的肌肉，其内部含有较高比例的 II 型肌肉纤维。另外，起点和止点跨越两个关节的肌肉易发生损伤。股直肌、股二头肌、腓肠肌内侧头因具备这些易发因素而易发生损伤：均跨过两个关节、常进行高速的离心收缩。

肌肉拉伤也可发生在其他部位：肌筋膜表面、肌内（未累及肌腱或筋膜）或直接自骨撕脱。肌肉拉伤有时可发生在肌 - 骨交界处，此处无肌腱，如耻骨肌和股二头肌短头。在儿童，由于骨尚未发育成熟，肌肉 - 肌腱 - 骨系统最薄弱的部位为腱 - 骨交界处，因此止点处骨的撕脱骨折较为常见。

【临床表现】

主要表现为运动过程中出现的肌肉局部疼痛，常伴有不同程度的肿胀和活动障碍。

【超声表现】

肌肉拉伤急性期超声显示为肌纤维自肌腱或腱膜处断裂、回缩，局部可见多少不等的出血（图 5-5-3）。肌肉撕裂范围较大时，局部可见较大的血肿（图 5-5-4，图 5-5-5），常于伤后 1～2 天时比较明显，因血肿逐渐变为低回声而易于显示。损伤周围组织由于水肿和炎性反应而呈高回声或不均质回声。少数情况下由于肌腱位于肌肉内部（如股直肌），肌肉损伤部位可位于肌腹中部，而不是位于肌腹两端。约 1 周后，由于纤维组织开始增生导致瘢痕形成，局部显示为边界不清的高回声区域（图 5-5-6）。

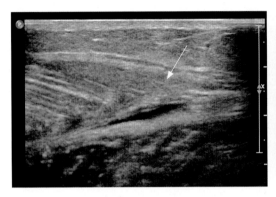

图 5-5-3　肌肉拉伤
超声显示腓肠肌内侧头远端部分撕裂
伴局部少量积血（箭头）

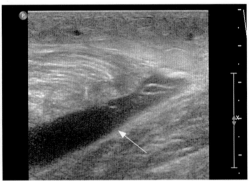

图 5-5-4　肌肉血肿
超声显示腓肠肌内侧头完全断裂后，其与比目鱼肌之间
可见血肿（箭头）

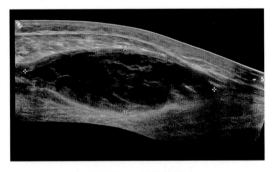

图 5-5-5　肌肉血肿
超声显示腓肠肌内侧头损伤后，其与比目鱼肌之间可见
血肿（游标），内呈无回声，并可见条索状，呈高回声

肌肉拉伤超声分级（2002）：

0 级：尽管临床上提示肌肉拉伤，但超声无阳性发现；Ⅰ级：损伤范围较小，仅见局部低回声或高回声区，边界模糊，或可见腱膜水肿。Ⅱ级：为部分撕裂，未累及整个肌肉横断面，断裂处常填充血肿，周围可见肌肉断端碎片，探头轻微加压可见肌肉碎片漂浮征象。Ⅲ级：为肌肉完全性断裂。超声检查显示肌肉连续性完全中断，边缘不整，远端肌肉回缩成团状图，两断端之间可见

血肿。断裂肌肉的筋膜可以完整，超声可显示血肿沿筋膜间隙蔓延。

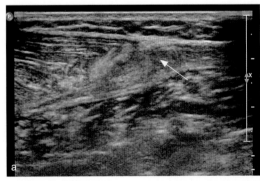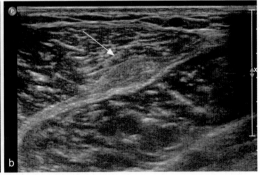

图 5-5-6　肌肉损伤后 9 个月复查
a. 超声显示腓肠肌内侧头远端血肿机化呈高回声（箭头）；b. 超声显示腓肠肌与比目鱼肌之间血肿机化呈高回声（箭头）

【临床意义】

在诊断肌肉拉伤时，超声可用于确定受累肌肉的部位、范围，撕裂部位与肌肉中心腱和肌筋膜表面的关系，其诊断准确性与 MRI 相当。在愈合期，超声可显示出血腔隙逐渐缩小、壁逐渐增厚。应注意在损伤早期，超声有时可出现假阴性表现，因出血可为弥漫性分布，表现为肌肉散在分布的高回声区，而不是表现为局限性、边界清楚的低回声或无回声积液。

二、急性跟腱断裂

肌腱是将肌肉和骨相连的索状或膜状致密结缔组织，便于肌肉附着和固定。每一块骨骼肌都分为肌腹和肌腱两部分。肌腱色白较硬，没有收缩能力。长肌的肌腱多呈圆索状；阔肌的肌腱阔而薄，呈膜状，又称为腱膜。肌腱内的血管比较稀疏，因此，肌腱断裂后局部出血较少。

肌腱断裂多发生在肌腱与骨的止点处，伴或不伴有骨的撕脱骨折，或发生在肌 - 腱移行处，而腱体内的撕裂常在肌腱退行性变的基础上发生。肌腱退行性变发生可能与肌腱的过度劳损性损伤有关，劳损导致肌腱纤维的反复微小损伤而又不能完全愈合，特别是在肌腱的易损伤区域（缺乏血供区域）。临床上易发生劳损损伤的肌腱包括上肢的冈上肌腱、肱二头肌长头肌腱和其远侧肌腱、肘部的屈肌总腱和伸肌总腱、下肢的髌腱、跟腱、胫骨后肌腱和𧿹长屈肌腱等。其他可导致肌腱损伤的因素包括肌腱受支持带的压迫、邻近骨突或副肌腱的摩擦、滥用或局部注射皮质类固醇激素等。另外，一些系统性疾病亦会影响肌腱纤维的力量而导致肌腱易发生断裂，如痛风、类风湿关节炎、糖尿病、甲状旁腺功能亢进、慢性肾衰竭等。肌腱的劳损可以合并其他的易损因素而共同导致肌腱发生退行性变。

跟腱断裂为临床上常见的肌腱损伤性病变，以下就跟腱断裂的临床和超声表现进行简要论述。

【病因与病理】

跟腱是人体最坚强、肥大的肌腱，长约 15cm，起自小腿中 1/3，止于跟骨后结节中点。跟腱是最易受伤的踝部肌腱，其断裂可发生在三处位置：肌 - 腱移行处、肌腱中段以及肌腱在跟骨附着处，最常见的部位为跟骨附着处以上 2～6cm 范围。研究认为，此段肌腱血液供应较差，营养不良，故最易引起撕裂。

【临床表现】

跟腱断裂多数发生在剧烈运动或劳动中用力使足跖屈或拉紧跟腱时，患者突然感跟腱部位剧烈疼痛，走路时跖屈无力。临床检查可见跟腱部位肿胀、断裂处可触及凹陷，足跖屈功能障碍，失去正常行走步态。

【检查方法】

检查跟腱时，患者可俯卧，足悬于检查床之外。应从跟腱的肌 - 腱移行处开始检查至其跟骨附着处。正常跟腱呈条形等回声结构，内部可见多条平行排列的细线状回声，远段附着在跟骨，附着处跟骨骨皮质平滑。跟腱前后径随检查者的体型和性别而不同，一般横切时为 5～6mm。应避免纵切时测量肌腱的前后径，因纵切时切面易倾斜而使数值增大。怀疑跟腱撕裂时，可通过踝背屈和跖屈的活动来动态观察肌腱，有助于明确诊断。

【超声表现】

跟腱完全断裂时，超声显示跟腱连续性中断，断端不整齐如马尾状，急性撕裂可见跟腱两断端之间的血肿，呈高回声区域，数日后血肿可呈低回声或无回声（图 5-5-7）。部分撕裂时，纵切面可见仍有部分肌腱纤维延续（图 5-5-8），横切面超声可观察残余肌腱的横截面积。

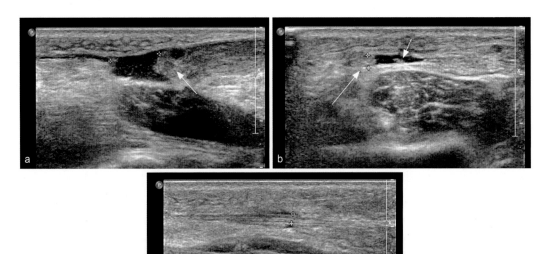

图 5-5-7　跟腱完全断裂

a. 纵切面显示跟腱完全断裂，断端略回缩（箭头），局部可见积血（标尺）；b. 横切面显示跟腱断裂处可见积血呈无回声（短箭头），其旁可见跖肌腱（长箭头）及其横切面（游标）；c. 纵切面显示跖肌腱完整（游标）

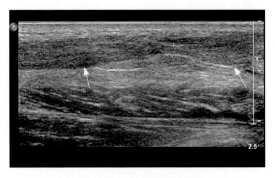

图 5-5-8　跟腱部分断裂

纵切面显示跟腱（箭头）部分断裂，残留跟腱纤维较细（标尺）

动态超声检查有助于判断跟腱为完全撕裂或部分撕裂。捏小腿三头肌时，可见近侧断端随同肌肉的被动收缩而向近侧移动，断端间隙增宽，远侧断端没有任何运动；松开肌肉后近侧断端恢复原有断裂状态。踝关节被动背屈运动时，跟腱断端间距明显增大，呈分离现象；被动跖屈时，两断端有接近趋势。当肌腱为完全撕裂时，测量踝背屈及跖屈时跟腱断端之间的距离对于治疗方案的选择较为重要。

超声检查跟腱时，还应注意跖肌腱完整情况。多数跟腱断裂患者，其跖肌腱可保持完整。如跟腱断裂而跖肌腱未断裂，则跖肌腱可作为跟腱修补的移植物。

【临床价值】

超声可用来监测跟腱断裂缝合术后的愈合情况及有无再撕裂。如缝合处肌腱组织回声不均匀，可见范围不等的积液，则提示跟腱愈合不良。

三、急性踝关节韧带损伤

韧带为连接骨组织以及支持内脏的致密结缔组织，运动医学中的韧带为连接骨与关节的骨骼韧带，由纵向排列的成纤维细胞和细胞外基质构成，其内固体性物质主要为胶原，占干重的 65%～90%，其中主要为 I 型胶原。韧带的功能为参与关节稳定，即与其他稳定装置（骨骼、肌肉等）一起，使关节沿着正常、固定的轨迹运动并限制关节的异常活动。

根据美国医学会运动医学委员会《运动损伤的标准命名法》手册，将韧带损伤按严重程度分为 3 度：I 度损伤为少量韧带纤维撕裂，伴局部压痛，无关节不稳定；II 度为较多韧带纤维断裂，伴轻中度的关节不稳定；III 度为韧带的完全断裂，可导致显著的关节不稳。一般认为，I 度损伤可行对症治疗，无须特殊制动，一般几天后即可恢复活动；II 度损伤可保守治疗，但应限制活动，应用支具或石膏制动 4～6 周。III 度损伤需要手术修复重建。

踝关节外侧韧带损伤为临床常见的韧带损伤，以下就其临床和超声表现进行简要论述。

【病因与病理】

踝关节外侧韧带损伤是一种常见的外伤，由骤然的内翻、外翻或旋转暴力所致。当在高低不平的地面上跳跃，或下楼梯滑落，或因不慎踏入地面凹陷处，由于踝内侧副韧带较外侧副韧带坚厚、踝内翻肌群较外翻肌群力量大，易造成踝关节突然内翻、内收，造成外侧副韧带损伤。轻者仅有部分韧带纤维撕裂、重者可使韧带完全断裂或韧带及关节囊附着处的骨质撕脱，甚至发生关节脱位。若治疗不及时或不恰当，可形成踝关节复发性脱位。

【临床表现】

踝扭伤时最常累及距腓前韧带损伤，占所有踝关节韧带损伤的 70%。严重的损伤可导致距腓前韧带和跟腓韧带同时损伤，占 20%～40%。而距腓后韧带由于较为强韧而较少损伤。单独发生的跟腓韧带损伤亦较少见。

急性损伤后踝关节外侧骤然疼痛，尤以走路或活动关节时最明显。由于出血和组织液外渗，踝关节前外侧和足背部肿胀。Ⅰ度和Ⅱ度损伤最显著的肿胀和疼痛区大都局限在外踝前下方。将足内收或踝关节内翻，踝外侧疼痛可加重。Ⅲ度损伤时，局部肿胀、疼痛较严重，内翻踝关节时不仅疼痛加剧，且感到关节不稳，距骨有异常活动，严重者于外踝与距骨外侧可触到沟状凹陷。

【检查方法】

距腓前韧带起自外踝前缘，向前内侧延伸，止于距骨颈外侧面。踝关节最大跖屈时此韧带紧张，因此需在此体位检查。检查时，探头后端在外踝上，前端斜向前内放在距骨上。跟腓韧带连接外踝尖部和跟骨外侧，踝背屈时此韧带处于紧张状态，因此需在此体位进行检查。检查时，探头自外踝斜向下后方，止于跟骨。如在踝背屈过程中显示跟腓韧带的带状回声且腓骨肌腱向外侧移动，则可除外跟腓韧带的完全撕裂。

【超声表现】

急性韧带部分损伤时，超声显示韧带增厚、回声减低，局部有压痛（图5-5-9）。韧带完全性断裂，可见韧带连续性中断，两断端回缩、弯曲，断端之间可出现低回声液性回声（图5-5-10）。合并撕脱骨折时，可见韧带附着处出现异常骨折片，后方伴声影。距腓前韧带损伤可伴有关节囊撕裂，从而导致踝关节腔内积液流至踝前外侧软组织内。而跟腓韧带的完全损伤可导致踝关节腔与腓骨肌腱的腱鞘相通。

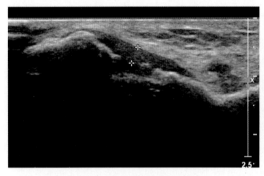

图5-5-9　距腓前韧带部分损伤
超声显示韧带增厚，回声减低（标尺）

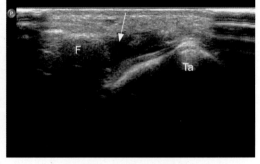

图5-5-10　距腓前韧带断裂
超声显示距腓前韧带断裂后，局部仅见积液（箭头）
Ta—距骨；F—腓骨外踝

当判断距腓前韧带是部分断裂还是完全断裂较为困难时，可用前抽屉试验来判断。检查时，患者俯卧位，患足垂于检查床外，检查者用手握住患者足前部向前牵拉，同时让踝关节跖屈和内翻，超声动态观察距腓前韧带，如韧带完全断裂，则可见韧带断裂处间隙增宽，外踝和距骨之间间隙亦增大；而在韧带部分撕裂患者，韧带长度则无明显变化，外踝和距骨之间距离亦无明显改变。

四、肌腱炎性病变

肌腱炎性病变对于有腱鞘的肌腱主要引起腱鞘炎，而对于无腱鞘的肌腱则主要引起腱围炎。

（一）腱围炎

【病因与病理】

腱围炎多发生于跟腱，常伴有较重程度的跟腱病。

【临床表现】

患者常有跟腱周围组织肿胀不适、触痛。少数患者跟腱腱围炎可单独发生，其跟腱结构显示正常。

【超声表现】

超声可发现腱围组织增厚，回声减低（图 5-5-11），能量多普勒（PDI）可见腱围组织内血流信号增加。

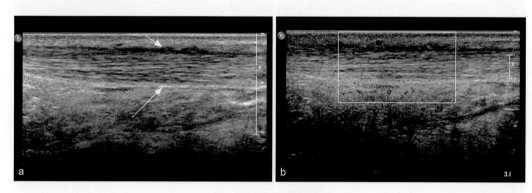

图 5-5-11　跟腱腱围炎

a. 灰阶超声显示跟腱（长箭头）的浅侧组织增厚、回声减低（短箭头）；b. PDI 于增厚的腱围组织内可见丰富血流信号

（二）腱鞘炎

【病因与病理】

对于有腱鞘的肌腱，炎症可继发于反复性微小创伤、劳损、骨性结构对肌腱的摩擦、异物、感染、关节炎等。

【临床表现】

主要表现为受累肌腱的肿胀、疼痛，可伴有不同程度的活动障碍。

【检查方法】

超声检查肌腱时，要在横切面和纵切面对肌腱进行全面扫查，可自近侧肌腱移行处向远侧直至腱与骨的止点处。检查时，要注意使声束垂直于肌腱，以便观察肌腱的纤维结构。声束与肌腱不垂直时，肌腱的回声可发生明显的改变，肌腱回声减低，类似病理改变，为肌腱的各向异性伪像。因此，超声检查肌腱时，应注意识别肌腱的各向异性伪像，以避免误诊。

【超声表现】

急性浆液性腱鞘炎时，腱鞘内积液增加，横切面超声显示肌腱周围有环状的积液。积液内可为无回声，也可见一些细胞成分或代谢产物形成的碎屑回声。探头加压时可见积液内碎屑移动的征象。感染性及化脓性腱鞘炎时，可见腱鞘扩张，内可见积液，其内透声差，PDI 于腱鞘及其周围软组织内常可见丰富血流信号。腱鞘炎伴有滑膜增生时，可见腱鞘增厚，多呈低回声，PDI 于其内可见丰富血流信号（图 5-5-12，图 5-5-13）。

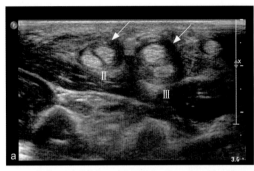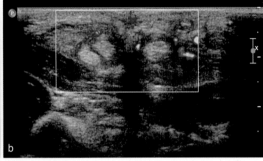

图 5-5-12　指屈肌腱腱鞘炎
a. 手掌处横切面显示第二和第三指屈肌腱腱鞘增厚，回声减低（箭头）；
b. PDI 于增厚的腱鞘内可见丰富血流信号

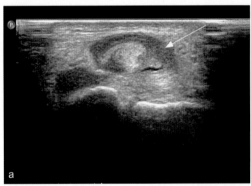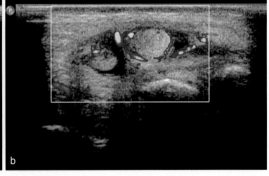

图 5-5-13　内踝处腱鞘炎
a. 横切面显示胫骨后肌腱的腱鞘增厚，呈低回声（箭头）；
b. PDI 显示胫骨后肌腱和趾长屈肌腱腱鞘内可见丰富血流信号

【鉴别诊断】

亚急性和慢性腱鞘炎时，患者往往病程较长，腱鞘内积液明显较少，常可见腱鞘增厚。超声诊断慢性肌腱炎较为困难，因腱鞘内一般无积液，仅表现为肌腱本身的增粗。此时常需双侧对比探查以判断肌腱是否增粗。

【临床价值】

超声检查不仅可用于肌腱和腱鞘炎的诊断，还可用于疗效的观察。经过有效的治疗，超声可见腱鞘内积液减少，腱鞘内血流信号亦减少。

五、周围神经损伤

【病因与病理】

周围神经损伤的因素主要有牵拉伤、挫裂伤、切割伤、缺血性损伤、挤压伤等，其他还有火器伤、电击性和放射性损伤等。在很多情况下，神经损伤可由多种因素共同所致。神经的牵拉伤中，常见为车祸伤所致的臂丛神经根性撕脱、膝关节扭伤、脱位或骨折所致的腓总神经拉伤等。但是，神经的外鞘有可能保持完整。

【临床表现】

临床表现因损伤神经的部位、类型及严重程度而异。主要表现为相应神经支配区的感觉运动功能障碍、局部肌肉萎缩、畸形和局部疼痛、局部皮肤营养改变等。

【超声表现】

牵拉伤导致神经部分断裂时，局部可形成梭形的神经瘤而使神经尚保持连续。病变较轻时，神经瘤可仅发生于神经内的一个或数个神经束，因此神经的横截面积可正常或稍增大。

神经的挫伤常发生于神经邻近骨面且位置较为固定的部位，因此处易受到外力的损伤。损伤后神经表现为弥漫增粗，回声减低（图 5-5-14）。

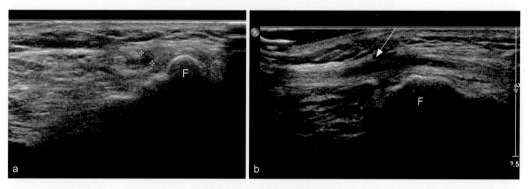

图 5-5-14　腓总神经损伤

a. 横切面显示腓总神经增粗（标尺）；b. 纵切面显示腓总神经弥漫增粗、回声减低（箭头），F—腓骨头

在神经的穿透性损伤时，神经可发生部分或完全断裂。神经完全断裂时表现为神经连续中断（图 5-5-15），有时可见神经瘤形成，显示为神经断端的低回声结节（图 5-5-16），通常结节的直径要大于损伤神经的直径。多数断端神经瘤的边界较为清晰，但如与周围瘢痕组织粘连或包裹，则其边界可不清晰。如神经两断端距离较近时，神经瘤有时可包括两个断端而表现为神经连续的假象。

【临床意义】

周围神经发生损伤后，如神经部分或完全断裂或神经被周围瘢痕组织、钙化灶、机化的血肿、异常增生的骨质、骨内固定物等卡压后，神经功能的恢复常较为困难，

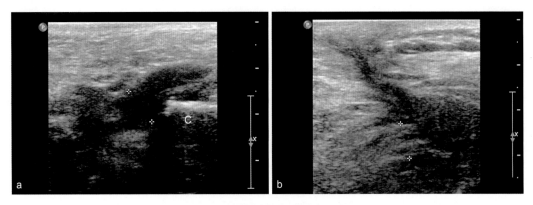

图 5-5-15　锁骨骨折伴臂丛神经断裂

a. 显示臂丛神经于锁骨骨折处完全断裂，可见近侧断端（游标）；b. 于锁骨下区可见
臂丛神经远侧断端（游标），C—锁骨

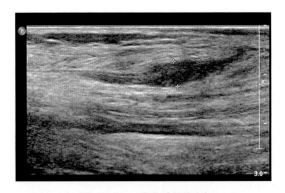

图 5-5-16　腓浅神经断裂

显示腓浅神经断裂后神经瘤形成，呈低回声（标尺）

往往需要手术治疗。此时早期明确诊断和及时手术治疗有助于神经功能的尽快恢复。相反如神经损伤程度较轻，则不必要的手术治疗会加重神经的损伤。因此，准确而全面地评估神经损伤的程度、类型等有助于临床治疗方案的确定。

神经电生理检查对于医源性周围神经损伤的诊治具有重要价值，但在神经的急性损伤中诊断受到限制。相比较而言，超声在神经急性损伤的诊断中具有重要的作用。高频超声由于可以清晰显示周围神经损伤的部位、程度、有无合并伤等而在周围神经损伤的诊断上发挥重要作用，已成为周围神经损伤诊断的重要影像学手段之一。

六、周围神经卡压征

周围神经卡压常发生在神经行经一些狭窄的骨纤维管道、在异常或粗壮的肌纤维束、纤维束或骨嵴下方经过时。临床常见的周围神经卡压包括腕管综合征、肘管综合征、踝管综合征等。

周围神经卡压超声的典型征象为：卡压处神经明显变细，而卡压的近端神经可水肿增粗。近段的增粗神经常呈梭形，累及长达 2～4cm。卡压处及其近侧神经呈低回声，其内神经纤维束结构消失。临床常通过定量测量水肿段神经的横截面积来诊断周围神经卡压。于神经卡压处的周围常可发现致病因素，如骨折片、周围瘢痕组织、血肿、骨质增生等。以下就常见周围神经卡压征进行简要论述。

（一）腕管综合征

腕管综合征是周围神经卡压中最常见的一种。任何原因引起的腕管内压力增高，使正中神经受压，产生神经功能障碍，即称为腕管综合征。

【发病原因】

腕管综合征的原因可分为局部性和全身性因素。常见局部因素：①腕管容积变小：如腕骨变异、腕横韧带增厚等。②腕管内容物增多：如前臂或腕部骨折，腕骨脱位或半脱位，创伤性关节炎（骨赘形成），肌肉变异，局部软组织肿块等。③位置因素：屈腕尺偏固定时间过长，睡姿影响（夜间手腕部自主屈曲位固定）。④活动因素：从事反复的屈、伸腕活动者。全身因素：本病女性多见，多于男性 4 倍以上，且好发于绝经前、后期或妊娠期，可能是由于雌激素的缺乏，失去了抑制脑垂体激素的作用，从而刺激了结缔组织的生长，导致腱膜或腕横韧带增厚，使腕管狭窄而压迫正中神经。其他因素包括感染、非感染性炎症等。

【临床表现】

中年女性，40～60 岁好发，开始为感觉障碍，主要为桡侧三个半手指麻木、疼痛，夜间加重。夜间发病或症状加重为其一大特点。长时间的腕部过伸或过屈均可引发症状。病变严重者可出现运动障碍，主要为拇指无力或动作不灵活等。病程较长的病例，常有大鱼际肌萎缩，其中以拇短展肌和拇对掌肌最为明显，而鱼际部感觉无影响（正中神经的掌皮支未受累）。

【检查方法】

检查腕管处正中神经时，可首先进行横切面检查。探头横切放置在腕管近端，即位于舟骨与豌豆骨之间。此切面可显示正中神经及腕管内各肌腱的横切面。自此处可进一步向腕管远段和前臂进行追踪探查。除观察正中神经有无异常外，还要注意观察腕管内各肌腱有无异常、腕横韧带有无增粗、腕管内有无其他占位病变。发现正中神经病变后，探头旋转 90° 进行纵切面检查。

【超声表现】

腕管综合征时超声可见远段腕管内的正中神经受压变扁，近段腕管内的正中神经增粗，局部腕横韧带向掌侧隆起。有时可见正中神经受压处腕横韧带明显增厚。定量指标可测量正中神经在近侧腕管的横截面积（图 5-5-17），多数研究认为如大于 10mm^2 可提示腕管综合征。

超声有时可发现引起腕管综合征的外部原因，如腕管内异常肌腹、正中动脉、腕管内屈肌腱腱鞘炎、腱鞘囊肿、脂肪瘤等。

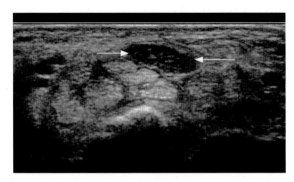

图 5-5-17　腕管综合征
横切面显示腕管近段正中神经增粗，回声减低（箭头）

（二）肘管综合征

肘管综合征是指尺神经在肘管这一特殊解剖部位受种种因素的压迫，产生以尺神经麻痹为主的症状和体征。

【发病原因】

肘管综合征常见原因包括肘管底部的内侧副韧带增厚、异常肘后肌、关节内游离体、腱鞘囊肿、骨骼的异常（如肘外翻、骨折所致的畸形、异位骨化灶、骨性关节炎伴有肘内侧骨赘形成）等，肱三头肌内侧头向前移位、尺侧腕屈肌二头之间纤维带形成亦可导致尺神经卡压。

【临床表现】

主要表现为肘内侧疼痛、手掌尺侧及尺侧一个半手指感觉异常及手内在肌的无力。严重者可出现爪形手，即第一骨间隙和小鱼际肌的萎缩和第四、五指的半屈畸形，且小指处于外展位，内收不能。

【检查方法】

在肘管处检查尺神经时可首先进行横切面检查。横切面尺神经显示为椭圆形的低回声结构，边界清楚，紧邻肱骨内上髁的后方。自肘管处可进一步向前臂和上臂进行追踪检查。发现尺神经病变后，探头旋转 90° 进行纵切面检查。除观察尺神经本身的病变外，还要注意尺神经周围的软组织有无异常。还可行动态超声检查以观察尺神经有无脱位：即探头横切放置在肱骨内上髁与尺骨鹰嘴之间，让患者做屈肘动作，如发现尺神经向前移位至肱骨内上髁前方则为尺神经脱位。

【超声表现】

肘管综合征时，超声可见尺神经局部受压变细，其近端神经增粗，内部神经纤维束结构显示不清。肘管支持带有时可见增厚。在肱骨内上髁水平横切可对尺神经横截面积进行定量测量，尺神经横截面积大于 7.5mm^2 可提示肘管综合征。超声还可发现引起尺神经卡压的病因，如占位性病变、骨质增生、滑膜炎等（图 5-5-18）。

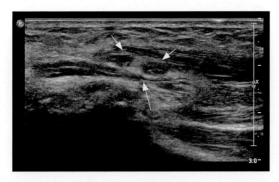

图 5-5-18　肘管综合征
肘管处显示尺神经局部被腱鞘囊肿（短箭头）挤压而变细（长箭头）

（三）踝管综合征

踝管综合征是指踝管内胫神经及其分支因卡压而产生的局部和足底放射性疼痛、麻木的神经综合征。踝管可分为近侧和远侧两部分，近侧踝管综合征指胫神经在内踝后方的卡压，远侧踝管综合征是指胫神经分支的卡压，包括足底内侧神经、足底外侧神经、跟内侧感觉支。

【常见病因】

较常见的病因包括踝管内腱鞘囊肿、滑膜炎、瘢痕组织、距骨内侧结节的外生骨疣、增厚变紧的屈肌支持带、距跟联合、静脉曲张、局部副肌的压迫等。

【临床表现】

起病较为缓慢，多见于单侧。开始时，患者可有足底和足内踝麻木、疼痛，尤以夜间及负重或运动后加重，休息后可有所缓解。随着病情的发展，症状可加重，疼痛呈持续性，休息或睡眠时仍有疼痛，部分患者有夜间痛醒史。查体可见足跖侧痛、温觉及触觉减退，有时可触及肿块，边界不清，局部 Tinel 征阳性。晚期可见足底内侧神经和（或）足底外侧神经支配的肌肉萎缩。

【检查方法】

检查时患者仰卧或坐位，充分暴露内踝。首先进行横切面检查，自内踝向后方依次可见胫骨后肌腱、趾长屈肌腱、胫神经、胫后动静脉、踇长屈肌腱。找到胫神经后可首先横切面自上而下扫查，观察神经有无增粗或受压变细，其周围组织有无占位性病变。继而探头旋转 90° 对神经进行纵切面检查。

【超声表现】

踝管综合征时，超声于神经受压处可见胫神经变细，其近端神经可增粗、回声减低（图 5-5-19）。超声常可发现神经周围的异常病变，临床最多见的为腱鞘囊肿卡压胫神经。

【临床价值】

越来越多的研究显示，超声已逐渐成为诊断周围神经卡压有价值的影像学工具，

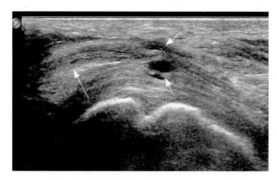

图 5-5-19　踝管综合征

超声显示胫神经（长箭头）局部受其周围的腱鞘囊肿（短箭头）挤压而变细（标尺）

尤其在一些术后由于骨内固定物而不能行 MRI 检查的患者。超声不仅能够明确神经卡压的部位，还能明确神经卡压的致病病因，如异常肌束、骨突、骨内固定物、瘢痕或血肿等。

受周围神经部位、深度和粗细的影响，超声并不能显示所有的周围神经，如坐骨神经和股神经的盆腔段、肩胛上神经等。对此类神经卡压的诊断，可通过一些间接征象进行诊断。如肩胛上神经在肩胛上切迹处受卡压时，超声可显示冈上肌和冈下肌萎缩改变。

七、软组织内异物

【病因与病理】

软组织内异物是四肢外伤常见的并发症。异物在软组织内存留一般不能自行吸收，可反复引起局部感染，因此及时明确诊断对于防止软组织感染具有重要的意义。

【临床表现】

患者一般有异物刺伤史，以后反复出现感染，局部红、肿、热、痛，抗感染治疗后炎症可消退，以后可反复发作。

【超声表现】

不同异物在超声上表现可不同。木刺、鱼刺等异物表现为短条状中等或高回声，无声影或伴弱声影。金属及表面光滑的玻璃和瓷片等异物，常呈点状、半圆弧状、短条状强回声，与周围组织界限清晰，后方多可见多重反射。异物合并出血、渗液或脓肿时，周围可见液性暗区或低回声区；合并周围组织炎性肉芽肿改变时，于强回声异物周围可见低回声区，其内可见较丰富血流信号。在急诊病例中，异物进入体内的通道内可能会显示气体强回声（图 5-5-20）。

【临床意义】

超声在四肢软组织异物检测方面明显优于 X 线，能检测出 X 线平片不能检出的异物如木刺、玻璃等，因而具有较大的优势。超声确认异物时必须在相互垂直的两个切面均能显示。

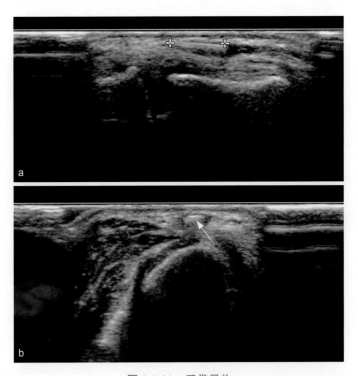

图 5-5-20   手掌异物

患者既往有铅笔芯扎伤史。a. 长轴切面显示手掌皮下异物，呈线状强回声（标尺）；b. 短轴切面显示异物（箭头）

（王月香）

参 考 文 献

陈林，陈悦，詹维伟，等，2010. 超声对急性化脓性甲状腺炎与亚急性甲状腺炎的鉴别诊断价值
　　［J］. 临床超声医学杂志，12（11）：739-742.
杜莉，何英，孙海琳，2012. 超声诊断易误诊为乳腺癌的浆细胞性乳腺炎 1 例［J］. 中国医学影像
　　技术，28（7）：1425.
龙云民，朱淑娥，闻天学，2011. 彩色多普勒超声在人体非金属异物中的诊断价值［J］. 中华医学
　　超声杂志（电子版），8（11）：2417-2419.
马洪，肖丽达，古琳若，等，2009. 高频超声诊断四肢外周神经损伤的临床价值［J］. 临床超声医
　　学杂志，11（2）：135-136.
邱爱娥，2011. 亚急性甲状腺炎的超声诊断与鉴别诊断［J］. 中国医疗前沿，6（20）：73，23.
宋鲁梅，姚瑾，2013. 浆细胞性乳腺炎的高频超声检查与病理对照分析［J］. 医学影像学杂志，23
　　（4）：618-619.
王超，赵晖，付士地，等，2012. 浆细胞性乳腺炎的超声特点与鉴别诊断［J］. 医学影像学杂志.
　　22（7）：1217-1219.

王月香，郭义柱，唐佩福，等，2010. 高频超声诊断臂丛神经病变［J］. 中国医学影像技术，26（2）：327-329.

王月香，郭义柱，唐佩福，等，2010. 高频超声诊断坐骨神经及其分支病变［J］. 中国医学影像技术，26（9）：1728-1730.

喻红霞，申志扬，肖长波，等，2013. 高频彩超对小儿颈部淋巴结炎的诊断价值［J］. 中国中西医结合儿科学，5（4）：340-344.

张缙熙，姜玉新，2010. 浅表器官及组织超声诊断学［M］. 2 版. 北京：科学技术文献出版社：1.

赵志，2008. 高频彩超对涎腺结石的诊断［J］. 中外医疗，26：122.

周永昌，郭万学，2011. 超声医学［M］. 6 版. 北京：人民军医出版社：11.

Adams H, Jones MC, 1990. Ultrasound appearances of de Quervain's thyroiditis［J］. Clin Radiol, 42: 217-218.

Birchall IW, Chow CC, Metreweli C, 1990. Ultrasound appearances of de Quervain's thyroiditis［J］. Clin Radiol, 41: 57-59.

第6章 妇产科急症

第1节 妇科急症

一、卵巢囊肿破裂

【病因】

卵巢囊肿破裂出血是妇科危重急症，严重者可引起失血性休克，甚至危及生命。卵巢囊肿破裂最常见的是黄体囊肿，占卵巢囊肿破裂的 80%，常发生于育龄期妇女，原因包括：①外力或腹压突然增加导致囊肿内外压力不平衡而破裂；②自主神经系统紊乱使卵巢功能发生变化或卵巢酶系统功能过度增强，造成凝血机制障碍而破裂出血。

【病理及临床表现】

1. 病理改变　卵巢排出卵细胞后滤泡的颗粒细胞内壁逐渐黄素化，在血管形成期，血液沉积在囊腔中央形成血体，血液重新吸收后形成黄体，正常成熟黄体直径 2～3cm，随月经周期推后而逐渐减小至消失。正常排卵后黄体血肿立即关闭，如果黄体持续发展内部积血过多而形成大于 3cm 囊肿即为黄体囊肿，囊肿直径大小不等，最大直径可达 10cm，可自行吸收消失。黄体囊肿可引起局部疼痛及触痛；由于囊肿持续分泌孕激素，常使月经周期延迟。黄体囊肿大者由于囊腔张力高，可因外力及腹压增加等原因引起囊肿破裂、出血，造成腹腔内积血。

2. 临床表现　为突然发生剧烈腹痛或肛门坠胀感前来就诊，部分患者可伴有阴道流血，严重者可出现面色苍白，脉搏细弱等失血性休克表现，临床表现及症状与异位妊娠破裂极为相似，因此黄体囊肿破裂快速准确的诊断对治疗方案有决定性意义。

【检查方法】

检查可采用经腔内或经腹壁彩色多普勒超声检查，经腔内超声检查因探头更加靠近子宫附件图像更加准确清晰，通过连续性扫查，观察子宫情况及卵巢内是否可见破裂的黄体囊肿及盆腔积液量。

【超声表现】

1. 常规超声

（1）子宫：内膜较厚，表现为分泌期改变，厚度增加，回声增高，宫腔线显示不清晰（图 6-1-1）。

（2）卵巢：一侧卵巢内可见黄体囊肿，囊肿因破裂出血而张力减低，囊壁部分或完全塌陷，囊壁稍厚而光滑，囊腔内积液透声差，可见絮状或网格状回声，囊肿周边可见不规则絮状低回声凝血块漂浮，凝血块将该侧卵巢完全包裹于其内，形成不规则、不均质包块而导致该侧卵巢结构显示不清（图 6-1-2）。

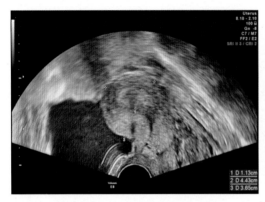

图 6-1-1　子宫内膜及盆腔积液

子宫内膜分泌期改变：增厚，回声增高，宫腔线显示
不清盆腔可见大量积液，透声差

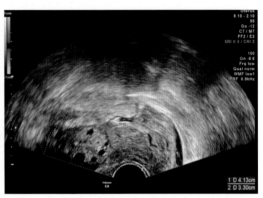

图 6-1-2　附件区包块

附件区可见不均质回声包块，结构杂乱，边界清楚，
包块位于卵巢旁

（3）积液：盆、腹腔内可见游离液体，透声较差，可见密集点状回声（图 6-1-1）。

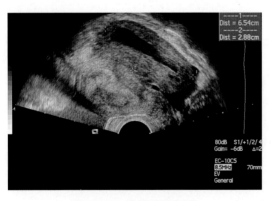

图 6-1-3　卵巢黄体囊肿

卵巢内可见黄体囊肿，张力低，囊壁厚

2. 彩色多普勒超声检查　大部分黄体囊肿彩色多普勒超声检查囊壁可见环状彩色血流信号（图 6-1-3）。

【鉴别诊断】

1. 输卵管妊娠破裂出血　输卵管妊娠常由于输卵管及周围炎症，引起管腔通畅欠佳，阻碍受精卵运动而在输卵管内着床、发育，进而导致输卵管破裂。临床表现：停经史、尿妊娠试验阳性，破裂后表现为剧烈腹痛，阴道出血，以至休克。破裂型异位妊娠治疗以手术为主，纠正休克的同时开腹探查，切除病侧输卵管。

超声特点：子宫形态饱满，部分子宫内膜呈蜕膜样改变（回声增高，厚度增加），但宫腔内未见明显孕囊；如伴有阴道出血内膜则变薄，宫腔内可见积液；一侧附件区可探及不均质回声包块，异位妊娠的胎囊与凝血块聚集于输卵管内或周围形成血肿，CDFI 部分包块内可见血流信号；盆腔内可见积血，透声差。超声图像及临床症状均与黄体囊肿破裂极其相似，鉴别诊断要点是停经史及尿妊娠试验或血 HCG 值是否异常（图 6-2-1）。

2. 附件区急性炎性包块　附件区急性炎性包块为妇科常见疾病，病变可累及输卵管和卵巢，一般为双侧。临床表现为下腹痛，严重患者可伴有白细胞增高，发热，阴道分泌物增加，部分患者甚至可出现阴道流血症状。

超声特点：双侧附件区可探及不均质回声包块，部分呈类实性改变，部分可见腊肠样改变，包块位于卵巢旁或将卵巢包裹于其内，边界清楚，CDFI 血流信号较丰富，结合尿妊娠试验阴性及白细胞、中性粒细胞增高可帮助鉴别（图 6-1-4，图 6-1-5）。

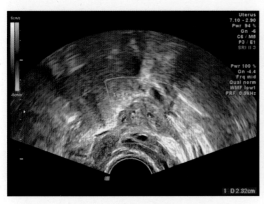 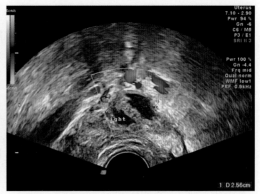

图 6-1-4　附件区低回声结节　　　　　　图 6-1-5　附件区囊实性结节
附件区可见低回声结节，边界清楚，形态规则，　　附件区可见囊实性结节，CDFI 实性部分可见血流信号
CDFI 其内可见血流信号

3. 卵巢囊肿蒂扭转　卵巢囊肿的蒂包括输卵管、卵巢系膜和卵巢韧带。卵巢囊肿蒂扭转是指卵巢囊肿在体位改变或肠蠕动作用下蒂部发生旋转造成卵巢内缺血坏死。扭转多发生于右侧，多见于较大囊肿，直径 8～15cm 囊肿最常见，畸胎瘤因内部密度不均发生扭转的概率较高。临床表现为突然出现剧烈腹痛、恶心、呕吐，不完全扭转休息后可自行回位，完全扭转需手术治疗以免引起一侧附件缺血坏死。

超声特点：直接征象缺乏特异性，因此诊断仅依靠临床症状及间接征象。超声检查附件区可见囊肿，囊壁张力高，盆腔可见少量积液，完全扭转者 CDFI 检查囊壁血流信号消失。目前学者有认为超声造影通过观察囊壁是否有增强可以提高卵巢囊肿蒂扭转的诊断率。

【临床价值】

卵巢黄体囊肿破裂是最常见的妇科急诊之一，出血多时病情危重，如不及时诊断治疗甚至会危及生命。卵巢黄体囊肿破裂出血与输卵管妊娠破裂出血症状及超声表现极为相似，鉴别诊断除需要认真扫查观察超声图像外，结合临床病史特点及相关检验指标尤其重要，输卵管妊娠破裂出血必须及时手术治疗清除病灶；而黄体囊肿破裂，如出血不多，生命体征平稳，血红蛋白水平稳定者可观察保守治疗。

二、盆腔脓肿

【病因】

盆腔脓肿是女性盆腔炎最严重的表现，可发生于盆腔炎的急性期、亚急性期和慢性期。细菌不论经血行、淋巴或直接蔓延，绝大多数首先感染输卵管或卵巢，常粘连、包裹、渗出、积液，脓肿逐渐形成。

【病理及临床表现】

女性盆腔脓肿多数由急性盆腔炎局限包裹脓液形成，部分因慢性盆腔炎反复发作、迁延不愈、包裹机化而形成。包括输卵管积脓、卵巢积脓、输卵管卵巢脓肿以及急性腹膜炎与急性盆腔结缔组织炎所致的脓肿。发热和腹痛是患者的主要临床症状。

【检查方法】

经腹超声检查时，患者采用平卧位，探头放在中下腹壁耻骨联合的上方。膀胱适度充盈可以将含气的肠管从真骨盆推开从而使实质性脏器更接近于探头而获得更清晰的图像。但是应避免膀胱过度充盈，因为可能会造成子宫和卵巢受压从而使其结构显示不清晰。

经阴道超声检查：患者取膀胱截石位，由于高频探头分辨率高，能够清晰显示盆腔器官，了解脓肿的大小、病变的范围，是诊断盆腔脓肿的重要手段。

【超声表现】

盆腔脓肿超声声像图表现多样，缺乏特征性。在盆腔脓肿形成的过程中，随着病程的不同阶段形成炎症浸润、水肿、粘连、坏死和液化等不同的病理改变，其声像图表现多样化。炎症粘连广泛，多处有脓液聚积时，形态不规则，内部回声不均匀。当脓肿液化坏死，团块状脓苔附着在囊壁上，声像图表现为肿块较大，壁厚，内部为无回声区，内可见多而细小分隔，有时可见乳头状强回声结节。

1. 输卵管卵巢脓肿　表现为子宫旁混合性回声肿块，形态不规则，边界不清，内部回声不均。输卵管脓肿表现为长形、腊肠状或管道状弯曲囊性肿块、囊壁厚度较均匀，囊内为不均质低回声或云雾状回声，是因脓肿内含脱落细胞、脓细胞所致（图 6-1-6）。卵巢内脓肿常为圆形或椭圆形，囊壁较厚，内为不均匀云雾回声，其边缘隐约可见正常卵巢结构，但结构较模糊（图 6-1-7）。两者常粘连形成混合性肿块，难以区分，彩超显示混合性肿块间隔上少许条状血流信号，可记录到中 - 高阻力血流频谱。

2. 盆腔脓肿　脓液渗出集聚在子宫旁或直肠窝，局部出现形态不规则、密度不均的云雾状低回声区（图 6-1-8）；子宫浆膜面增厚，回声减低，轮廓不清；卵巢边界模糊难辨结构。脓肿广泛时弥漫分布于盆腔甚至腹腔内，呈不规则形或多角形，包绕子宫附件。

【鉴别诊断】

1. 急性输卵管卵巢炎与附件恶性肿瘤　当附件肿块无法显示输卵管特征性的管

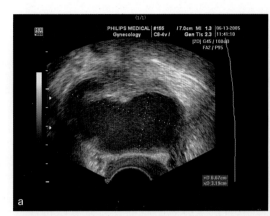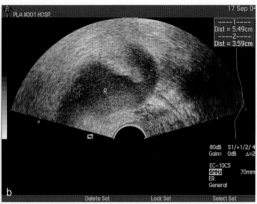

图 6-1-6　输卵管积脓，呈厚壁迂曲管状

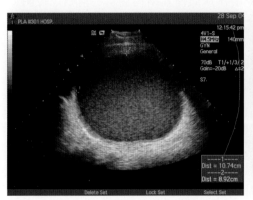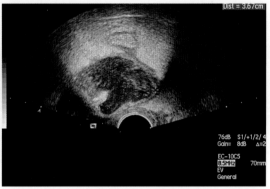

图 6-1-7　厚壁脓肿，内透声欠佳　　　　图 6-1-8　盆腔脓肿，形态不规则、密度不均
　　　　　　　　　　　　　　　　　　　　　　　的云雾状低回声区

道结构时，主要的鉴别要点为病史和双合诊检查，若近期有下腹疼痛、发热、脓性白带、附件包块触痛等，则提示有炎症的存在，必要时在短期抗感染治疗后复查再诊断。

2. 输卵管卵巢积水与卵巢多房型囊腺瘤　两者均为多房囊性肿块，不注意时容易误诊。鉴别要点为前者包块的形状不规则，囊内分隔纤细，囊腔多为圆形或管道状，较规则，彩超显示其分隔上难找到血流。而卵巢囊腺瘤外形较规则，瘤体有包膜反射，分隔和囊腔不规则，在其囊壁及分隔上常可显示血流信号。

【临床价值】

输卵管积液或积脓在声像图上具有管道状的特征，在发现附件肿块时仔细辨别有无类似形态结构改变有助于鉴别其他性质的肿块。亚急性的感染性肿块无论在二维声像还是彩超表现上有时都难与恶性肿瘤鉴别。由于盆腔炎无特异性的声像图表现，在诊断和鉴别诊断上主要参考临床病史和妇科检查情况。遇到疑难病例时，抗感染治疗后定期复查，比较声像变化将对诊断起重要作用。

三、卵巢扭转

【病因】

卵巢通过卵巢固有韧带向子宫扭转，再通过输卵管壶腹部向盆腔侧壁扭转而导致卵巢实质充血，最终因卵巢血供缺乏导致梗死。

【病理及临床表现】

在可疑卵巢扭转患者中，仅大约 1/3 的患者可在术中确诊，其典型症状为急性、严重、单侧腹痛或盆腔疼痛。

【检查方法】

经腹超声检查时，探头放在中下腹壁耻骨联合的上方。膀胱适度充盈可以将含气的肠管从真骨盆推开从而使实质性脏器更接近于探头而获得更清晰的图像。但是应避免膀胱过度充盈，因为可能会造成子宫和卵巢受压从而使其结构显示不清晰。经阴道超声检查患者取膀胱截石位，由于高频探头分辨率高，能够提供更清晰的图像。

【超声表现】

卵巢扭转的特征是单侧卵巢增大且皮质内有多个卵泡结构。由于血供障碍，卵巢充血，液体渗出进入多个卵泡内，因此当卵巢扭转时卵巢体积增大是相当明显的。当一侧卵巢完全无血流或血流不对称时，彩色多普勒超声检查对卵巢扭转有一定帮助。

卵巢扭转时可造成不同程度的动脉、静脉和淋巴管梗阻现象，从而引起局部充血和水肿；随着扭转时间的延长发生出血性梗死。这一病理生理学可以解释卵巢扭转时超声的影像表现。如果扭转出现在药物诱发排卵后的卵巢，主要的超声特征是卵巢实质的明显肿胀。如果扭转出现在卵巢囊肿或输卵管积液时，超声检查囊壁、黏膜皱褶和囊内隔均肿胀（图 6-1-9）。如果发生出血梗死，表现为肿瘤囊腔内液体出现回声，部分液体区域和子宫直肠陷窝内的液体由于出血因素可以呈现高回声。成熟性畸胎瘤发生扭转时，超声往往不能发现特征性变化，这可能与肿瘤的声影有关（图 6-1-10）。

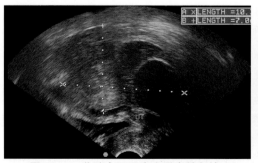

图 6-1-9　盆腔内可见囊实混合性包块，边界尚清，内部回声不均匀

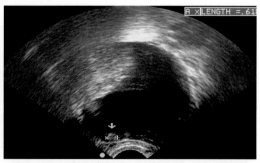

图 6-1-10　卵巢内探及一囊性包块，边界清楚，包膜完整，内部回声不均，可探及分隔、乳头样结节及不规则强回声团后伴声影

【鉴别诊断】

卵巢扭转在术前常不能得到诊断，最常见的术前误诊是输卵管 - 卵巢脓肿和黄体囊肿破裂。

1. 输卵管 - 卵巢脓肿　是一个逐渐发展的过程，首先是输卵管浆膜的炎症反应，输卵管壁增厚，脓性物质充满管腔，并渗入膀胱子宫陷凹。如果输卵管两侧都堵塞的话，就出现了脓性输卵管炎。由于输卵管内压力增高，使管壁被撑变薄，管腔扩大，导致慢性输卵管积水。当输卵管内膜褶皱的残余物纤维化时，在无回声积液衬托下呈轮辐样表现（齿轮征）。

2. 黄体囊肿破裂　黄体破裂时可出现腹腔内出血，腹痛、腹膜刺激征和阴道内流血。

【临床价值】

当一侧卵巢完全无血流或血流与对侧不对称时，多普勒超声检查对于卵巢扭转的诊断有一定帮助。为减少误诊，在检测卵巢血流时多个切面扫查有重要意义。卵巢内未测及血流可诊断卵巢扭转，然而用频谱或脉冲多普勒超声排除卵巢扭转是很难的。由于血流方向与声束方向夹角的原因可误诊为缺乏血供，检查者可通过改变扫查角度来减少这种发生的可能性。

第 2 节　产科急症

一、异位妊娠

【病因】

异位妊娠即受精卵在子宫腔外着床发育的异常妊娠过程。正常受精发生于输卵管壶腹部，受精卵一边分裂一边在输卵管的蠕动及输卵管纤毛的摆动作用下向宫腔方向运动，于受精第 7 天受精卵在子宫内膜着床。异位妊娠是由于输卵管管腔通畅欠佳；宫腔形态及内膜异常，胚胎本身发育异常及体内激素或黄体功能异常等原因导致输卵管蠕动障碍，受精卵运动与子宫内膜变化不同步而使受精卵在宫腔外着床、发育。异位妊娠包括输卵管妊娠、宫颈妊娠、剖宫产切口瘢痕妊娠、宫角妊娠等，其中以输卵管异位妊娠最常见，占 90%。异位妊娠着床部位不能像正常宫腔着床一样为孕卵提供充足的滋养血供和足够的发育空间而最终导致流产或破裂出血。

【病理及临床表现】

1. 病理改变　异位妊娠时孕囊着床部位滋养层细胞发育并分泌 HCG，在激素 HCG 作用下着床部位出现蜕膜化改变，由于异位妊娠部位肌壁薄，蜕膜化反应差，胚胎因发育要求而侵蚀局部肌层组织和小动脉，大部分孕囊长到一定大小导致肌层破裂，引起大量出血而危及生命；部分输卵管妊娠破裂后孕囊可随之进入腹腔，甚至继发腹腔妊娠；部分异位妊娠胚胎脱落而发展为流产型或孕囊局部停育并机化发展为陈旧性异位妊娠。子宫在体内 HCG 作用下体积增大,内膜出现蜕膜化改变,当滋养细胞活性下降,子宫内膜蜕膜缺乏激素刺激而变性脱落出现阴道流血症状。

2. 临床表现 流产或破裂前往往无明显症状,也可有停经、腹痛、少量阴道出血。破裂后表现为剧烈腹痛,阴道出血,甚至失血性休克。破裂型异位妊娠治疗需手术切除输卵管或输卵管开窗切除病灶。未破裂型异位妊娠可选择超声引导介入治疗等微创治疗方法。

【检查方法】

检查可采用经腔内或经腹壁彩色多普勒超声检查,经腔内超声检查图像更加准确清晰,如阴道出血较多可以选择经直肠超声检查,既能保证获得清晰准确的诊断信息又可避免造成感染的风险。不同切面连续性扫查,观察宫腔以外是否有可疑孕囊结构及包块,并观察包块内血流情况及盆腔积液量。

（一）输卵管妊娠

【超声表现】

（1）子宫增大,内膜可见蜕膜化改变,表现为内膜增厚,回声增高（图 6-2-1）,阴道出血者宫腔内可见积液,内膜变薄。

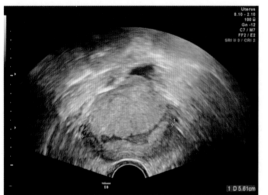

图 6-2-1 输卵管妊娠子宫内膜蜕膜化
子宫内膜增厚,回声增高,宫腔可见积液

（2）未破裂型输卵管妊娠,一侧附件区可见不均质低回声包块,形态规则,边界清楚,其中一部分未破裂型输卵管妊娠包块内可见孕囊,甚至可见胎芽及胎心搏动（图 6-2-2）,CDFI 孕囊周边可探及滋养血流信号。

（3）破裂型输卵管妊娠如出血较多,附件区可见杂乱回声包块,包块周边可见凝血块样偏高回声团漂浮,腹腔可见游离液体,透声差,可见点状回声（图 6-2-3）。

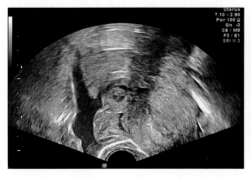

图 6-2-2 输卵管妊娠
一侧输卵管可见厚壁囊性结构,可见胎芽

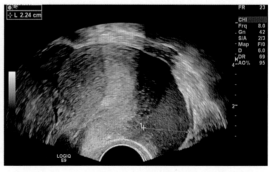

图 6-2-3 盆腔积液
输卵管妊娠破裂盆腔可见大量积液,透声差

【鉴别诊断】

1. **黄体囊肿破裂出血**　黄体囊肿破裂出血多发生在月经后期（黄体期），同房后或突然腹压增加为诱因，表现为突然发生剧烈腹痛或肛门坠胀感前来就诊，部分患者可伴有阴道流血，严重者可出现面色苍白、脉搏细弱等失血性休克表现。因黄体囊肿破裂与异位妊娠破裂超声表现及临床症状极为相似，因此急诊遇到以上症状患者应首先了解病史，是否有停经史或月经异常，同时行尿妊娠试验能快速而准确地帮助诊断。

2. **附件区急性炎性包块**　附件区炎症虽然也可表现为腹痛，但多为双侧，症状往往不是突然发生，多数伴有发热症状。超声检查可见双附件区包块，盆腔也可见积液，但量较少，透声差，可见点状回声，检验指标血常规白细胞异常升高，红细胞计数及血红蛋白水平正常。

3. **先兆流产**　临床病史有停经史，阴道出血，尿妊娠试验阳性；超声检查可见宫腔孕囊，无附件区包块，无盆腔积液，部分可见宫腔积液。值得一提的是，对于月经不规律患者如果仅有阴道少量出血或腹痛，但超声检查早期宫内、宫外都未发现孕囊者很难鉴别是宫内还是宫外，如必要时可行经阴道或经直肠超声检查，提高探头分辨率，以免漏诊早期异位妊娠。

4. **急性阑尾炎**　无停经史及阴道流血，腹痛表现为持续性疼痛，由上腹部开始经脐周转移至右下腹，伴有发热，检验指标血常规白细胞异常升高，红细胞计数及血红蛋白水平正常。超声检查可见右侧阑尾区包块，位置与右附件区靠近，包块周围可见少量积液，透声差，可见点状回声。结合相关化验检查有助于鉴别诊断。

（二）宫颈妊娠

【超声表现】

宫颈内可见孕囊，孕囊着床部位位于宫颈管内，宫颈管均匀膨隆呈"桶状"，孕囊周边可探及低阻滋养血流信号。

【鉴别诊断】

1. **剖宫产切口瘢痕妊娠**　瘢痕妊娠孕囊着床部位位于宫颈管上方的瘢痕部位，局部肌层浸润变薄向外膨出，孕囊周边滋养血供浸润子宫瘢痕部位肌层，甚至穿透肌层浸润膀胱壁。

2. **宫颈妊娠**　宫内孕囊脱落嵌顿于宫颈管内，脱落嵌顿的孕囊形态失常，张力低，周边未能探及滋养血流信号（图 6-2-4）。

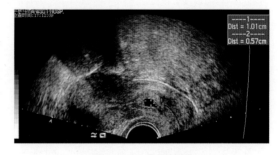

图 6-2-4　宫颈妊娠
宫颈管内可见孕囊，孕囊向宫颈管内突出，未向宫颈前方肌层浸润，宫颈前壁肌层完整

（三）剖宫产切口瘢痕妊娠

【超声表现】

剖宫产切口部位可见孕囊或低回声包块，瘢痕部位肌壁变薄，孕囊着床植入于瘢痕部位，位于宫颈内口以上。分三种类型，①瘢痕部位孕囊型，孕囊完全位于子宫前壁下段原剖宫产切口处，宫腔内没有孕囊，孕囊较小（图 6-2-5）；②孕囊部分植入瘢痕处，部分突向宫腔下段，孕囊较大；③瘢痕部位不均质低回声包块，边界欠清，多见于瘢痕妊娠清宫术后或药流后。彩色多普勒超声检查孕囊及包块周围可见较丰富血流信号（图 6-2-6）。

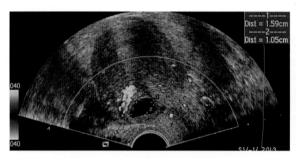

图 6-2-5　剖宫产切口瘢痕妊娠孕囊型
剖宫产切口部位可见孕囊回声，孕囊位于宫颈管上方，
侵入剖宫产切口瘢痕，切口部位肌层变薄，局部外突，
彩色多普勒检查可见孕囊周边血流信号

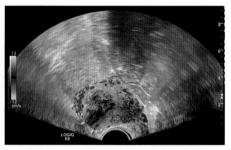

图 6-2-6　剖宫产切口妊娠包块型
清宫后阴道出血行超声检查，剖宫产切口部位可见
不均质低回声包块，包块侵入剖宫产切口，切口部
位肌层变薄，局部外突，彩色多普勒超声可见包块
周围血流信号丰富

【鉴别诊断】

（1）孕囊型需与宫颈妊娠相鉴别（同前述）。

（2）包块型需与宫颈前壁下段肌瘤相鉴别：子宫肌瘤多数血流信号不丰富，瘢痕妊娠周围血流较丰富，频谱多普勒检查为低阻滋养血流信号。

（四）宫角妊娠

【超声表现】

一侧宫角向外膨隆形成包块，子宫形态失常，宫角内可见孕囊或不均质包块，孕囊内可见胎芽及胎心，孕囊周边可探及低阻滋养血流信号；包块型一侧宫角内仅可见不均质回声包块，包块内可探及低阻滋养血流信号（图 6-2-7）。横切面连续扫查可见异位妊娠病灶与宫腔相通，周围可见完整肌壁环绕，但肌壁较对侧宫角变薄（图 6-2-8）。

【鉴别诊断】

输卵管间质部妊娠：在输卵管妊娠中比例最小，占 2%～4%，因输卵管间质部肌壁较厚，破裂发生时间较晚，但结局几乎都是破裂，最晚可持续至妊娠 4 个月发生，

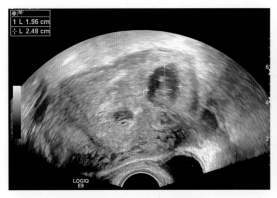

图 6-2-7　左侧宫角妊娠

横切面扫查左侧宫角内可见孕囊，内可见胎芽，
左侧宫角外突，局部肌层变薄

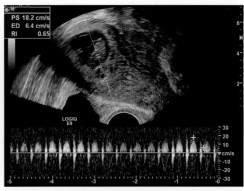

图 6-2-8　左侧宫角妊娠

矢状切面扫查可见孕囊与宫腔相通，频谱多普勒检查
在胎芽内可探及胎心搏动

后果很严重，破裂后出血甚多，往往在极短时间内发生致命性腹腔出血致休克。间质部妊娠超声表现：横切面扫查也可见一侧宫角外突形成包块，但病灶与宫腔不相通，周边肌层薄弱，仅可见少量肌层环绕（图 6-2-9）。

【临床价值】

异位妊娠破裂出血是妇科常见的危重急症，其中以输卵管壶腹部妊娠破裂最常见；输卵管间质部妊娠破裂时间较晚，但出血多，确诊后需及时行手术治疗；宫角妊娠因着床部位肌壁更厚，妊娠破裂时间更晚，出血多，情况更加危重；瘢痕妊娠持续发展可出现胎盘植入，

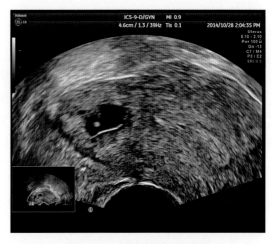

图 6-2-9　输卵管间质部妊娠

子宫右侧壁近宫角处可见孕囊结构，右侧宫角局部
外突，横切面扫查可见孕囊与宫腔不相通

子宫破裂甚至累及膀胱的风险，因此早期及时准确的诊断终止异位妊娠是关键，在看到相似的超声图像时应该结合临床病史及相关化验结果综合分析，尽早诊断，及时处理病灶以免发生危及生命的并发症。

二、胎盘早剥

【病因】

妊娠 20 周后或分娩期，正常位置的胎盘在胎儿娩出前部分或全部从子宫壁剥离，称胎盘早期剥离，简称胎盘早剥。胎盘早剥的发生与重度妊娠高血压综合征、慢性高血压、腹部外伤、外倒转术纠正胎位、脐带过短或脐带绕颈、宫腔内压骤减、孕妇长时间仰卧位等因素有关。

【病理及临床表现】

胎盘早剥的出血源自胎盘与子宫间或胎盘与羊膜间的剥离点，之后宫颈的出血量及时间与出血点的大小以及出血相对于胎盘的位置有关。阴道出血量并不是评估胎盘早剥程度或出血严重程度的可靠指标。

临床上分为轻重两型：轻型者胎盘剥离面不超过胎盘面积的 1/3，包括胎盘边缘血窦破裂出血，以阴道出血为主要临床表现，体征不明显，可无任何症状，仅在产后检查胎盘发现局部有凝血块压迹。重型以隐性出血为主，胎盘剥离面超过胎盘面积的1/3，同时有较大的胎盘后血肿。起病急、进展快，可威胁母儿生命，主要症状为突发性剧烈腹痛，可无或仅有少量阴道出血、贫血、子宫压痛、硬如板状、胎位不清，胎儿严重宫内窘迫或死亡。

【检查方法】

产前超声检查对胎盘早剥的诊断有很大的帮助，超声声像图随剥离部位、剥离面大小及检查时间不同有多种表现。

【超声表现】

1. 胎盘剥离早期　胎盘与子宫壁间见边缘粗糙、形态不规则的液性暗区，其内可见散在斑点状高回声、不均质低回声或杂乱回声，有时为条带状回声，有时胎盘后无明显血肿声像，仅有胎盘异常增厚，呈不均匀增强回声（图 6-2-10）；有时凝血块突入羊膜腔，形成羊膜腔内肿块，为重型胎盘早剥的声像。此期产后检查胎盘母面有血凝块压迹。

2. 胎盘剥离后期　胎盘剥离出血不多自行停止后，胎盘后血肿数天逐渐液化，内回声变为无回声，与子宫壁界限分明；以后血肿机化，表现为不均质高回声团（图 6-2-10），产后检查胎盘局部有机化血凝块。

3. 胎盘边缘血窦破裂　胎盘边缘胎膜与宫壁分离、隆起，胎膜下见不均质低回声（图 6-2-10）。

彩超检查显示以上各类出血性改变形成的血肿内均无血流信号。超声检查时注意胎儿心率变化，当剥离面大，出血多时，胎儿因缺氧而心跳停止。有血性羊水时，羊水区内可出现散在漂浮的小光点回声。

【鉴别诊断】

1. 胎盘内血池或血窦　位于胎盘实质内，在胎盘切面内呈不规则形液性暗区，内有云雾状回声呈沸水状。

2. 子宫肌瘤　位于肌层内，边缘较清，形态规则，向宫腔内或宫外突出。

3. 胎盘囊肿　位于胎盘的羊膜面或母面，边缘清楚，圆形，内为无回声。

4. 胎盘血管瘤　位于胎盘实质内或突向羊膜腔，回声均匀，边界清。

5. 子宫局部收缩　若发生在胎盘附着处，可见一向胎盘突出的半圆形弱回声区，可根据子宫舒张后图像恢复正常与血肿鉴别。

【临床价值】

一般来说，胎盘早剥的诊断既不是通过临床症状进行诊断，也不是通过影像学检查来诊断，而是依靠胎心宫缩电子监护来发现子宫应激性收缩和胎儿窘迫来诊断的。

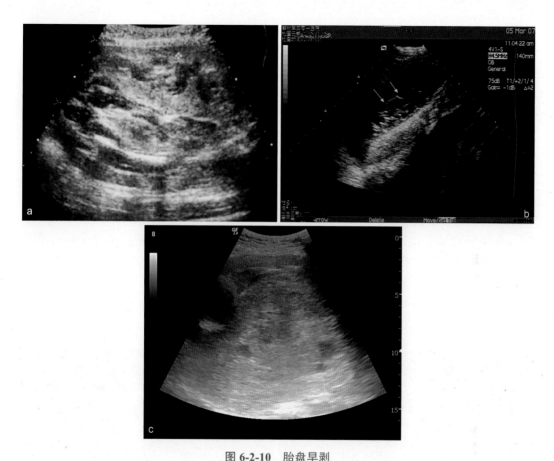

图 6-2-10   胎盘早剥

a. 胎盘早剥处胎盘异常增厚，量不均匀增强回声；b. 胎盘后血肿，胎盘与子宫壁界限分明，
血肿机化、内可见高回声团（箭头所示）；c. 胎盘边缘血窦破裂，胎膜下见不均质低回声

尽管在高达 50% 的胎盘早剥的患者中，超声能够检出胎盘出血，但是超声因其诊断的敏感性和特异性较低而不能作为诊断胎盘早剥的主要依据。

三、前置胎盘

【病因】

胎盘的正常附着处在子宫体部的前壁、后壁、侧壁或宫底。如果妊娠晚期胎盘附着于子宫下段或覆盖在子宫颈内口，位置低于胎儿先露部，称为前置胎盘。前置胎盘的危险因素包括高龄、多胎妊娠、既往剖宫产史和前置胎盘病史。

【病理及临床表现】

临床上将前置胎盘分为三种类型：中央性或完全性前置胎盘（胎盘覆盖整个子宫颈内口）、部分性前置胎盘（胎盘覆盖部分子宫宫颈内口）和边缘性前置胎盘（胎盘边缘达子宫内口）。妊娠晚期无痛性反复阴道出血是前置胎盘的主要症状，有时出血可伴随宫缩引起的疼痛。

【检查方法】

可以选用经腹部、经阴道和经会阴的方法观察宫颈内口与胎盘的关系。

经腹部超声扫查对胎盘位置的判断具有快速、无创、可靠的特点，对前置胎盘诊断的敏感度可达 92%~98%，经腹超声检查胎盘位于或邻近宫底处可有效排除胎盘前置。然而，经腹超声显示胎盘位置低或部分覆盖宫颈内口，或因为患者肥胖、膀胱过度充盈、子宫肌层收缩、后壁胎盘或骨化的胎头不能完全显示，通常进一步评估，可采用经阴道或经会阴超声扫查。

将阴道内探头位置置于距宫颈内口接近（≥3cm）的位置时，可获得最佳显像，并且不会因此引起或加重出血。由于经阴道超声能很好地显示胎盘与宫颈内口之间的关系，且不需要膀胱充盈，因此其在技术上优于经腹部超声。

经阴唇或经会阴部超声检查与经阴道超声扫查相比其优点有：非侵入性，更安全，不需要配备阴道内探头。当经腹部超声不能明确诊断时，经阴唇扫查能够在不切换探头的情况下立即实施，因此非常适用急诊条件的操作。

【超声表现】

1. 中央性前置胎盘　胎盘实质部分完全覆盖子宫颈内口（图 6-2-11）。

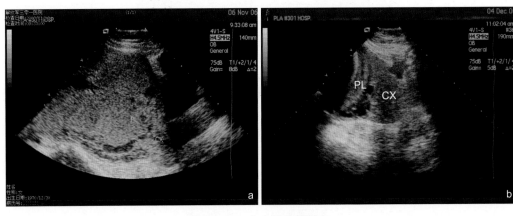

图 6-2-11　中央性前置胎盘

a. 胎盘实质完全覆盖宫颈内口；b. 胎盘实质大部分覆盖宫颈内口，

PL—胎盘；CX—宫颈

（1）中央型：胎盘的中心部分覆盖子宫颈内口。

（2）前壁型：胎盘大部分附着于子宫前壁，小部分延伸至后壁，覆盖子宫颈内口。

（3）后壁型：胎盘大部分附着于子宫后壁，小部分延伸至前壁，覆盖子宫颈内口。

（4）左侧壁型：胎盘大部分附着于子宫左侧壁，小部分延伸至右侧壁，覆盖子宫颈内口。

（5）右侧壁型：胎盘大部分附着于子宫右侧壁，小部分延伸至左侧壁，覆盖子宫颈内口。

2. 边缘性前置胎盘　胎盘下缘紧靠宫颈内口，但未覆盖宫颈内口（图 6-2-12）。

3. 低置胎盘　胎盘下缘距离宫颈内口小于 4cm。此种情况有时伴胎盘边缘血窦破裂出血。

【鉴别诊断】

在中孕期（20 周左右）超声检查发现胎盘位置低，甚至超过宫颈内口，多数会发生胎盘迁移，至足月移至正常位置，因此不宜过早诊断前置胎盘，需定期观察。若无阴道出血症状，妊娠 28 周前一般不下诊断，可提示胎盘前置状态。需注意中央性前置胎盘可能合并胎盘植入。

正常胎盘绒毛侵蚀并植入子宫内膜，但不植入子宫肌层。如果各种原因如刮宫、剖宫产、宫腔操作等造成子宫内膜受损时，绒毛可侵蚀植入到子宫肌层，

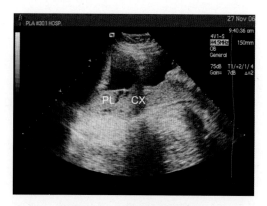

图 6-2-12　边缘性前置胎盘
胎盘实质部分覆盖宫颈内口，
PL—胎盘；CX—宫颈

形成植入性胎盘。临床表现为产前无明显症状，产后胎盘滞留、产后出血等。

1. 产前超声表现

（1）胎盘增厚，胎盘内血池异常丰富，表现为大小不等、形态不规则的液性暗区，内见云雾状回声，呈翻滚的"沸水征"，称之为"胎盘漩涡"，是由于胎盘侵蚀肌层内小动脉，动脉血流直接向胎盘内血池开放，高压力的血流在血池内快速滚动而形成。

（2）胎盘下肌层局部菲薄，甚至消失，有时仅见浆膜层线状高回声，胎盘后间隙消失。

（3）CDFI 示胎盘漩涡近子宫肌层处血流丰富，漩涡中部因血流缓慢无明显血流信号，宫旁血管扩张。

2. 产后超声表现

（1）宫腔内见团状高回声胎盘声像，内无漩涡结构。

（2）高回声胎盘下肌层菲薄，甚至直达浆膜都无正常肌层回声，胎盘与肌层界限消失。

（3）彩超显示胎盘内无明显血流信号，局部浆膜下肌层见子宫肌层血管。

（4）部分胎盘植入时，产前胎盘局部出现漩涡状血池，产后子宫局部肌层与宫腔内残留组织结构间界限不清，彩超显示局部有局灶性血流信号，可记录到低阻力滋养层周围血流频谱。

【临床价值】

胎盘植入诊断的关键在于胎盘下子宫肌层回声变化；妊娠晚期前置胎盘病例常可能合并胎盘植入；妊娠后期正常子宫亦很薄，超声容易漏诊胎盘植入。

四、子宫破裂

【病因】

子宫破裂是指子宫体部或子宫下段于分娩期或妊娠期发生裂伤，为产科严重并发

症，威胁母儿生命。多发生于难产、高龄多产和子宫曾经手术或有过损伤的产妇，根据破裂的原因，分为无瘢痕子宫破裂和瘢痕子宫破裂。

1. 无瘢痕子宫破裂　主要是子宫畸形和子宫发育不良，最常见的是双角子宫或单角子宫。

2. 瘢痕子宫破裂　造成子宫瘢痕的原因主要有剖宫产术，子宫肌瘤剥除术，子宫畸形矫正术等，妊娠子宫的机械性牵拉导致瘢痕处破裂或者子宫瘢痕处内膜受损，胎盘植入导致子宫自发破裂。近年来剖宫产率增高和二胎政策的实施，子宫破裂的概率增加。

【病理及临床表现】

子宫破裂是指胎膜全层的破裂，造成子宫和腹腔间连通，通常涉及子宫瘢痕的进一步撕裂和严重出血。

【检查方法】

患者取仰卧位或左侧卧位，按一定秩序进行检查，避免因不当操作而延误时间，先找到已收缩的子宫，再寻找胎儿是否在腹腔内，然后寻找胎盘；检查时注意观察子宫大小、内部回声，胎儿情况及腹腔积液情况。

【超声表现】

1. 完全性子宫破裂　宫壁全层破裂，宫腔与腹腔相通（图6-2-13，图6-2-14）。妊娠子宫完全破裂时，子宫收缩成球形，如孕3个月大小，偏于一侧，肌壁较为疏松，检查可见子宫破裂口，浆膜层连续性中断，胎头变形，胎儿位于腹腔内，胎儿周围环绕羊水及血液。胎膜囊可完整或不完整，胎盘多数亦随胎囊娩出腹腔，腹腔可探及程度不等不规则液性暗区，胎儿多数已死亡。

2. 不完全性子宫破裂　子宫肌层全部或部分破裂，浆膜层尚未穿破，宫腔与腹腔未相通，胎儿及其附属物仍在宫腔内。妊娠子宫不完全性破裂超声检查示子宫壁见混合性强回声团，内部回声杂乱，边界不清，回声分布不均，其外侧子宫浆膜层连续完整，或表现为一外凸低回声团，内回声欠均匀，亦误诊为妊娠合并子宫肌瘤。

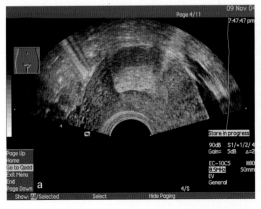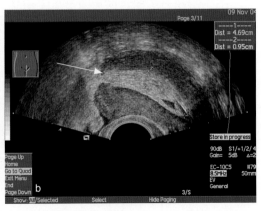

图 6-2-13　经阴道超声显示完全性子宫破裂超声图像

箭头所指为子宫破裂处，宫壁全层断裂，与腹腔相通

【鉴别诊断】

1. 不完全性妊娠子宫破裂与妊娠合并子宫肌瘤　肌瘤有完整包膜，有立体感，且不会突然发生，检查细致并结合临床及随诊可鉴别。

2. 完全性妊娠子宫破裂　子宫收缩于后方成团块状，容易误诊为子宫内口实性占位。此时观察腹腔是否有积液，仔细观察团块状回声见宫腔回声及包膜有连续性中断，结合临床可鉴别。

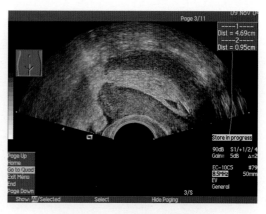

图 6-2-14　盆腔可见游离液体

3. 腹腔妊娠　由于胎盘附着异常，血液供应不足，极少能存活至足月。仔细检查子宫轻度增大或不增大，子宫壁完整，宫腔内无胎儿及胎盘。

【临床价值】

妊娠子宫破裂为产科终极凶险的并发症，威胁母子生命，及时做出诊断十分重要。随着超声诊断技术的发展和普及，超声诊断以其安全、方便、及时的优点而作为产科急症的首选检查方法，能及时做出准确诊断，对指导临床的诊断治疗及手术有重要的价值。

五、滋养细胞疾病出血和胚胎残留出血

【病因】

妊娠滋养细胞疾病是一种滋养细胞增生性疾病。可发生在宫内妊娠或异位妊娠，也可发生在自然流产或足月妊娠后。绝大多数滋养细胞疾病病例（80%）为良性葡萄胎，许多恶性滋养细胞疾病，如侵袭性葡萄胎（12%～15%）和绒毛膜癌（5%～8%）可能是由葡萄胎发展而来。

胚胎组织残留为早期妊娠行手术流产或药物流产及中期妊娠行引产后，妊娠组织排出不全可导致宫腔内妊娠组织物残留。

【病理及临床表现】

在妊娠早期，滋养细胞疾病多表现为阴道流血、子宫明显偏大、持续的严重呕吐或早期先兆子痫。实验室检查血清 HCG 水平明显上升，通常可＞100 000mIU/ml。

胚胎组织残留临床表现为人工流产或药物流产后阴道流血不止，量多，尿妊娠试验持续阳性，病理检查残留的组织物大多数为变性的绒毛组织。

【检查方法】

检查可采用经腔内或经腹壁彩色多普勒超声检查，经腔内超声检查图像更加准确清晰，如阴道出血较多可以选择经直肠超声检查，既能保证获得清晰准确的诊断信息

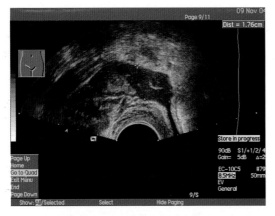

图 6-2-15　宫腔内可见大量蜂窝状结构，部分葡萄胎

又可避免造成感染的风险。

【超声表现】

1. 超声检查　是诊断滋养细胞疾病的首选方式，经腹部超声和经阴道超声检查都可运用。典型的超声表现为宫内可见含大量弥漫性小低回声区的团块，类似葡萄形状（图 6-2-15）。约半数的滋养细胞疾病病例中，附件区可以见到黄素化囊肿（图 6-2-16）。

2. 胚胎组织残留　根据组织残留量不同，宫腔内回声多样化。

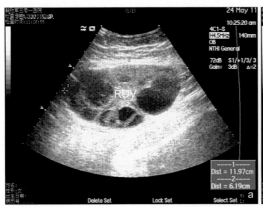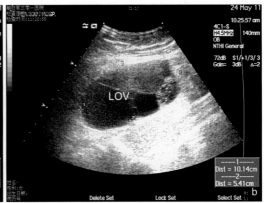

图 6-2-16　双卵巢黄素化囊肿

a. 卵巢黄素化囊肿；b. 卵巢黄素化囊肿，

ROV—右侧卵巢；LOV—左侧卵巢

（1）大量组织残留：常见于不全流产早期，宫腔内有不规则的高回声或不均质低回声团，形态不规则，与正常肌层分界不清；若宫腔内有积血，可见宫腔线分离，宫腔内无回声或低弱回声区，与宫壁分界清楚。

（2）少许绒毛组织残留：经腹扫查二维图像仅表现为内膜回声稍不均匀，呈不均质回声斑，无明显宫腔内异常回声团；经阴道扫查不均质回声团局部回声减低，与子宫肌层无明显界限。

（3）彩超表现：由于绒毛具有侵蚀子宫肌层血管的生物学特性，在绒毛着床部位的局部肌层内可以显示局灶性丰富的血流信号（图 6-2-17）。大量组织残留时，

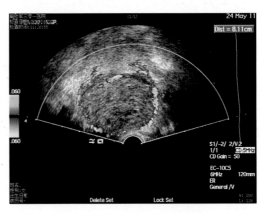

图 6-2-17　瘢痕妊娠伴葡萄胎

不均质高回声区局部内膜下肌层显示局灶性斑片状或网状彩色血流信号，可记录到低阻力型滋养层周围血流频谱，以及静脉性频谱；少许绒毛组织残留时内膜不均回声斑与子宫肌层的低回声区内可见灶性血流信号，可记录到上述的血流特征，局灶性丰富血流信号对判断少许绒毛组织残留起到重要的作用。

（4）胎盘绒毛过度侵蚀表现：此类妊娠组织物残留为胎盘绒毛过度侵蚀肌层所致，若妊娠继续可能出现胎盘植入，超声表现为宫腔内异常回声，局部可见血管池，内见滚动的云雾状回声与子宫肌层界限消失，彩超显示局部血流丰富，可记录到高速低阻的滋养层周围血流频谱。

【鉴别诊断】

1. 恶性滋养细胞疾病　子宫肌层回声明显不均，呈蜂窝状回声；肌层血流信号异常丰富，范围较大；记录到极低阻力的动脉性频谱，如果能找到动静脉瘘性频谱则有特异性；HCG 水平较高，为诊断恶性滋养细胞疾病的重要条件。

2. 子宫内膜息肉　子宫肌层回声正常，宫腔内高回声团的形态和边缘较规则，彩超显示基底处单一条状血流，血流频谱为中至高阻力性；无停经后阴道流血病史，HCG 阴性，易于鉴别。

【临床价值】

早期诊断和及时治疗对滋养细胞疾病的预后非常关键。葡萄胎在清宫术后通常可完全缓解。绒毛膜癌可转移至肺、肝脏和脑，该病对化疗非常敏感，但发病率和死亡率仍取决于转移和早期积极治疗的程度。

胚胎组织残留有较特异性的声像图改变，故超声诊断并不难，但是仍需结合病史和增高的 HCG 水平方能确诊，密切结合临床资料才能避免超声误诊、漏诊。

（徐　虹　李秋洋）

参 考 文 献

曹丽，2008. 妇科急腹症 1036 例超声诊断与病理结果对照研究［J］. 中国实用妇科与产科杂志，24（3）：198-200.

曹泽毅，2000. 中华妇产科学（下册）［M］. 2 版. 北京：人民卫生出版社：1450，1459.

常才，戴晴，谢小燕，2010. 妇产科超声学［M］. 5 版. 北京：人民卫生出版社：637-638.

崔秋丽，汪龙霞，王军燕，等，2009. 超声引导下介入治疗盆腔脓肿的临床价值［J］. 中国医学影像学杂志，17（5）：350-352.

高岳生，陈全娘，朱青，1993. 妇产科学［M］. 2 版. 上海：上海科学技术出版社：174-177.

贾译清，1996. 临床超声鉴别诊断学［M］. 南京：江苏科学技术出版社：861-862.

乐杰，2004. 妇产科学［M］. 6 版. 北京：人民卫生出版社：230-232.

李洁，李亚里，崔秋丽，等，2011. 84 例女性盆腔脓肿临床分析［J］. 中华医院感染学杂志，21（5）：898-900.

李瑾瑾，2014．剖宫产瘢痕妊娠的治疗选择［J］．中国医学科学院学报，36（2）：209-213．

林美芳，2006．剖宫产切口疤痕妊娠与宫颈妊娠的超声监测［J］．中国临床医学影像杂志，17（5）：266-268．

林霞，2009．宫颈妊娠的超声分析［J］．现代实用医学，21（3）：258-259．

罗红，2006．超声在宫角妊娠的临床价值［J］．四川大学学报（医学版），37（6）：978-979．

汪龙霞，2007．妇科与产科超声诊断学［M］．3版．北京：科学技术文献出版社：108-109，240-241．

吴仲瑜，2000．实用妇产科超声诊断学［M］．天津：天津科技翻译出版公司，268-270．

谢红宁，2005．妇产科超声诊断学［M］．7版．北京：人民卫生出版社：68，74，176-179．

周永昌，郭万学，1998．超声医学［M］．3版．北京：科学技术文献出版社：1207-1210．

Boecher L, Grobman WA, 2006. Rupure of the preterm uterus in the nonlaboring woman: a repout of 3 cases［J］. J Ropord Med, 51 (3): 205-208.

Ebeigbe PN, Enabudoso E, Ande AB, 2005. Reptured uterus in a Nigerian community: a study of sociodemographic and obstetric risk factors［J］. Acta Obstet Gynecol Scand, 84: 1172-1174.

Leon G, 2003, Cervical pregnancy: transvaginal sonographic diagnosis and conservati ve surgical management after failure systemic methotrexate［J］. Ultrosound Obstet Gynecol, 21 (6): 620-622.

第7章 脑部急症

第1节 脑 出 血

【病因】

脑出血是指非外伤性脑实质内的自发性出血，可由多种因素引起，如高血压、脑动静脉畸形、颅内动脉瘤、淀粉样血管病等，通常发生于基底节、脑叶、丘脑、脑干（主要是脑桥）和小脑，其特点是血管破裂、血肿形成和扩大以及血肿本身所产生的继发性改变。

【病理与临床表现】

临床上以突然的头痛、眩晕、呕吐、肢体瘫痪、失语甚至意识障碍为其主要表现，不同出血部位决定着具体的神经功能障碍。

【检查方法】

进行经颅多普勒超声（transcranial cerebral doppler，TCD）检查，需配备频率 1.5～3.0MHz 的探头及经颅探查条件，用于经颞窗的颅内探查（图 7-1-1），需经两侧声窗对颅内结构及出血病灶进行探查，在二维超声图像上若可显示沿脑干池的基底池及第三脑室则视为合适透声窗（图 7-1-2）。

【超声表现】

1. 常规超声 脑出血急性期出血灶表现为均质高回声或混杂以强光点，易与周围组织区别，其回声与小脑幕及蛛网膜丛内的钙化相似，边界不规整（图 7-1-3）。亚急性期出血灶回声低于急性期，呈中等偏强、中等或中等偏低回声改变，与周围脑组织分界清晰，占位

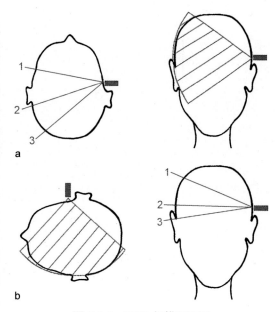

图 7-1-1　TCD 扫描平面图

a. 纵切面；b. 横断面；1、2、3 示颞窗扫查方向顺序，即自前向后、自上而下

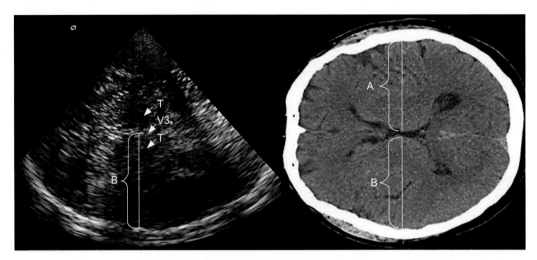

**图 7-1-2　TCD 显示良好透声窗及对应 CT 图像，T. 丘脑；V3. 第三脑室；
A、B 分别为右侧和左侧颅骨内面至第三脑室中心的距离**

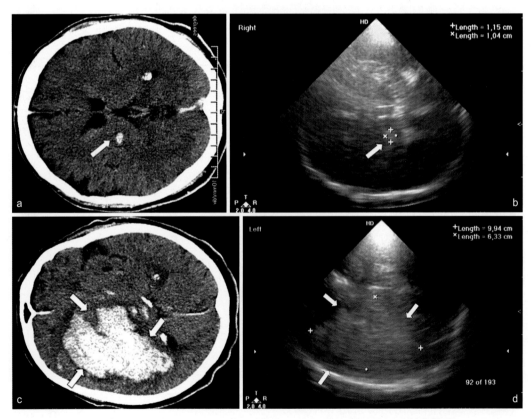

图 7-1-3　脑出血 CT（a、c）与 TCD（b、d），白色箭头所示为颅内血肿

效应明显，血肿周边可见宽度不均的强回声带包绕；慢性期时血肿呈低 - 无回声改变，周边强回声带回声减弱。当血肿扩大时会出现中线移位（midline shift，MLS），可分别测量大脑左右两侧中线平面自声束起始（颅骨内表面）至第三脑室中心的距离后计算而得，当 MLS≥0.4cm 时视为中线明显移位。基底节区或丘脑部位血肿破入脑室造成脑室内出血，超声表现脑室内呈强回声改变且宽度不对称，第三脑室宽度＞0.9cm时诊断为脑室扩大（图 7-1-4）。小脑出血时，由于位置深，经颅超声探查困难，仅能

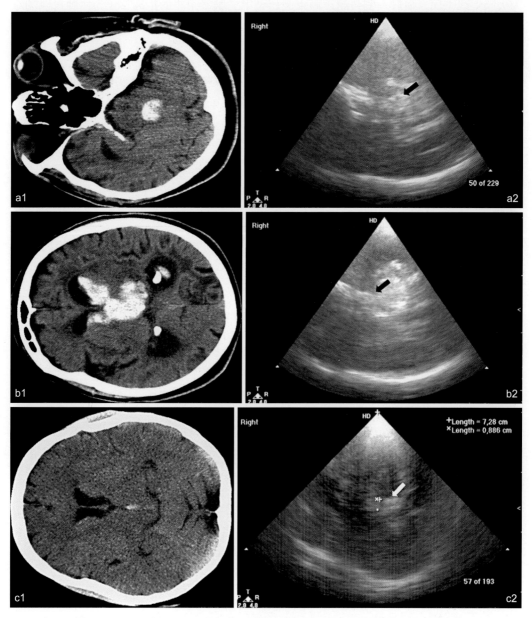

图 7-1-4　脑室内出血 CT 与 TCD 图像（图中箭头所示高回声为脑室内出血）

a. 第四脑室出血；b. 侧脑室出血；c. 第三脑室出血

探及侧脑室呈对称性增宽，正常侧脑室的 TCD 表现为双侧对称的无回声，宽度多在 1.5～1.9cm，当探及侧脑室对称性增宽时，多考虑为小脑部位血肿阻塞第四脑室。脑出血导致不同程度颅内压力升高（详见本章第 2 节）。

　　附：①颅内血肿体积（cm^3）的计算为 $V=L×S×C/2$，其中 L 为血肿横断面垂直于中线的最大测值，S 为同一截面平行于中线的最大测值，C 为血肿纵切面平行于中线的最大测值（图 7-1-5）。②中线移位距离（cm）的计算：$MLS=（A-B）/2$，其中 A 为大脑中线平面，血肿一侧自超声声束起始至第三脑室中心的距离，B 为血肿对侧的对应上述距离（图 7-1-6）。

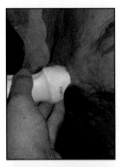
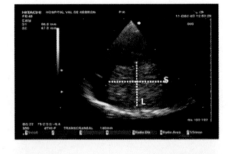

CORONAL

$$Vol=\frac{L×S×C}{2}$$

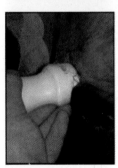
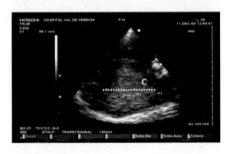

AXIAL

图 7-1-5　TCD 检查脑出血手法及血肿计算公式

　　2. 超声造影　经外周静脉注射对比剂后，出血灶部位血肿形态及边界均较经颅超声显示清楚，表现为无增强的灌注缺损区，与周围等增强的脑组织分界清楚，血肿周围的水肿带表现为低增强改变（图 7-1-7）。基底节区血肿于血肿边缘可见呈高增强的大脑中动脉（middle cerebral artery，MCA）。

　　3. 超声引导微创治疗　超声引导脑出血治疗多用于开骨窗后超声探查血肿位置及评估其大小，避免重要功能区及血管的损伤，并可为临床提供到达血肿中心的最短入路和术中评估血肿是否清除完全（图 7-1-8）。

【鉴别诊断】

　　1. 缺血性脑卒中　超声诊断急性缺血性脑卒中主要依据是血管阻塞，在早期阶段，闭塞完全的血管段呈现高回声表现，经颅彩色多普勒超声（transcranial color code sonography，TCCS）及频谱多普勒均无法探及血流信号（图 7-1-9），闭塞处近心端的

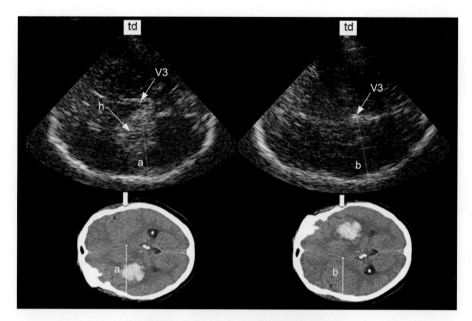

图 7-1-6　TCD 与 CT 检查中线移位

a. 血肿侧颅骨表面至第三脑室中心的距离；b. 血肿对侧颅骨表面至第三脑室中心的距离；

td—超声探头；V3—第三脑室；h—血肿

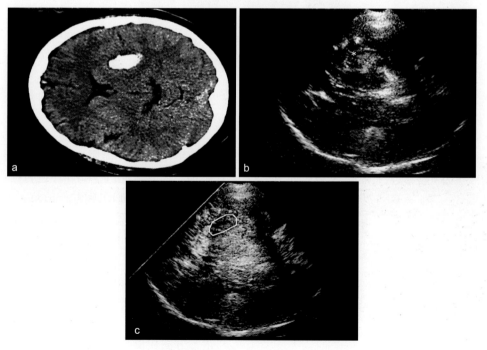

图 7-1-7　基底节区脑出血亚急性期 CT 及经颅 CEUS

a. CT；b. 二维超声（＊显示血肿周围低回声水肿带）；

c. 超声造影（白色细线所示为血肿区，为无回声灌注区，周围脑实质回声明显增强）

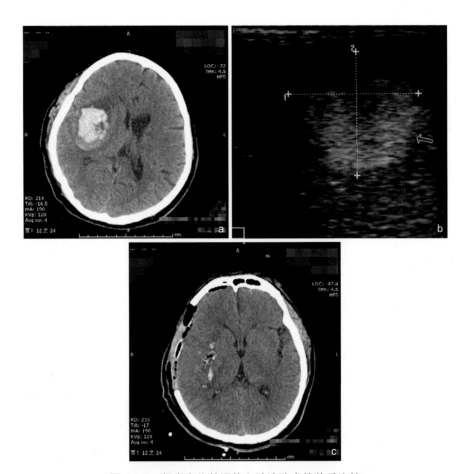

图 7-1-8　超声定位并评估血肿清除术的前后比较

a. 术前；b. 超声定位并评估血肿大小（箭头所指为血肿位置）；c. 术后

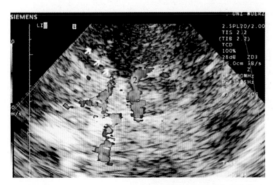

图 7-1-9　TCD（左侧颞窗）显示大脑中动脉阻塞，箭头所示为左侧大脑中动脉，为高回声，无血流信号

1—左侧大脑前动脉；2—左侧大脑后动脉

血管频谱表现为血流阻力升高。当血管闭塞时，颅内可通过 Willis 环进行代偿，例如，一侧颈内动脉（internal carotid artery，ICA）闭塞时，对侧 ICA 或者同侧椎基底动脉可表现为代偿性的流速上升、阻力下降，且对侧大脑前动脉（anterior cerebral artery，ACA）可通过交通支进入患侧的 ACA，甚至进入患侧的 MCA，TCCS 可发现患侧 ACA 出现与正常方向相反的血流信号。

2. 脑动静脉畸形（arteriovenous malformation，AVW）　TCD 图像显示病灶

局部呈片状较强回声，形态不规则，边缘模糊不清，内部回声不均匀；部分病例也可表现为边界不规则的低回声，其间可见条状或网格状分隔光带。对于小的畸形病灶仅靠二维超声图像难以发现异常，需借助 TCCS。TCCS 显示为团块状、网状或不规则形状大小不等的异常五彩镶嵌样血流信号，一些异常彩色血管团周围可见一条或多条粗大的血管支，长度、走行各异，为供血动脉或引流静脉，利用能量多普勒较彩色多普勒显示更清晰，供血动脉及引流静脉显示长度更长（图 7-1-10）。供血动脉较对侧同名非供血动脉内径明显增宽。AVW 的供血动脉为 MCA 和 ACA。频谱多普勒的音频信号表现为强弱不等的"机器房"样杂音，显示为低速、低阻血流。声学造影（contrast enhanced ultrasound，CEUS）能明显提高彩色及频谱多普勒血流信号强度，使病灶及颅内动脉得以较好显示。数字减影血管造影术（digital subtraction angiography，DSA）是诊断该疾病的金标准。

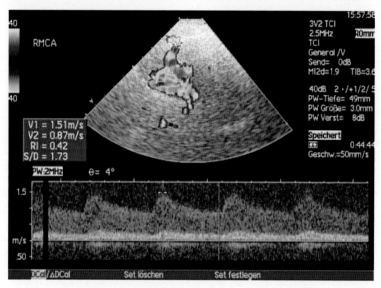

图 7-1-10　脑动静脉畸形（AVW）的 TCCS 及频谱
病灶呈现五彩镶嵌样血流，其内部血流呈现低速、低阻状态

3. 脑肿瘤　CEUS 应用于脑肿瘤时，表现为肿瘤组织回声明显增强或缺失，边界显示清晰。CEUS 准确显示肿瘤位置、内部血管及与邻近血管的关系优于 TCCS，可借鉴 CT 或 MRI 检查结果（图 7-1-11）。

【临床价值】

TCD 在临床应用的最大限制来自于声窗的影响，研究表明，10%～30% 的人群声窗不佳，尤其是女性。尽管如此，TCD 较之于 CT，具有无创、廉价、无辐射等优点，可以用于患者的重复检查，且由于可实现床旁检查，避免了患者转运与搬运所导致的颅内压升高及血肿扩大的风险。多项研究证明，TCD 与 CT 在诊断脑出血方面有较高的一致性，尽管 CT 仍作为其诊断的金标准，但超声作为辅助检查手段在临床中的应用价值不容忽视。颅内血肿清除术在超声引导下可以更加安全、有效地实施，这将更加利于超声技术在脑出血患者临床观察及治疗中的应用。

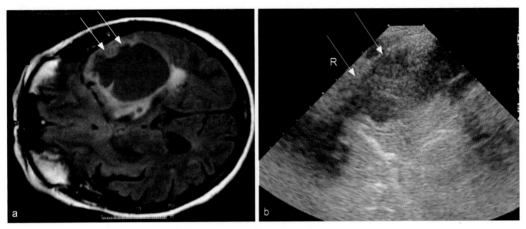

图 7-1-11　左侧颞叶脑胶质瘤影像

a. MRI（箭头所示为肿瘤）；b. 经颅 CEUS 图（箭头所示充盈缺损区为肿瘤）

第 2 节　颅内高压与脑死亡

【病因】

颅内压是指颅腔内容物对颅腔壁产生的压力，是由液体静力压和血管动压两因素组成。由于颅腔总容积相对固定，颅内压保持相对稳定。正常人平卧位颅内压约为 1.33kPa（10mmHg）。当脑组织肿胀、颅内占位性病变或脑脊液分泌过多、吸收障碍、循环受阻或脑血流灌注过多导致颅内压持续保持在 2.0kPa（15mmHg）以上时称颅内高压（intracranial hypertension）。引起颅内高压的常见原因有两种：一是颅腔内容积的增大，如各种外伤或非外伤性病变导致脑组织缺血、缺氧、脑水肿继发颅压升高；二是狭颅症、颅骨纤维结构发育不良、颅底凹陷症、内生性颅骨骨瘤等病变，使颅腔空间相对缩小，脑组织受压，颅内调节受限或不能调节引发颅压升高。

无论何种病因导致严重的颅内压升高最终使脑循环停止、脑功能丧失不可逆转，但脑以外的生命体征如心脏搏动、呼吸功能等，用药物或人工机械等可以维持一定时间，即脑死亡（brain death）。脑死亡分为原发性与继发性脑死亡两类，前者是指由原发性脑疾病或损伤引起，后者是指心、肺和脑外器官的原发性疾病或损伤致脑缺氧或代谢障碍所致。脑死亡的基本病因：脑组织的严重损伤、出血、炎症、肿瘤、脑水肿、脑压迫、脑疝或继发于心肺功能障碍。

【病理与临床表现】

颅内高压临床表现为头痛、呕吐、视力障碍、意识障碍、癫痫或肢体强直性发作、生命体征变化（血压升高，脉搏慢而洪大，呼吸慢而深，即库欣综合征）等，当颅内压升高到一定程度可发生脑疝,产生一系列症状和体征。脑死亡的临床判定包括:深昏迷,脑干反射全部消失,无自主呼吸(靠呼吸机维持,自主呼吸诱发试验证实无自主呼吸)。以上三项同时具备。

【检查方法】

TCD检查颅内动脉,频率1.6～2.0MHz,TCCS检查采用1～2.5MHz的相控阵探头,利于声束穿过颅骨。颅内高压及脑死亡的超声诊断主要通过TCD或TCCS检测脑血管血流频谱及血流动力学参数来判断(图7-2-1,图7-2-2)。

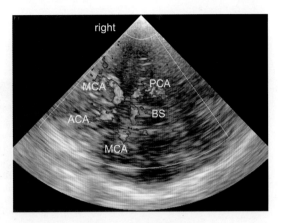

图 7-2-1　颅内血管 TCD

MCA—大脑中动脉;ACA—大脑前动脉;

PCA—大脑后动脉;BS—脑干

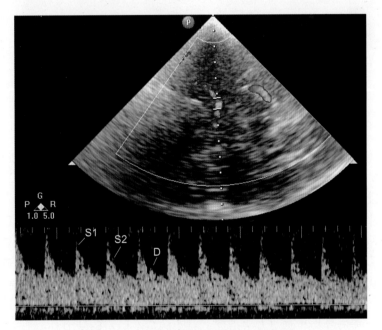

图 7-2-2　颅内动脉血流频谱及测值说明

S1 峰—收缩期波峰,收缩期最高峰值流速的测量点;S2 峰—血管搏动峰;

D 峰—舒张早期波峰,正常舒张末期流速测值处为 D 峰后的最低值

【超声表现】

1. 常规超声

(1)颅内高压血流变化(图 7-2-3):①血流速度异常:在颅内压力升高早期,以舒张期末流速下降为主,平均流速相对减低;随着颅内压力不断增加,收缩期流速逐渐下降。②血流频谱异常:血流频谱表现为收缩峰高尖,S2 峰消失,舒张期前切迹加

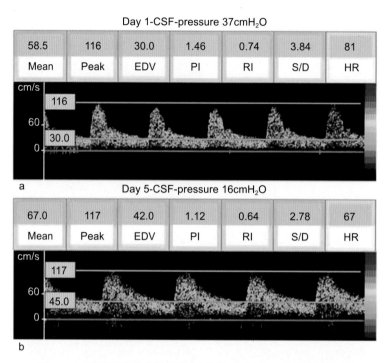

图 7-2-3　脑膜炎患者颅内高压治疗前后 TCD 血流频谱及参数
a. 治疗前脑脊液压力 37cm H$_2$O，约 27mmHg；b. 治疗后压力降低为 16cm H$_2$O，约 12mmHg，
Mean—平均流速 cm/s；Peak—峰值流速 cm/s；EDV—舒张期末流速；PI—血管搏动指数；
RI—血管阻力指数；S/D—即 Peak/EDV；HR—心率，1cmH$_2$O≈0.737mmHg

深。③血管搏动指数异常：随颅内压力升高，血管搏动指数［pulsatility index，PI，PI＝（Vs－Vd）/Vm］，Vs 表示收缩期峰值血流速度，Vd 表示舒张末期流速，Vm 表示平均血流速度进行性增加。正常脑动脉 PI 值为 0.65～1.10。

（2）脑死亡血流变化（图 7-2-4）：收缩期峰值流速＜50cm/s；舒张期血流方向逆转（reversed diastolic flow，RDF），出现震荡型血流频谱；血流方向指数（direction flow index，DFI）小于 0.8，DFI＝1－R/F（R、F 分别为反向与正向血流速度值）；舒张期流速为 0，出现钉子样波形；无血流信号，脑血流循环完全停止。

2. 超声造影　当声窗不佳时，可通过超声造影来提高颅内血管的检出率，并进一步评估其血流频谱及其他动力学指标。对于病情不稳定的缺血性心脏病及肺动脉高压患者禁止行此项检查。

【鉴别诊断】

检查过程中应及时注意与血压相对减低引发脑灌注下降的相对颅压升高鉴别。对于重症脑病患者的脑死亡判断，需注意声窗不佳、是否存在骨窗开放、脑室引流等情况对血流评价的影响。TCD 作为脑死亡的证实试验必须排除假阳性，假阴性仅仅延迟诊断而已，尤其在脑室引流术和开颅减压术后的患者，在临床出现脑死亡前 TCD 脑死亡的回荡波，因此，在做出脑循环停止诊断时患者必须符合脑死亡的临床判定标准。

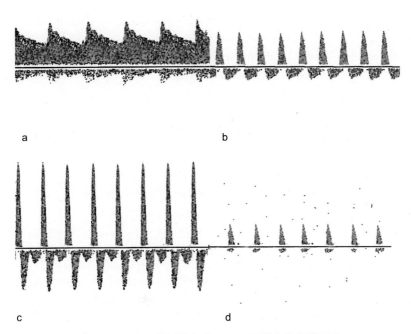

图 7-2-4　TCD 检测脑死亡 MCA 不同血流频谱形态
a. 正常血流；b. 部分 RDF；c. 完全 RDF；d. 钉子波形

【临床价值】

TCD 及 TCCS 对于颅内血流动力学变化是临床无创评价的重要手段，通过这一方法来及时发现重症脑病患者脑死亡血流变化的特征，较之于影像诊断脑死亡的金标准——血管造影术更加省时、无创。

（黎檀实　周　璇　刘义灏）

参 考 文 献

曹铁生，段云友，2004. 多普勒超声诊断学 [M]. 北京：人民卫生出版社：267.

成晔，何文，张红霞，等，2013. 脑内血肿经颅超声及超声造影临床研究 [J]. 中华超声影像学杂志，22（3）：213-217.

姜玉新，王志刚，2010. 医学超声影像学 [M]. 北京：人民卫生出版社：33.

王利，李牧，王勇强，等，2012. 经颅多普勒超声对重型颅脑损伤患者脑死亡诊断价值的临床研究 [J]. 中国危重病急救医学，24（11）：670-673.

Eva Bartels, Hans-Joachim Bittermann, 2006. Transcranial contrast imaging of cerebral perfusion in patients with space-occupying intracranial lesions [J]. J Ultrasound Med, 25: 499-507.

Haubrich C, Steiner LA, Diehl RR, et al, 2013. Doppler flow velocity and intra-cranial pressure: responses to short-term mild hypocapnia help to assess the pressure-volume relationship after head injury [J]. Ultrasound in medicine & biology, 39: 1521-1526.

Kim S, Hamilton R, Pineles S, et al, 2013. Noninvasive intracranial hypertension detection utilizing semisupervised learning [J]. IEEE transactions on bio-medical engineering, 60: 1126-1133.

Kukulska-Pawluczuk B, Ksiazkiewicz B, Nowaczewska M, 2012. Imaging of spontaneous intracerebral hemorrhages by means of transcranial color-coded sonography [J]. European journal of radiology, 81: 1253-1258.

Kuo JR, Chen CF, Chio CC, et al, 2006. Time dependent validity in the diagnosis of brain death using transcranial Doppler sonography [J]. Journal of neurology, neurosurgery, and psychiatry 77: 646-649.

Lee JK, Lee JH, 2005. Ultrasound-guided evacuation of spontaneous intracerebral hematoma in the basal ganglia [J]. Journal of clinical neuroscience: official journal of the Neurosurgical Society of Australasia, 12: 553-556.

Llompart-Pou JA, Abadal JM, Velasco J, et al, 2009. Contrast-enhanced transcranial color sonography in the diagnosis of cerebral circulatory arrest [J]. Transplantation proceedings, 41: 1466-1468.

Marinoni M, Alari F, Mastronardi V, et al, 2011. The relevance of early TCD monitoring in the intensive care units for the confirming of brain death diagnosis [J]. Neurological sciences: official journal of the Italian Neurological Society and of the Italian Society of Clinical Neurophysiology, 32: 73-77.

Mäurer M, Shambal S, Berg D, et al, 1998. Differentiation between intracerebral hemorrhage and ischemic stroke by transcranial color-coded duplex-sonography [J]. Stroke, 29: 2563-2567.

Miao ZL, Jiang L, Xu X, et al, 2014. Microsurgical treatment assisted by intraoperative ultrasound localization: a controlled trial in patients with hypertensive basal ganglia hemorrhage [J]. British journal of neurosurgery, 28: 478-482.

Orban JC, El-Mahjoub A, Rami L, et al, 2012. Transcranial Doppler shortens the time between clinical brain death and angiographic confirmation: a randomized trial [J]. Transplantation, 94: 585-588.

Paschoal FM, Bor-Seng-Shu E, Teixeira MJ, 2013. Transcranial Doppler ultrasonography with jugular vein compression can detect impairment of intracranial compliance [J]. Clinical neurology and neurosurgery, 115: 1196-1198.

Perez ES, Delgado-Mederos R, Rubiera M, et al, 2009. Transcranial duplex sonography for monitoring hyperacute intracerebral hemorrhage [J]. Stroke: a journal of cerebral circulation, 40: 987-990.

Prunet B, Asencio Y, Lacroix G, et al, 2012. Noninvasive detection of elevated intracranial pressure using a portable ultrasound system [J]. The American journal of emergency medicine, 30: 936-941.

Ralf W B, 1999. Transcranial color-coded duplex sonography [J]. J Neurol, 246: 637-647.

Thompson BB, Wendell LC, Potter NS, et al, 2014. The use of transcranial Doppler ultrasound in confirming brain death in the setting of skull defects and extraventricular drains [J]. Neurocritical care, 21: 534-538.

Wakerley BR, Kusuma Y, Yeo LL, et al, 2015. Usefulness of Transcranial Doppler-Derived Cerebral Hemodynamic Parameters in the Noninvasive Assessment of Intracranial Pressure [J]. Journal of neuroimaging: official journal of the American Society of Neuroimaging, 25 (1): 111-116.

第8章　介入性超声技术在创伤和急危重症中的应用

第1节　概　　述

一、创伤

（一）腹部实质性器官创伤的超声造影引导经皮注射止血治疗

腹部实质性器官创伤主要是指肝、脾、肾和胰腺的创伤。创伤后常出现腹腔、腹膜后内出血。如出血量大并且没能及时止血，会引起伤员失血性休克；如肝破裂合并胆道的损伤可导致胆汁漏入腹腔引起胆汁性腹膜炎；如胰腺创伤合并胰管损伤，则可导致胰液外漏，引起创伤性胰腺炎。泌尿系统创伤累及集合系统、输尿管、膀胱时，可出现血尿和尿液外渗。

影像学诊断方法主要包括常规超声、超声造影（contrast enhanced ultrasonography，CEUS）、增强CT、诊断性腹腔灌洗和诊断性腹穿，其中增强CT是诊断的金标准，临床研究显示CEUS的诊断价值与增强CT具有较好的一致性。在治疗方面，腹部实质性器官创伤由传统的单一手术模式，发展为多样化治疗形式，特别是一些伤情相对稳定、损伤血管较小的伤员通过非手术治疗得到了临床广泛重视。在我国，CEUS的出现直接推动了腹部实质性器官创伤的非手术治疗的发展。

CEUS引导的经皮注射止血治疗技术为创伤的早期救治探索出了新途径。目前在我国很多医院，腹部实质性器官创伤的主要治疗方法仍然是手术，手术率高达70%～90%。CEUS引导的经皮注射止血治疗技术的出现，在保证治疗效果的前提下显著减低手术治疗率，非手术治疗率提高到80%以上。该技术治疗适用于伤员凝血机制正常或轻微受损，创伤程度在Ⅳ级及其以下者。CEUS引导的经皮注射止血治疗技术为微创治疗技术，具有如下优势：①方法简便、易行、快捷，可用于院前及院内患者床旁救治；②止血准确、迅速、安全，疗效确切；③治疗损伤小、恢复快、救治费用低。随着介入性超声治疗技术的进一步发展，特别是止血材料及注射器材的不断改进和完善，CEUS引导的腹部实质性器官创伤微创治疗技术必将在创伤的现场、后送途中及院内床旁的快速救治中发挥更大作用。

（二）脑出血的超声造影引导经皮注射止血治疗

长期以来，创伤后颅内血肿是中青年健康的主要威胁，所致死亡率和致残率占创伤的首位。尽管存在诸多争议，但创伤后脑血肿的早期微创治疗得到迅速发展，经CT定位后的血肿清除术，包括手术清除或微创穿刺清除是常用治疗方法，主要适用于病情较稳定的硬膜外、硬膜下、脑内血肿、穿刺部位无颅骨凹陷性骨折和严重脑挫裂伤者。神经内镜辅助手术治疗颅内出血也有了很大进展，该方法可以减少术后的再出血，主要是因为其对周围组织侵袭性小且可以直视下用双极电凝止血达到止血目的，但是术中血凝块易遮挡光镜头和阻塞工作道，术中止血也是操作的难点，而且电凝止血本身会对脑组织造成一定损伤。上述新技术均依赖于CT定位，而CT无法用于院前和院内床旁，使病情不稳定患者的救治受到限制。随着超声技术的发展，已经有学者使用超声诊断脑出血；自2010年，黎檀实团队先后开展了动物实验和临床研究，探讨创伤性脑出血的超声造影定位诊断和超声引导的微创治疗，研究结果显示，超声造影除了能够显示脑部创伤灶外，还可以诊断活动性出血；在超声引导微创治疗方面，将超早期止血治疗与6小时之后的血凝块粉碎抽吸结合起来，取得了满意效果，此为创伤后颅内出血的院前和院内床旁救治奠定了基础。

二、急危重症

（一）超声引导诊断性穿刺抽液

全身各部位软组织局限性积液，特别是浆膜腔积液的定性诊断是治疗的基础，穿刺抽液检测是主要方法。紧急情况下非影像引导穿刺是传统手段，但可视下操作（即影像引导，特别是超声引导）则因其独特优势成为新的操作趋势。目前，超声引导下对各种积液开展的穿刺工作包括：①急性胰腺炎早期急性液体积聚的穿刺抽液检测和细菌培养，此系早期使用抗生素和置管引流的决定因素。②纵隔脓肿的穿刺抽液或置管引流。众所周知，纵隔脓肿病情危重，死亡率可达40%～50%，纵隔内心脏和大血管多，且周围结缔组织疏松，一旦感染病情易蔓延，在心脏和大血管周围形成散在的较小脓腔，对纵隔内重要器官造成破坏，而定性诊断和微创治疗需依赖影像学引导下进行，超声引导的穿刺抽脓培养床旁诊断的技术便捷。③肠梗阻情况下肠间隙极少量积液的穿刺抽液可以早期鉴别肠坏死，超声引导的穿刺能有效避免穿刺误伤扩张肠管。

（二）超声引导穿刺置管引流

（1）各种原因导致的心包、胸腔和腹腔积液、积血，特别是创伤后心包和胸腔积血增加到一定量时，病情十分危机，常需在院前和院内床旁进行早期处理，否则易导致呼吸、心搏骤停。因此，在紧急情况下，临床医生可通过物理检查，并采用盲穿法进行穿刺引流，使患者或伤员的生命得以挽救。这种抢救方法快捷、简单，但可出现并发症，如误伤心脏和胸壁血管等。由于超声技术为实时影像成像，并具有准确、方便等特点，在国内一些发展快的急诊科，如北京协和医院、解放军总医院等已配备了便携超声设备，被称为急危重病救治中的"第二听诊器"。同时，许多医院在患者的救治中使用超声引导穿刺抽液或置管引流来代替盲穿置管方法。

然而，即使国内大城市的急救中心配备了超声设备，在院前救治中超声技术往往仅限于现场和后送途中明确诊断，还未开展超声引导的穿刺抽液或置管引流，这与一些发达国家救治中心尚存很大差距。

（2）肝脓肿、急性化脓性胆囊炎、急性化脓性胆管炎、急性胰腺炎等发病急骤，特别容易发生于机体抵抗力低的老弱多病难以实施手术治疗的患者，或因丧失手术时机使一些患者不得不采用二期手术。迅速发展起来的早期肝脓肿、急性化脓性胆囊炎、急性化脓性胆管炎、急性胰腺炎的超声引导下穿刺置管引流，从最初的辅助治疗，即引流后再行手术；发展至今已成为上述急腹症的主导治疗方法，使多数患者可以避免创伤较大的开腹手术和手术并发症；胆管癌导致的梗阻性黄疸的超声引导经皮经肝胆管穿刺置管引流（Ultrasound-guided percutaneous transhepatic biliary drainage，UPTBD）已成为肿瘤切除术前减黄和保障手术成功的关键步骤。基于超声引导微创治疗的简便快捷、并发症发生率低、费用少等优势已在临床广泛应用，依托于此种技术的床旁救治也取得了很大发展，并有望用于院前现场和后送途中。

（三）超声引导的中心静脉置管

在急危重病救治过程中，血管穿刺操作极为普遍，是应对患者各种急诊状况的一种重要手段，中心静脉通路建立至关重要，可用于快速补液和给药、中心静脉压测定、放置右心导管、肠外营养及血液透析等。既往，中心静脉置管需要严格的岗前培训，即便由具备一定经验的医师来完成，其成功率也因操作者经验多寡或有无血管变异而不同。由于是抢救过程中的盲穿，在积累经验阶段往往有多次穿刺不成功的经历，有的甚至损伤周围重要器官和组织而引起血气胸、神经损伤、感染等。统计显示，盲穿置管的并发症多达数十种，包括直接并发症和迟发型并发症。中心静脉置管的主要路径包括经颈内静脉、股静脉、锁骨下静脉及腋静脉等，而锁骨下静脉因其位置表浅，穿刺置管后容易固定及患者行动方便被临床上广为选用。可视下中心静脉置管准确和快捷，目前主要采用 X 线和超声引导的方法。有报道 X 线引导下锁骨下静脉穿刺置管成功率可达 100%，但因 X 线不能实时显示针体与邻近血管及周围组织的关系，有引起气胸、血胸和误伤动脉的风险，且患者及操作者均需暴露于 X 线下，增加了辐射损伤。超声引导中心静脉置管可在患者床旁实施，能清晰显示锁骨下静脉位置及其毗邻结构，实时监测引导穿刺入路，避开其他血管，在确保穿刺准确性的前提下，提高了操作的安全性，同时超声引导还具有便携和快捷等特点，避免反复穿刺，为急危重病救治赢得时间。因此，美国医疗保健研究与质量局（AHRQ）和英国临床优化研究所（NICE）均已发布了声明，提倡超声引导下进行中心静脉置管操作。而目前，我国大部分医生依靠经验盲穿，或者仅在有潜在"置管困难"的患者中使用超声定位，鉴于上述情况，国内已有学者倡导在急危重病救治中，采用床旁超声引导进行中心静脉置管，以提高准确率和安全性，提高救治效率。

三、展望

随着超声新技术如超声造影、弹性成像、融合成像等的出现及临床应用，床旁便携式超声功能更完备，更适合急危重病的几乎全身所有器官组织的诊断扫查，包括传统超声不能问津的骨折和气胸等也不例外。病情确诊之后的超声引导的治疗创伤小、显效快，是微创外科学中最有发展前途的新技术之一，尤其是适用于急危重病的现场、后送途中及院内床旁救治；同时，便携超声还可与急救过程中的外科处理相结合，是术中超声的内容之一，可提高外科处理的准确率，节省救治时间。随着超声新技术的不断出现、超声设备进一步微型化，超声微创治疗技术在灾难医学和野战医疗等特殊环境中的应用还将得到进一步拓展。

第2节　超声引导穿刺活检术

一、腹膜局限性或弥漫性病变

【概述】

部分腹腔积液患者作为临床急症就诊，确定腹腔积液来源及性质是制定进一步治疗方案的关键。腹膜病变导致的腹腔积液在穿刺抽液送检生化或细胞学检测同时，为明确诊断可对增厚的腹膜进行组织学活检。腹膜穿刺活检的传统方法主要包括腹部小切口腹膜活检、剖腹探查术腹膜活检。影像学引导的腹膜穿刺活检主要有 CT 引导的腹膜穿刺活检、腹腔镜腹膜活检和超声引导的穿刺活检。尽管 CT 引导的穿刺活检可直观避免胃肠损伤，但仍以超声引导的腹膜穿刺活检操作简便，临床应用较为广泛，加之超声融合成像技术的逐步开展，使超声能够获取其他影像学的优势，以弥补其不足。

【适应证】

（1）腹膜局限性或弥漫性增厚，伴腹腔积液。

（2）网膜局限性增厚或网膜因恶性肿瘤形成网膜瘤。

（3）硬化包裹性腹膜炎，也称为腹茧症，常以肠梗阻就诊。

（4）不明原因的腹腔积液，经影像学检查、肿瘤标志物和腹水细胞学等一系列检查后，仍未能找到确切病因或难以鉴别良恶性，有时虽高度怀疑某种疾病，但因找不到确切的病理学证据而无法最终确诊。

【禁忌证】

（1）凝血功能异常：凝血酶原时间＞30 秒，凝血酶原活动度＜40%，或血小板计数＜50×10^9/L。

（2）无安全进针路径或肠管壁水肿、扩张或肠麻痹。

（3）患者不能配合但临床需要时，可给予镇静或浅的静脉麻醉后再行操作。

（4）近期使用抗凝抗聚药物，多数需停药 7～10 天；低分子肝素停药 24 小时。

【介入前准备】

1. 仪器及物品

（1）超声设备：彩色多普勒超声仪，腹部低频或浅表高频探头，徒手或使用穿刺引导架。

（2）穿刺置管器具：最常用 20G、18G 或 16G 组织活检针，腹腔积液较多时，可先置管引流再行穿刺活检，可备多孔引流导管、导丝、扩皮器，破皮用小尖刀和包扎敷料。

（3）消毒用物品：超声介入穿刺包（内含弯盘 1 个、止血钳 2 把、组织钳 1 把、消毒杯 1 个、无菌巾 3 块、消毒棉球 3 个、纱布 4 块、无菌滤纸 2 片），5～20ml 注射器，碘伏消毒液，抗反流引流袋，装有 10% 甲醛溶液的标本盒。

（4）药品：局麻药主要为 2% 盐酸利多卡因、生理盐水等。

（5）急救仪器及药物：如生理监护仪、电除颤仪以及常规急救药物。

2. 患者准备

（1）结合必要的 X 线或 CT 扫描。

（2）术前检查血常规、血清四项、凝血四项等指标。

（3）术前与患者及其家属谈话，重点说明治疗目的、简要过程、风险和可能的并发症、费用等，并签署知情同意书。

【操作方法】

1. 体位　患者平卧位，以患者能够耐受的体位为宜，可采用靠垫协助固定体位。

2. 选择穿刺路径　首先采用常规超声显示腹膜增厚处及腹腔积液，明确腹膜增厚的范围，与周围重要脏器、肠管和大血管的关系并存图（图 8-2-1a，图 8-2-1b）。彩色多普勒检测病灶内和周围的血供；选择穿刺路径，以最短路径、最安全为原则，并要求：①穿刺点应选在积液较深处且前方无肠管，周围避开肝脏、肾脏、脾脏等腹腔及腹膜后器官和大血管；②测量穿刺针路径上体表至病灶深部的最大距离；③将选择好的穿刺点在体表做标记。

3. 穿刺点消毒及麻醉　对穿刺部位进行常规皮肤消毒，铺巾。采用无菌消毒膜包裹超声探头，使用穿刺引导架时，正确安装穿刺引导架。启动超声再次确定进针路径，在进针点处采用 2% 盐酸利多卡因行局部麻醉，超声实时观察下将局麻浸润至腹膜壁层，在皮肤进针点处用尖刀破口 2mm 左右。

4. 超声引导组织穿刺活检　在常规实时超声引导下用 20G、18G 或 16G 组织活检针，进针至病灶前沿或病灶内（图 8-2-1c），击发活检针后垂直出针，重复上述操作

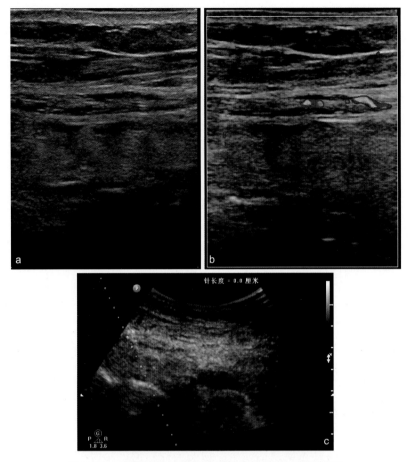

图 8-2-1 腹膜局限性增厚常规超声及超声引导下穿刺
a. 腹膜局限性增厚；b. 彩色多普勒增厚腹膜与周围血流情况；
c. 超声引导下穿刺，虚线示拟穿刺进针路径

2～3 次，尽量避免原针道处重复取组织，以保证组织标本的满意率。部分腹腔积液量较大者需先放掉一定量腹腔积液，后行组织活检。超声引导穿刺抽腹腔积液或置管引流的方法详见相关章节。局部压迫穿刺点并敷料包扎。将获得的组织条轻轻置于无菌滤纸上，避免挤压，再放入 10% 甲醛溶液标本瓶，贴好患者信息条形码送检。

5. 术后观察　术后压迫穿刺点处 10～15 分钟，超声观察穿刺部位，并留图。穿刺后嘱患者静卧休息 24 小时，注意观察有无不适反应。

【注意事项】

（1）对超声显示血供丰富的病灶，穿刺前肌内注射止血药，以预防出血。

（2）选择穿刺路径时，采用平静呼吸状态下清楚显示靶目标，彩色多普勒引导避开肠管、肝脏、肾脏、脾脏等腹腔和腹膜后器官和大血管，上腹部穿刺时避免误伤膈肌及胸膜；穿刺过程中，牢记"不见针尖不进针"的原则。

（3）多角度取材，避免在同一针道处反复取材，以保证组织标本的满意度。

（4）直径大于 5cm 腹膜肿块或肿块疑有液化坏死时，建议在超声造影引导下取活检，以避免阴性结果。

（5）穿刺过程中发现肿块处针道出血较明显时，可即刻在超声引导下沿穿刺针道局部注射止血药。

【并发症】

1. 肠管损伤　存在肠管壁病变或扩张时，穿刺针伤及肠管可引起肠漏。穿刺针经过结构功能正常的胃肠壁，对后方病灶穿刺相对安全，穿刺后禁食水 4～6 小时。

2. 出血　腹膜肿块血供丰富时，穿刺后即刻可见少量出血，凝血功能正常时少量出血无须处理；穿刺伤及较大血管和实质性器官引起出血等，则需对症处理，该并发症发生率极低。

3. 针道种植　超声引导经皮穿刺活检针道种植发生率低，小于 0.01%；含黏液较多的恶性肿瘤，穿刺活检易引起腹膜、腹壁的种植性转移，穿刺前需进行正确评估。

4. 取材失败　多见于病灶出现液化坏死、病灶较小等情况。对于常规超声显示病灶不满意或疑有液化坏死时，采用超声造影引导进行穿刺活检，可显著增加取材的成功率。

5. 腹腔积液外漏　腹腔积液较多情况下腹膜穿刺活检易导致积液外漏，建议先引流腹腔积液后再行腹膜穿刺活检。

6. 穿刺部位疼痛　穿刺后患者会感到局部疼痛，多数能忍受，且症状自行消失；部分疼痛较重，在排除出血并发症时可给予镇痛药对症处理。

【临床价值】

不明原因腹腔积液伴腹膜或网膜增厚的患者经影像学、肿瘤标志物和腹腔积液细胞学等一系列检查后，仍未能找到确切病因或难以鉴别良恶性，有时虽高度怀疑某种疾病，但因找不到确切的病理学证据而无法最终确诊。超声引导的穿刺活检可使多数患者明确病变性质和来源，且此方法采用实时影像引导，准确性高，并发症少，已广泛应用于临床。而对部分仍不能明确诊断的患者尚需借助其他方法，如腹部小切口腹膜活检、剖腹探查术腹膜活检等，或 CT 引导的穿刺活检。

二、胸膜或周围型肺病变

【概述】

临床上，一些胸膜病变或肺癌呈现胸腔积液，且以急症就诊。穿刺抽液行生化或细胞学检测，为明确诊断对增厚的胸膜或周围型肺结节进行组织学活检是必要的。目前，胸膜病变、肺及纵隔病变的病理诊断主要依赖 CT 引导的穿刺活检、胸腔镜或纵隔镜、气道内超声引导穿刺活检（EBUS）和超声引导的经皮穿刺活检。超声引导的经皮穿刺活检创伤小，全程实时监控下进行，对胸膜和外周型肺结节的穿刺相对简便、安全、有效，广受临床重视。

【适应证】

（1）胸膜局限性或弥漫性增厚，伴胸腔积液。

（2）外周型肺占位性病变，需明确性质者。

（3）不明原因的胸腔积液，经影像学检查、肿瘤标志物和胸水细胞学等一系列检查后，仍未能找到确切病因或难以鉴别良恶性，有时虽高度怀疑某种疾病，但因找不到确切的病理学证据而无法最终确诊者。

【禁忌证】

（1）凝血功能异常：凝血酶原时间＞30秒，凝血酶原活动度＜40%，或血小板计数＜$50×10^9$/L。

（2）无安全进针路径或病灶较小，邻近心脏、周围大血管者。

（3）患者不能配合但临床需要时，可给予镇静或浅的静脉麻醉后再行操作。

（4）近期使用抗凝抗聚药物，多需停药7～10天；低分子肝素停药24小时。

（5）频繁咳嗽，穿刺易损伤周围重要结构者。

（6）合并有肺大疱者，穿刺作为相对禁忌证。

【介入前准备】

1. 仪器及物品

（1）超声设备：彩色多普勒超声仪，深部低频或浅表高频探头，徒手或使用穿刺引导架。

（2）穿刺置管器具：最常用20G或18G活检针，胸腔积液较多时，可先置管引流再行穿刺活检，可备多孔引流导管、导丝、扩皮器，破皮用小尖刀和包扎敷料。

（3）消毒用物品：超声介入穿刺包（内含弯盘1个、止血钳2把、组织钳1把、消毒杯1个、无菌巾3块、消毒棉球3个、纱布4块、无菌滤纸2片），5～20ml注射器，碘伏消毒液，抗反流引流袋，装有10%甲醛溶液的标本盒。

（4）药品：局麻药主要为2%盐酸利多卡因、生理盐水等。

（5）急救仪器及药物：如生理监护仪，电除颤仪以及常规急救药物。

2. 患者准备

（1）穿刺前应有X线或CT扫描检查。

（2）术前检查心功能、血常规、血清四项、凝血四项等指标。

（3）术前与患者及其家属谈话，重点说明治疗目的、简要过程、风险和可能的并发症、费用等，并签署知情同意书。

【操作方法】

1. 体位　患者多取侧卧位，以能够耐受的体位为宜，可采用靠垫协助固定体位。

2. 选择穿刺路径　首先采用常规超声显示胸膜增厚处、外周型肺病变及胸腔积液，明确胸膜增厚的范围，与周围重要脏器和大血管的关系存图。彩色多普勒检测病灶内和周围的血供；选择穿刺路径，以最短路径、最安全为原则，并要求：①对照X线胸片和CT扫描图像，估测超声引导穿刺点的深度能够足够避开心脏、大血管和肺大疱；②皮肤穿刺点在下一肋骨的上缘，以免伤及肋间血管神经束；③将选择好的穿刺点在体表做标记。

3. 穿刺点消毒及麻醉 对穿刺部位进行常规皮肤消毒，铺巾。采用无菌消毒膜包裹超声探头，使用穿刺引导架时，正确安装穿刺引导架。启动超声再次确定进针路径（图 8-2-2a，图 8-2-3a），在进针点处采用 2% 盐酸利多卡因行局部麻醉，超声实时观察下将局麻浸润至胸膜壁层，且避免刺破肺组织导致气胸，在皮肤进针点处用尖刀破口 2mm 左右。

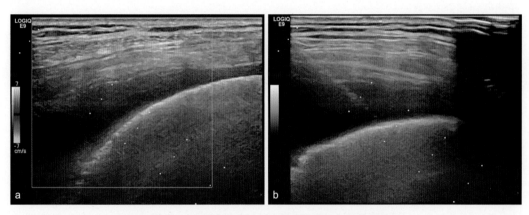

图 8-2-2 超声引导下胸膜局限性增厚病变穿刺活检
a. 彩色多普勒条件下确定穿刺路径；b. 常规超声引导下对增厚胸膜进行穿刺活检

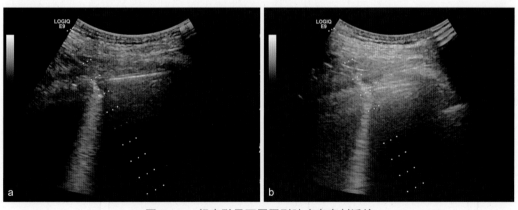

图 8-2-3 超声引导下周围型肺病变穿刺活检
a. 常规超声条件下确定穿刺路径；b. 常规超声引导下对周围型肺病变进行穿刺活检

4. 超声引导组织穿刺活检 在常规超声引导下用 20G、18G 组织活检针，进针至病灶前沿或病灶内（图 8-2-2b，图 8-2-3b），激发活检针后垂直出针，重复上述操作 2～3 次，尽量避免原针道处重复取组织，以保证组织标本的满意率。部分胸腔积液量较多的患者需先放掉一定量胸液，后行组织活检。超声引导穿刺抽胸水或置管引流的方法详见相关章节。局部压迫穿刺点并敷料包扎。将获得的组织条轻轻置于无菌滤纸上，避免挤压，再放入 10% 甲醛溶液标本瓶，贴好患者信息条形码送检。

5. 术后观察 术后压迫穿刺点处 10～15 分钟，超声观察穿刺部位，并留图。穿刺后嘱患者静卧休息 24 小时，注意观察有无不适反应。

【注意事项】

（1）穿刺前必须充分复习 X 线和 CT 扫描图像，存在肺大疱者，应避开心脏、大血管、肋间血管及肺大疱。

（2）对超声显示血供丰富的病灶，穿刺前肌内注射止血药，以预防出血。

（3）选择穿刺路径时，采用平静呼吸状态下清楚显示靶目标，彩色多普勒引导避开肋间血管神经束。

（4）多角度取材，避免在同一针道处反复取材，以保证组织标本的满意度。

（5）肿块直径大于 5cm 或疑有液化坏死的病灶，建议在超声造影引导下取活检，以保证取材的成功率。

【并发症】

1. 气胸 穿刺后少量气胸无须处理，患侧卧位休息即可；穿刺刺破肺大疱时会引起急性大量气胸，部分需使用胸腔闭式引流或手术。

2. 出血 病灶血供丰富时，穿刺后即刻可见少量出血，凝血功能正常时少量出血无须处理；穿刺伤及较大血管和心脏时会导致出血性休克，危及患者生命，尽管发生率极低，也应高度重视。

3. 针道种植 超声引导经皮穿刺活检针道种植发生率低，对取样器（穿刺活检针）的正确处理可大幅降低针道种植。

4. 取材失败 病灶内大片液化坏死或病灶较小时穿刺活检易失败，对疑有液化坏死的较大肿块可采用超声造影引导进行穿刺活检，以保证取材的成功率。

5. 急性胸膜反应 在局麻或穿刺至胸膜时，个别患者出现急性胸膜反应，表现为头晕、面色苍白、出冷汗、脉弱等，若出现此情况应暂停穿刺，让患者平卧休息，多数无须处理，必要时注射 0.1% 肾上腺素 0.3～0.5ml。

6. 穿刺部位疼痛 穿刺后患者会感到局部疼痛，多数能忍受，且症状自行消失；部分疼痛较重，在排除出血、气胸等并发症时可给予镇痛药对症处理。

【临床价值】

不明原因胸腔积液伴胸膜增厚，或外周型肺结节的患者经影像学检查、肿瘤标志物和胸水细胞学等一系列检查后，仍未能找到确切病因或难以鉴别良恶性，有时虽高度怀疑某种疾病，但因找不到确切的病理学证据而无法最终确诊者，超声引导经皮穿刺活检可明确病灶性质和来源。但对中央型病灶、邻近心脏和大血管的小病灶，超声引导穿刺活检风险高，尚需借助其他方法如 CT 引导的穿刺活检、胸腔镜和气道内超声引导穿刺活检等方法以明确诊断。

三、肿大淋巴结

【概述】

超声引导的淋巴结穿刺活检已成为良恶性肿瘤鉴别诊断的重要方法之一，不但有利于淋巴结本身病变的鉴别诊断，如淋巴瘤、淋巴结核、Castleman 病等；而且通过活检组织的免疫组化检测，更利于明确转移性淋巴的组织来源，对肿瘤的分级、分期及治疗方案的制定价值更大。

【适应证】

（1）浅表或胸腹腔淋巴结肿大，不能用特异性或非特异性炎症解释，或抗炎治疗无效者。

（2）疑诊淋巴瘤，未取得病理结果的支持者。

（3）原有恶性肿瘤，治疗前或治疗后发现远隔部位的淋巴结肿大，对肿大淋巴结穿刺活检有助于对肿瘤的分级、分期及制定合理的治疗方案。

（4）一些特殊类型的淋巴结病，如 Castleman 病，在疾病的发展过程中发生淋巴瘤的风险明显增高，需要定期超声检测，必要时行穿刺活检。

【禁忌证】

（1）凝血功能异常：凝血酶原时间＞30 秒，凝血酶原活动度＜40%，或血小板计数＜50×10^9/L。

（2）无安全进针路径或病灶较小，邻近心脏、周围大血管者。

（3）患者不能配合但临床需要时，可给予镇静或浅的静脉麻醉后再行操作。

（4）近期使用抗凝抗聚药物，多数需停药 7～10 天；低分子肝素停药 24 小时。

（5）频繁咳嗽，深部穿刺易损伤周围重要结构者。

【介入前准备】

1. 仪器及物品

（1）超声设备：彩色多普勒超声仪，深部低频或浅表高频探头，徒手或使用穿刺引导架。

（2）穿刺活检器具：最常用 20G、18G 或 16G 活检针，破皮用小尖刀和包扎敷料。

（3）消毒用物品：超声介入穿刺包（内含弯盘 1 个、止血钳 2 把、组织钳 1 把、消毒杯 1 个、无菌巾 3 块、消毒棉球 3 个、纱布 4 块、无菌滤纸 2 片），5～20ml 注射器，碘伏消毒液，装有 10% 甲醛溶液的标本盒。

（4）局部药：局麻药主要为 2% 盐酸利多卡因，75% 乙醇等。

（5）急救仪器及药物：如生理监护仪，电除颤仪以及常规急救药物。

2. 患者准备

（1）部分患者穿刺前需有 X 线片或 CT 扫描。

（2）术前常规检查血常规、血清四项、凝血四项等指标，必要时检查心、肺、肾和肝功能。

（3）术前与患者及其家属谈话，重点说明治疗目的、简要过程、风险和可能的并发症、费用等，并签署知情同意书。

【操作方法】

1. 体位　采用充分暴露拟穿刺部位的体位，且患者能足够耐受，可采用靠垫协助固定体位。

2. 选择穿刺路径　首先采用常规超声显示异常淋巴结部位，观察与周围重要脏器和大血管的关系，存图。彩色多普勒检测病灶内和周围的血供；选择穿刺路径，以最短路径、最安全为原则，并要求：①浅表淋巴结穿刺要注意避开周围重要结构，深部穿刺时注意结合其他影像学，估测超声引导穿刺点的深度是否能足够避开内脏、大血管等重要结构（图 8-2-4a）；②将选择好的穿刺点在体表做标记。

3. 穿刺点消毒及麻醉　对穿刺部位进行常规皮肤消毒，铺巾。采用无菌消毒膜包裹超声探头，使用穿刺引导架时，正确安装穿刺引导架。启动超声再次确定进针路径，在进针点处采用 2% 盐酸利多卡因行局部麻醉，超声实时观察下将局麻逐层浸润，在皮肤进针点处用尖刀破口 2mm 左右。

4. 超声引导组织穿刺活检　在彩色实时超声引导下用 20G、18G 或 16G 组织活检针，进针至病灶前沿或病灶内（图 8-2-4b），激发活检针后垂直出针，重复上述操作 2～3 次，必要时多取材。尽量避免原针道处重复取组织，以保证组织标本的满意率。局部压迫穿刺点并敷料包扎。将获得的组织条轻轻置于无菌滤纸上，避免挤压，再放入 10% 甲醛溶液标本瓶，贴好患者信息条形码送检。

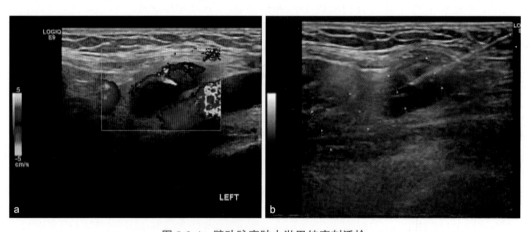

图 8-2-4　髂动脉旁肿大淋巴结穿刺活检
a. 彩色多普勒条件下评估肿大淋巴结周围血流情况；b. 常规超声条件下进行穿刺活检

5. 术后观察　术后压迫穿刺点处 10～15 分钟，超声观察穿刺部位，并留图。穿刺后嘱患者静卧休息 24 小时，注意观察有无不适反应。

【注意事项】

（1）疑诊淋巴结核或局部皮肤有皮损（破溃或放疗后损伤等），穿刺需谨慎，尽量在正常皮肤处进针，且穿刺活检时宜选用 20G 或 18G 穿刺针，避免针眼不愈合。

（2）深部淋巴结穿刺前注意复习 X 线和 CT 扫描图像，对病灶周围的重要脏器、大血管等做到心中有数；穿刺前要用彩色多普勒排除病灶是肿大淋巴还是血管源性病灶，尤其是深部病变。

（3）选择穿刺路径时，采用平静呼吸状态下清楚显示靶目标，彩色多普勒引导避开周围大血管。

（4）多角度取材，避免在同一针道处反复取材，以保证组织标本的满意度。

（5）肿块直径大于 5cm 或疑有液化坏死的病灶，建议在超声造影引导下取活检，以保证取材的成功率。

【并发症】

1. 出血　病灶血供丰富时，穿刺后即刻可见少量出血，凝血功能正常时少量出血无须处理，穿刺要避免伤及较大血管，从而避免大出血。

2. 针道种植　超声引导经皮穿刺活检针道种植发生率低，对取样器（穿刺活检针）的正确处理可大幅降低针道种植。

3. 取材失败　病灶内大片液化坏死或病灶较小时穿刺活检易失败，对疑有液化坏死的较大肿块可采用超声造影引导进行穿刺活检，以保证取材的成功率。

4. 穿刺部位疼痛　穿刺后患者会感到局部疼痛，多数能忍受，且能自行消失；部分疼痛较重，在排除出血、气胸等并发症时可给予镇痛药对症处理。

【临床价值】

超声引导的淋巴结穿刺活检是鉴别良恶性淋巴结，以及明确转移性淋巴结组织来源的有效方法，已被临床广泛采用。与其他影像学方法引导的穿刺活检具有实时、方便、快捷的特点。取材的成功率还与操作者的熟练程度、使用活检针的粗细以及病灶的生物学特性有关，对于病灶内存在液化坏死者建议在超声造影引导下取材，以确保成功率。个别病例通过超声引导下穿刺活检取材仍不满意者需采用传统淋巴结完整切除术，以利于正确的病理诊断。

第 3 节　超声引导浆膜腔积液穿刺抽液或置管引流术

一、腹腔积液

【概述】

各种原因导致的腹腔积液，如外伤后积液、炎症性腹腔积液、肿瘤性腹腔积液等，穿刺抽液或置管引流不仅可迅速缓解患者症状，还对疾病的诊断、治疗方案的制定有着重要的意义。超声引导下穿刺快捷、安全，更适用于少量积液需要明确诊断的患者。

【适应证】

（1）大量腹腔积液时，患者腹腔内压力高，易导致腹腔和腹膜后器官血液循环障碍，超声引导穿刺置管引流可进行有效减压。

（2）炎症性腹腔积液，如急性胰腺炎、胆汁性腹膜炎、腹盆腔脓肿时，超声引导穿刺抽液冲洗或置管引流可降低炎症积液对腹膜的刺激，控制和治疗感染。

（3）腹腔或腹膜后手术后，包裹性积液或积血是发热及影响切口正常愈合的主要因素，通过穿刺抽液或置管引流多数可避免二次手术。

（4）腹部外伤或急腹症时，疑诊腹腔积血或消化液漏出，超声引导穿刺抽液并进行检测可及时判定积液的性质。

（5）明确诊断的腹膜肿瘤患者，腹腔置管便于经引流管注射化疗药物。

（6）需要明确腹腔积液的性质，寻找内出血的证据或查找炎症、肿瘤细胞。

【禁忌证】

（1）疑诊肝包虫病伴感染者，作为相对禁忌证，需明确诊断后再做处理。

（2）凝血功能异常：凝血酶原时间＞30秒，凝血酶原活动度＜40%，或血小板计数＜$50×10^9$/L；紧急情况下可边纠正凝血功能，边行此项操作。

（3）无安全进针路径。

（4）患者不能配合时若临床需要，可给予镇静或浅的静脉麻醉后再行操作。

（5）近期使用抗凝抗聚药物，紧急情况下作为相对禁忌证；非紧急情况下可待停药后再处理。

【介入前准备】

1. 仪器及物品

（1）超声设备：彩色多普勒超声仪，腹部或浅表探头，徒手或使用穿刺引导架。

（2）穿刺置管器具：最常用18G或16G PTC穿刺针，需要引流时备一次性多侧孔猪尾型引流导管（8～12F）、导丝、扩皮器，单腔中心静脉导管，破皮用小尖刀、缝线、蝴蝶贴或包扎敷料。

（3）消毒用物品：超声介入穿刺包（内含弯盘1个、止血钳2把、组织钳1把、消毒杯1个、无菌巾3块、消毒棉球3个、纱布4块、无菌试管2个），培养瓶，5～20ml注射器，碘伏消毒液，抗反流引流袋。

（4）药品：局麻药主要为2%盐酸利多卡因，生理盐水，其他临床需要注入的药物等。

（5）急救仪器及药物：如生理监护仪，电除颤仪以及常规急救药物。

2. 患者准备

（1）较小的包裹性积液或高风险部位穿刺置管需结合CT或MRI检查。

（2）术前检查血常规、血清四项、凝血四项等指标。

（3）必要时查心电图、相关肿瘤标志物。

（4）术前与患者及其家属谈话，重点说明治疗目的、简要过程、风险和可能的并发症、费用等，并签署知情同意书。

【操作方法】

1. 体位　患者取平卧位或侧卧位，或半坐卧位，必要时采用靠垫协助固定体位。

2. 选择穿刺路径　常规超声检查测定腹腔积液范围，评价透声性，确定使用穿刺针和引流管的型号，必要时超声造影排除血管性病变，存图记录。彩色多普勒协助选择穿刺路径，以最短路径、最安全为原则，并要求：①腹腔游离液体的穿刺部位多选择在下腹部、侧腹部，以便于引流；②穿刺路径避开腹腔内实质性和空腔器官以及腹部大血管；③将选择好的穿刺点在体表做标记。

3. 穿刺点消毒及麻醉 对穿刺部位进行常规皮肤消毒，铺巾。采用无菌消毒膜包裹超声探头，使用穿刺引导架时，正确安装穿刺引导架。启动超声再次确定进针路径（图 8-3-1），在进针点处采用 2% 盐酸利多卡因行局部麻醉，局麻深度应达腹膜处，在皮肤进针点处用尖刀破口 2～3mm。

4. 超声引导穿刺抽液冲洗及置管引流 在彩色实时超声引导下用 18G 或 16G PTC 针进行穿刺，进入积液中心（图 8-3-2）；拔除针芯，显示液体流出，若考虑为感染灶，可将部分积液推注到培养管中送检；若需要置管引流，可在使用注射器抽出少量积液后送入导丝，退出 PTC 穿刺针，沿导丝扩皮，将引流导管沿导丝放入积液处，确认引流是否通畅，如不通畅可进行调整，必要时重新置管。局部采用配套的蝴蝶贴或缝线固定，压迫穿刺点 10 分钟左右，最后外接一次性抗反流引流袋。

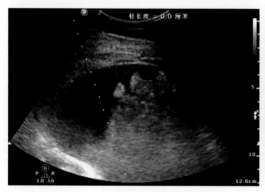

图 8-3-1 超声引导下腹腔积液穿刺
虚线所示为拟进针路径

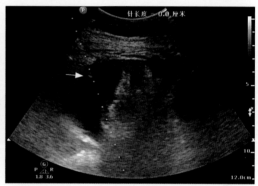

图 8-3-2 超声引导下腹腔积液穿刺
虚线所示为进针路径，箭头所示为穿刺针针尖位置

5. 术后观察 术后即刻观察穿刺部位，并留图。嘱患者静卧休息 24 小时，避免引流管脱出，观察有无不适反应。记录每日引流量和颜色。

6. 拔管时机 根据病情需要，①患者体温和炎性指标恢复正常，临床症状明显改善；②引流管夹闭试验，少于 10ml/24h；③常规超声显示积液量明显缩小或消失。

【注意事项】

（1）选择穿刺路径时，采用平静呼吸状态下清楚显示靶目标，彩色多普勒引导避开腹脏器及较大血管和重要结构。

（2）沿导丝扩皮时勿用力过猛，可反复抽动导丝，以免导丝打弯，放置失败。

（3）嘱患者及家属注意保护外引流管，避免脱出，若发现引流管位置异常，应及时处理。

（4）注意引流液的量及颜色以及患者临床症状；腹腔大量积液时引流速度及量不能过快、过大。

（5）引流较黏稠脓液时，可用生理盐水或含敏感抗生素的冲洗液经引流管冲洗，每天 2 次。

（6）皮肤处敷料每周消毒更换 1 次，视引流液的性质定期更换引流袋。

【并发症】

（1）在对腹腔少量积液或邻近腹部重要脏器、大血管的包裹性积液进行穿刺时，有刺伤周围重要结构的风险，如伤及血管和实质性器官引起出血等，但发生率极低。

（2）存在肠管病变或扩张时，穿刺针伤及肠管可引起肠瘘。

（3）急性腹膜反应：在局麻或穿刺至腹膜时，极少部分患者出现急性腹膜反应，表现为头晕、恶心、面色苍白、出冷汗等，若出现此情况应暂停穿刺，平卧休息，多数无须处理，必要时注射 0.1% 肾上腺素 0.3～0.5ml。

（4）引流不畅：脓肿早期液化不全、胆汁性腹膜炎、急性胰腺炎等情况下，积液分隔较多，小腔间互相不通，或积液较黏稠而所选引流管较细时，均属于引流不畅，可根据实际情况及时调整或冲洗。

【临床价值】

（1）对需要诊断性腹腔积液穿刺的患者，超声引导穿刺抽液准确、便捷，尤其是在创伤和急危重病患者的抢救时，可在患者床旁进行，便于赢得救治时机。

（2）炎症性腹腔积液通过抽液或置管引流后，感染症状会在 24 小时内得到迅速缓解，疗效确切。

（3）引流后腹腔的高张力、高压力状态解除，有效避免腹腔间隙综合征。

（4）可自引流管对腹腔进行冲洗和注药，目前已成为有效治疗措施。

二、胸腔积液

【概述】

各种原因导致的急性胸腔积液，多需尽快明确病因或解除压迫，如外伤后血气胸、急性乳糜胸、炎症和肿瘤性胸水等，在床旁穿刺抽液或置管引流可迅速缓解患者症状，并及时明确诊断。超声引导下胸腔积液穿刺抽液或置管引流在创伤和急危重病的抢救中发挥着重要的作用，而微型超声仪被誉为"口袋里的帮手"。

【适应证】

（1）外伤后急性血气胸，为避免急性呼吸衰竭和纵隔摆动导致的休克。

（2）中至大量胸腔积液，呼吸功能障碍，脉氧下降。

（3）炎症性胸腔积液或脓胸时，超声引导穿刺抽液或置管引流可有效控制和治疗感染，防止呼吸功能衰竭。

（4）肺部、胸膜或心脏手术后的包裹性积液或积血，穿刺抽液或置管引流是可靠的方法。

（5）对不明原因胸腔积液可行超声引导下诊断性穿刺抽液，对明确诊断的胸膜或肺肿瘤患者，胸腔穿刺置管可经引流管注射治疗药物。

【禁忌证】

（1）凝血功能异常：凝血酶原时间>30 秒，凝血酶原活动度<40%，或血小板计数<$50×10^9$/L；紧急情况下可边纠正凝血功能，边行此项操作。

（2）无安全进针路径，如包裹性积液位置深，不能避开大血管和支气管者。

（3）患者不能配合但临床需要时，可给予镇静或浅静脉麻醉后再行操作。

（4）近期使用抗凝抗聚药物，紧急情况下作为相对禁忌证；非紧急情况下可待停药后再处理。

【介入前准备】

1. 仪器及物品

（1）超声设备：彩色多普勒超声仪，腹部或浅表探头，徒手或使用穿刺引导架。

（2）穿刺置管器具：最常用 18G PTC 穿刺针，需要引流时备一次性多侧孔猪尾型引流导管（8~10F）、导丝、扩皮器，单腔中心静脉导管，破皮用小尖刀、缝线、蝴蝶贴或包扎敷料。

（3）消毒用物品：超声介入穿刺包（内含弯盘 1 个、止血钳 2 把、组织钳 1 把、消毒杯 1 个、无菌巾 3 块、消毒棉球 3 个、纱布 4 块、无菌试管 2 个），培养瓶，5~20ml 注射器，碘伏消毒液，抗反流引流袋。

（4）药品：局麻药主要为 2% 盐酸利多卡因，生理盐水，其他临床需要注入的药物等。

（5）急救仪器及药物：如生理监护仪，电除颤仪以及常规急救药物。

2. 患者准备

（1）较小的包裹性积液或邻近心脏大血管部位的包裹性积液穿刺置管时，结合 X 线或 CT 扫描更安全、准确。

（2）术前检查血常规、血清四项、凝血四项等指标。

（3）必要时查心电图、相关肿瘤标志物。

（4）术前与患者及其家属谈话，重点说明治疗目的、简要过程、风险和可能的并发症、费用等，并签署知情同意书。

【操作方法】

1. 体位　患者多取坐位，背对医生端坐于板凳上，双臂平放于桌面上或双臂环抱双肩，头轻枕于双手；病情较重的患者可取半坐卧位或侧卧位，必要时采用靠垫协助固定体位。

2. 选择穿刺路径　常规超声检查测定胸腔积液范围，观察胸膜厚度，积液内有无沉淀，絮状物或分隔，以确定使用穿刺针和引流管的型号，存图记录。彩色多普勒协助选择穿刺路径，以最短路径、最安全为原则，并要求：①穿刺点应选在液体较深且远离心、肺等重要器官的部位；②皮肤穿刺点在下一肋骨的上缘，以免伤及肋间血管神经束；③将选择好的穿刺点在体表做标记。

3. 穿刺点消毒及麻醉　对穿刺部位进行常规皮肤消毒，铺巾。采用无菌消毒膜包裹超声探头，使用穿刺引导架时，正确安装穿刺引导架。启动超声再次确定进针路径（图 8-3-3），在进针点处采用 2% 盐酸利多卡因行局部麻醉，局麻深度应达胸膜，在皮肤进针点处用尖刀破口 2mm 左右。

4. 超声引导穿刺抽液冲洗及置管引流　在彩色实时超声引导下用 18G PTC 穿刺

针进行穿刺，穿刺针缓慢经皮进入积液中心（图 8-3-4）；拔除针芯，显示液体流出，或空针抽出积液，观察液体颜色；若需要置管引流，可送入导丝，退出 PTC 穿刺针，沿导丝扩皮，将引流管沿导丝放入积液处，确认引流是否通畅，如不通畅可进行调整，必要时重新置管。局部采用配套的蝴蝶贴固定，压迫穿刺点 10 分钟左右，最后接一次性抗反流引流袋。

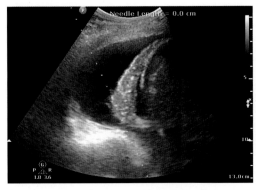 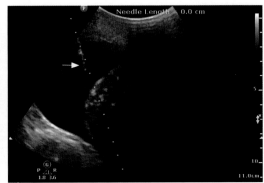

图 8-3-3　超声引导下胸腔积液穿刺术　　　图 8-3-4　超声引导下胸腔积液穿刺
虚线所示为拟进针路径　　　　　　虚线所示为进针路径，箭头所示为穿刺针针尖位置

5. 术后观察　术后即刻观察穿刺部位，并留图。嘱患者静卧休息 24 小时，避免引流管脱出，观察有无不适反应。记录每日引流量和颜色。

6. 拔管时机　根据病情需要，①患者体温和炎性指标恢复正常或临床症状明显改善；②引流管夹闭试验，少于 10ml/24h；③常规超声显示积液量明显缩小或消失。

【注意事项】

（1）选择穿刺路径时，采用平静呼吸状态下清楚显示靶目标，彩色多普勒引导避开肋间动静脉和神经，肺、心脏和大血管。

（2）穿刺置管时沿导丝放入引流管时保持导丝一定活动度，扩皮时遇有阻力时不能用力过猛，可反复抽动导丝，顺向扩皮，以免导丝打弯，放置失败。

（3）嘱患者及家属注意保护外引流管，避免脱出，若发现引流管位置异常，应及时处理。

（4）注意引流液的量及颜色以及患者临床症状；初次抽液不宜过多，根据患者情况，一般当天不超过 800ml，抽吸时不宜过快；引流管放液不宜过快，夹闭与放液交替，并注意观察病情变化。

（5）引流脓液较黏稠时，可用生理盐水或含敏感抗生素的冲洗液经引流管冲洗，每天 2 次。

（6）皮肤处敷料每周消毒更换 1 次，视引流液的性质定期更换引流袋。

【并发症】

（1）胸腔积液较少或邻近心脏、大血管的包裹性积液穿刺时，有刺伤周围重要结构的风险，但超声实时引导，其发生率极低。

（2）急性胸膜反应：在局麻或穿刺至胸膜时，偶尔出现急性胸膜反应，表现为头晕、面色苍白、出冷汗、脉弱等，若出现此情况应暂停穿刺，让患者平卧休息，多数无须处理，必要时注射 0.1% 肾上腺素 0.3～0.5ml。

（3）引流不畅：脓胸或积液分隔较多，小腔间互相不通以及积液较黏稠而所选引流管较细时，均可以出现引流不畅，可根据实际情况及时调整或冲洗。

【临床价值】

（1）对于创伤和急危重病情况下，快速、准确、有效的穿刺抽液和置管引流是挽救生命的手段之一。

（2）对于脓胸和炎症性胸腔积液，通过抽液或置管引流，感染症状会在短时间内得到迅速缓解，疗效确切。

（3）超声引导穿刺抽液或置管引流是胸膜、纵隔、肺或心脏术后包裹性积液处理的常用有效方法，避免术后感染，便于伤口愈合。

（4）此方法可用于胸膜和肺部疾病的诊断以及经皮胸腔注药治疗。

三、心包积液

【概述】

心包积液可由多种原因引起，根据积液的性质大体分为漏出性和渗出性心包积液，前者多数形成速度慢且量相对少，以治疗原发病为主；后者多数形成速度快，有时量不大也容易导致急性心包填塞，需要紧急进行穿刺抽液或置管引流，由于病情紧急，多数需在急诊患者床旁行穿刺抽液或置管引流。

【适应证】

（1）心包、肺和胸膜肿瘤所致急性心包积液，或结核、结缔组织病等所致心包积液，积液量为中至大量时，患者胸闷、心慌和气急。

（2）急性心肌梗死引起心脏破裂时。

（3）细菌性炎症所致感染性心包积液或积脓时，超声引导穿刺抽液或置管引流可有效控制和治疗感染。

（4）肺部、胸膜或心脏手术后的包裹性积液或积血，穿刺抽液或置管引流是可靠的方法。

（5）对不明原因心包积液可行超声引导下诊断性穿刺抽液；对明确诊断的心包源性肿瘤患者，穿刺置管可经引流管注射治疗药物。

【禁忌证】

（1）凝血功能异常：凝血酶原时间＞30 秒，凝血酶原活动度＜40%，血小板计数＜$50×10^9$/L；紧急情况下可边纠正凝血功能，边行超声引导穿刺抽液或置管，以解除心包填塞。

（2）无安全进针路径或积液量少，穿刺易损伤心肌时。

（3）患者不能配合但临床需要时，可给予镇静或浅的静脉麻醉后再行操作。

（4）近期使用抗凝或抗聚药物，紧急情况下作为相对禁忌证；非紧急情况下可待停药后再处理。

（5）存在严重心包粘连。

【介入前准备】

1. 仪器及物品

（1）超声设备：彩色多普勒超声仪，腹部或浅表探头，徒手或使用穿刺引导架。

（2）穿刺置管器具：最常用 18G PTC 穿刺针，多数需要置管引流，可备单腔或双腔中心静脉导管、导丝、扩皮器、破皮用小尖刀、缝线和包扎敷料。

（3）消毒用物品：超声介入穿刺包（内含弯盘 1 个、止血钳 2 把、组织钳 1 把、消毒杯 1 个、无菌巾 3 块、消毒棉球 3 个、纱布 4 块、无菌试管 2 个），培养瓶，5～20ml 注射器，碘伏消毒液，抗反流引流袋。

（4）药品：局麻药主要为 2% 盐酸利多卡因，生理盐水，其他临床需要注入的药物等。

（5）急救仪器及药物：如生理监护仪、电除颤仪以及常规急救药物。

2. 患者准备

（1）结合必要的 X 线或 CT 扫描。

（2）术前检查心电图、血压、血常规、血清四项、凝血四项等指标。

（3）术前与患者及其家属谈话，重点说明治疗目的、简要过程、风险和可能的并发症、费用等，并签署知情同意书。

【操作方法】

1. 体位　患者半坐卧位、平卧位或左前斜位，以患者能够耐受的体位为宜。双臂抱头，以便于拉开肋间隙，病情较重的患者可由助手协助将臂部抬起，并可采用靠垫协助固定体位。

2. 选择穿刺路径　首先采用常规经胸超声心动图检查，测定心功能，存图；观察心包积液量，心脏摆动的范围，确定积液透声性、心包是否增厚等，存图记录。彩色多普勒协助选择穿刺路径，以最短路径、最安全为原则，并要求：①穿刺点应选在积液较深且前方无肺遮挡处，多数在锁骨中线第五肋间及其附近，也可以选择剑突下和胸骨旁；②皮肤穿刺点选在下一肋的上缘，以免伤及肋间血管神经束；③测量体表至壁层心包的距离；④将选择好的穿刺点在体表做标记。

3. 穿刺点消毒及麻醉　对穿刺部位进行常规皮肤消毒，铺巾。采用无菌消毒膜包裹超声探头，使用穿刺引导架时，正确安装穿刺引导架。启动超声再次确定进针路径，在进针点处采用 2% 盐酸利多卡因行局部麻醉，超声实时观察下将局麻浸润至心包壁层，在皮肤进针点处用尖刀破口 2mm 左右。

4. 超声引导穿刺抽液冲洗及置管引流　在彩色实时超声引导下用 18G PTC 针进行穿刺，穿刺针经皮、胸壁及心包壁层缓慢进入至积液处（图 8-3-5a）；当超声显示强回声针尖刚刚通过壁层心包时应停止进针，并固定；拔除针芯，见液体流出，或空针抽出积液，观察液体颜色；需要置管引流，可送入导丝，退出 PTC 穿刺针，沿导丝扩

皮,将中心静脉导管沿导丝放入积液处(图 8-3-5b),确认引流是否通畅后缝合固定
导管采用无菌透明贴膜固定,外接一次性抗反流引流袋。局部压迫穿刺点 10 分钟左
右以避免穿刺针眼出血。

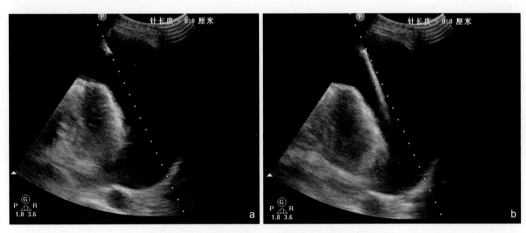

图 8-3-5   超声引导下心包积液穿刺置管引流

a. 穿刺针进入积液区;b. 导丝沿穿刺针进入积液区

5. 术后观察   术后即刻观察穿刺部位,并留图。嘱患者静卧休息 24 小时,避免
引流管脱出,观察有无不适反应。记录每日引流量和颜色。

6. 拔管时机   根据病情需要,①患者体温和炎性指标恢复正常或临床症状明显
改善;②引流管夹闭试验,少于 10ml/24h;③常规超声显示积液量明显缩小或消失。

【注意事项】

(1)选择穿刺路径时,采用平静呼吸状态下清楚显示靶目标,彩色多普勒引导避
开肋间动静脉和神经,肺、心脏和大血管;在剑突下穿刺时应避免误伤肝脏。

(2)穿刺过程中,牢记"不见针尖不进针"的原则,避免伤及心脏和大血管。

(3)沿导丝放入中心静脉管时保持导丝一定活动度,扩皮时遇有阻力时不能用力
过猛,可反复抽动导丝,顺向扩皮,以免导丝打弯,放置失败。

(4)嘱患者及家属注意保护外引流管,避免脱出,若发现引流管位置异常,应及
时处理。

(5)注意引流液的量及颜色以及患者临床症状;初次抽液不宜过多,根据患者情
况,一般不超过 200ml,抽吸时不宜过快;引流管放液不宜过快,夹闭与引流交替,
并注意观察病情变化。

(6)引流脓液较黏稠时,可用生理盐水或含敏感抗生素的冲洗液经引流管冲洗,
每天 2 次。

(7)皮肤处敷料每周消毒更换 1 次,依引流液的性质定期更换引流袋。

【并发症】

(1)心包积液量相对少或包裹性积液位置较深时,穿刺时有损伤冠状动脉、心
肌、心底大血管的风险,始终采用超声实时引导,其发生率相对低。

（2）在局麻或穿刺过程时，偶尔会出现心率加快、头晕、气短、心律失常等迷走神经兴奋综合征的表现，若出现此情况应暂停穿刺，做好抢救准备。

（3）胸骨旁穿刺路径气胸的发生率相对高，剑突下路径易损伤肝脏，但超声实时引导下，可避免这些并发症发生。

（4）引流不畅：脓胸或积液分隔较多，小腔间互相不通，或积液较黏稠而所选引流管较细时，均可以出现引流不畅，可根据实际情况及时调整或冲洗。

（5）心包腔抽液过多或过快时可出现右心室和右心房急性扩张伴功能衰竭，应避免。

（6）先天性心包缺失患者，可出现夸大心耳或右心耳嵌顿，术前超声心动图检查以排除先天性变异。

【临床价值】

超声引导的心包腔穿刺抽液或置管术是临床治疗心包积液，特别是急性心包填塞最有效的方法，传统盲穿法所致致命性并发症发生率高达10%以上。部分采用影像学定位后由临床医生穿刺，仍难保证100%穿刺成功率。采用超声实时引导的穿刺抽液或置管引流，可清晰显示穿刺路径上组织结构及针尖到达位置。部分胸壁较薄的患者，可选用高频超声探头，探头与胸壁间贴合紧密，且由于图像分辨率高，穿刺针可有效避开穿刺路径上的血管，避免出血并发症。在急危重病抢救时，快速、准确、有效的穿刺抽液和置管引流是挽救患者生命的关键手段。而对于炎性积液或积脓时，通过抽液或置管引流，感染症状会在短时间内得到迅速缓解，疗效确切。超声引导穿刺抽液或置管引流是心脏或心包术后包裹性积液或积血处理的有效方法，避免术后感染，便于伤口愈合。此方法可用于心包疾病的诊断以及心包腔注药治疗。

第4节　超声造影引导腹部实质性器官创伤微创治疗

一、肝脏创伤超声造影引导经皮微创治疗术

【概述】

肝脏创伤治疗包括开腹手术、微创治疗和单纯保守治疗，近年来，微创外科学得到快速发展和临床应用，保脏器、微创治疗在外科领域深入人心，除了选择性动脉栓塞、腹腔镜以及超声引导的微波、射频及海扶治疗等，超声引导的经皮注射治疗是近年来发展起来的新技术，可方便地用于急诊床旁、创伤现场和野战环境，是腹部实质脏器创伤的非手术治疗新技术。

【适应证】

（1）Ⅲ级或Ⅳ级肝脏创伤（Injury Scale of the American Association for the Surgery of Trauma，AAST）。

（2）Ⅱ级以下肝创伤伴活动性出血。

（3）Ⅲ级以下肝创伤暂时未伴活动性出血，为预防单纯保守治疗出现并发症者。

（4）单纯保守治疗期间或介入性治疗后发现再出血者。

（5）肝创伤后并发动静脉瘘或假性动脉瘤者。

【禁忌证】

（1）Ⅴ级和Ⅵ级肝脏创伤。

（2）肝肿瘤破裂出血。

（3）凝血功能异常：凝血酶原时间＞30秒，凝血酶原活动度＜40%，或血小板计数＜50×10^9/L。

（4）血红蛋白低于70g/L，作为相对禁忌证，输血同时行超声介入治疗。

（5）无安全进针路径。

【介入前准备】

1. 仪器及物品

（1）超声设备：具备超声造影条件的彩色多普勒超声仪，徒手或使用穿刺引导架。

（2）经皮穿刺器具：最常用21G多孔PTC穿刺注射针，或酒精注射治疗针，包扎敷料。

（3）消毒用物品：超声介入穿刺包（内含弯盘1个、止血钳2把、组织钳1把、消毒杯1个、无菌巾3块、消毒棉球3个、纱布4块、无菌试管2个），5～20ml注射器，碘伏消毒液。

（4）药品：局麻药为2%盐酸利多卡因，局部止血药和止血胶。

（5）急救仪器及药物：如生理监护仪、电除颤仪以及常规急救药物。

2. 患者准备

（1）术前行增强CT检查，超声引导穿刺前可结合其他影像学进行分析。

（2）术前检查血常规、凝血四项等指标。

（3）术前与患者及其家属谈话，重点说明治疗目的、简要过程、风险和可能的并发症、费用等，并签署知情同意书。

【操作方法】

1. 体位　患者多取平卧位、左侧卧位或左前斜位，可采用靠垫协助固定体位。

2. 选择穿刺路径　常规超声检查测定肝脏形态、大小和实质回声，观察腹腔积液量。超声造影显示肝脏创伤位置、创伤灶形态及活动性出血，综合判定伤情，对具备超声造影引导经皮肝脏微创治疗适应证者，超声造影条件下选择经皮穿刺路径，避开较大血管，将选择好的穿刺点在体表做标记。

3. 穿刺点消毒及麻醉　对穿刺部位进行常规皮肤消毒，铺巾。采用无菌消毒膜包裹超声探头，正确安装穿刺引导架，启动超声造影再次确定进针路径，在进针点处采用2%盐酸利多卡因行局部麻醉，局麻深度应达肝被膜。

4. 肝脏创伤超声造影引导的经皮微创治疗术　在超声造影引导下，用21G的PTC针进行穿刺，进入靶目标区；拔除针芯，首先于低和（或）无增强的创伤灶内多点注射

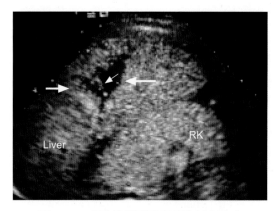

图 8-4-1　超声造影引导肝创伤经皮治疗

超声造影引导下于肝创伤灶（粗箭头所示）内多点注射蛇毒血凝酶；继之，在创伤灶及活动性出血灶内多点注射 α-氰基丙烯酸酯黏合胶。细箭头所示为穿刺针，Liver—肝脏；RK—右肾

局部止血药，继之，于创伤灶及活动性出血部位多点注射黏合止血胶（图 8-4-1），最后封闭针道，拔针。注射治疗术后依据病情需要，常规使用抗生素。

5. 术后观察及随访　鉴于创伤后 72 小时内容易发生再出血，1 周左右也可出现；外伤性动静脉瘘和假性动脉瘤多在伤后 2 周左右出现，所以肝脏创伤介入治疗期间、治疗后超声伤情监测和随访措施包括：①治疗后的前 3 天每天进行常规超声检查；②于治疗后第 1 天、3 天、14 天、1 个月、3 个月分别进行超声造影检查随访；③依据病情需要随时进行常规超声或超声造影检查。

术后超声监测的主要内容包括：①治疗后创伤灶是否有再出血；②创伤灶愈合情况；③腹腔积血量增减情况。

6. 疗效评价　肝脏创伤的超声造影引导经皮注射治疗即刻疗效评价，若活动性出血停止、腹腔游离液体无增加、生命体征稳定，则为治疗有效，否则需采用超声造影确定是否存在活动性出血，以便采取进一步治疗措施。

【注意事项】

（1）采用平静呼吸状态下选择穿刺路径，超声造影引导避开较大血管和重要结构，使穿刺准确到达靶目标。

（2）动脉血压受输液速度的影响较大，快速补液可以短时间内提高血压，但心率则不然，所以应重视心率的变化，并注意排除其他因素的干扰。

（3）超声造影引导肝脏创伤经皮注射治疗后若短时间存在少量、缓慢渗血，表现为第 1 个 24 小时内腹腔游离液体无减少或稍增加，而超声造影未发现创伤灶处活动性出血时，可配合少量使用静脉滴注或肌内注射止血药。

（4）若在治疗后监测与随访期间发现止血不彻底或再出血，可进行第二次超声造影的经皮注射治疗。

【并发症】

（1）周围器官结构损伤导致出血：超声引导下清晰显示靶目标以及所使用穿刺针较细，此种情况少见。

（2）气胸：右季肋部穿刺，若反复穿刺或穿刺针划破胸膜，可出现此情况。多数情况下气体量少，可自行吸收，必要时可行超声引导下胸腔闭式引流术。

（3）局部疼痛：超声造影引导经皮注射治疗的主要副作用是经皮治疗时注射部位疼痛，系止血胶刺激肝脏包膜所致，多数患者可以忍受，必要时使用镇痛药物。

【临床价值】

超声造影引导经皮注射止血治疗肝脏创伤是近年来发展起来的新技术，与其他微创治疗如选择性动脉栓塞、腹腔镜以及超声引导的微波、射频及海扶等比较，更方便、快捷，可用于急诊床旁和创伤现场，是野战环境下首选的微创治疗方法。

对于 V 级和 VI 级肝脏创伤，超声造影引导经皮注射止血治疗常不能奏效，需要即刻手术止血；而对于那些伤情在 II 级及其以下且未伴活动性出血者，可采用单纯保守治疗，既不需要开腹手术，也不需要微创治疗。在治疗方法选择、治疗期间和治疗后监测与随访中，超声和超声造影发挥重要作用。

二、脾脏创伤超声造影引导经皮微创治疗术

【概述】

脾脏创伤治疗包括开腹手术、微创治疗和单纯保守治疗，近年来微创治疗技术得到发展，主要包括选择性动脉栓塞（selective arterial embolization，SAE）、腹腔镜以及超声引导的微波、射频及海扶治疗等，特别是选择性动脉栓塞是有效、安全的脾脏创伤出血治疗技术，改善了脾脏创伤出血的非手术治疗成功率。超声引导的经皮微创治疗是近年来发展起来的新技术，可用于创伤现场、野战环境及急诊床旁，是脾脏创伤的非手术治疗的新技术。

【适应证】

（1）III 级和 IV 脾创伤（injury scale of the american association for the surgery of trauma，AAST）。

（2）II 级以下脾创伤伴有活动性出血。

（3）III 级以下脾创伤暂时未伴活动性出血，为预防单纯保守治疗出现并发症者。

（4）单纯保守治疗期间或介入性治疗后发现再出血者。

（5）脾创伤后并发动静脉瘘或假性动脉瘤者。

【禁忌证】

（1）脾脏创伤伴有门部血管损伤，即脾创伤为 V 级。

（2）原有脾脏病变，尤其伴有脾功能亢进者。

（3）凝血功能异常：凝血酶原时间＞30 秒，凝血酶原活动度＜40%，或血小板计数＜50×10^9/L。

（4）血红蛋白低于 70g/L，作为相对禁忌证，输血同时行超声介入治疗。

（5）无安全进针路径。

【介入前准备】

1. 仪器及物品

（1）超声设备：具备超声造影条件的彩色多普勒超声仪，腹部探头，徒手或使用穿刺引导架。

（2）经皮穿刺器具：最常用 21G 多孔 PTC 穿刺注射针，包扎敷料。

（3）消毒用物品：超声介入穿刺包（内含弯盘 1 个、止血钳 2 把、组织钳 1 把、消毒杯 1 个、无菌巾 3 块、消毒棉球 3 个、纱布 4 块、无菌试管 2 个），5～20ml 注射器，碘伏消毒液。

（4）药品：局麻药为 2% 盐酸利多卡因，局部止血药和止血胶。

（5）急救仪器及药物：如生理监护仪、电除颤仪以及常规急救药物。

2. 患者准备

（1）术前 CT 检查和常规超声检查，超声造影引导穿刺前可结合其他影像学进行分析。

（2）术前检查血常规、凝血四项等指标。

（3）术前与患者及其家属谈话，重点说明治疗目的、简要过程、风险和可能的并发症、费用等，并签署知情同意书。

【操作方法】

1. 体位　患者多取右侧卧位或右前斜位，必要时采用靠垫协助固定体位。

2. 选择穿刺路径　常规超声检查测定脾脏形态、大小和实质回声，观察腹腔积液量。超声造影显示脾脏创伤位置、形态及活动性出血，综合判定伤情，对具备超声造影引导经皮微创治疗适应证者，超声造影条件下选择经皮穿刺路径，避开较大血管，将选择好的穿刺点在体表做标记。

3. 穿刺点消毒及麻醉　对穿刺部位进行常规皮肤消毒，铺巾。采用无菌消毒膜包裹超声探头，使用穿刺引导架时，正确安装穿刺引导架。启动超声造影再次确定进针路径，在进针点处采用 2% 盐酸利多卡因行局部麻醉，局麻深度应达脾被膜处。

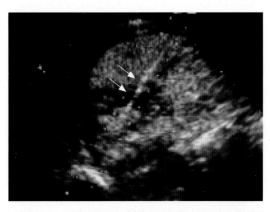

图 8-4-2　超声造影引导下脾脏创伤经皮注射治疗
超声造影引导下于脾创伤灶内多点注射蛇毒凝血酶；继之，在创伤灶和活动性出血灶内多点注射 α- 氰基丙烯酸酯黏合胶。箭头所示为穿刺注射针

4. 脾脏创伤超声造影引导的经皮微创治疗术　在超声造影引导下用 21G 多孔 PTC 针进行穿刺，进入靶目标区；拔除针芯，首先于低和（或）无增强的创伤灶内多点注射局部止血药，继之，于创伤灶及活动性出血部位多点注射黏合止血胶（图 8-4-2），封闭针道后拔针。

5. 术后观察　由于创伤后 72 小时内容易发生再出血，1 周左右也可出现；外伤性动静脉瘘和假性动脉瘤多在伤后 2 周左右出现，所以脾创伤介入治疗期间、治疗后超声伤情监测和随访措施包括：①治疗后的前 3 天每天进行常规超声检查；②于治疗后第 1 天、3 天、14 天、1 个月、3 个月分别进行超声造影检查随访；③依据病情需要随时进行常规超声或超声造影检查。

术后超声监测的主要内容包括：①治疗后创伤灶是否有再出血；②创伤灶愈合情

况；③腹腔积血量增减情况。

6. 疗效评价　脾破裂超声造影引导经皮注射治疗即刻疗效评价，若活动性出血停止、腹腔游离液体无增加、生命体征稳定为治疗有效。超声造影引导经皮治疗的主要副作用是经皮治疗时注射部位疼痛，系止血胶刺激脾脏包膜所致，多数患者可以忍受，必要时使用镇痛药物。

【注意事项】

（1）选择穿刺路径时，采用平静呼吸状态下清楚显示靶目标，超声造影引导避开较大血管和重要结构，使穿刺准确到达靶部位。

（2）在疗效评价时，动脉血压受输液速度的影响较大，快速补液可以短时间内提高血压，但心率则不然，所以应重视心率的变化，并注意排除其他因素的干扰。

（3）超声造影引导脾脏创伤经皮注射治疗后可能存在少量、缓慢渗血，表现为第1个24小时内腹腔游离液体无减少或稍增加，而超声造影未发现创伤灶处活动性出血，此时可建议适量使用静脉滴注或肌内注射止血药。

（4）若在治疗后监测与随访期间发现止血不彻底或再出血，可进行第二次超声造影的经皮注射治疗。

【并发症】

1. 周围器官结构损伤导致出血　所使用穿刺针为21G的PTC针，外径较细，损伤小，加之，超声造影引导，穿刺路径显示较清晰，此种情况少见。

2. 气胸　左季肋部穿刺，若反复穿刺或穿刺针划破胸膜，多数情况下气体量少，可自行吸收；必要时可行超声引导下胸腔闭式引流术。

3. 局部疼痛　注射治疗后即刻出现注射部位疼痛，为止血胶刺激被膜所致，疼痛持续时间20～60分钟，多数能耐受，不需要特殊处理，少数可使用止痛药缓解。

【临床价值】

超声造影引导经皮注射止血治疗脾脏创伤，使适用于非手术治疗的患者避免不必要的脾脏切除和手术创伤，避免非手术治疗的并发症，从而实现脾脏创伤的合理、安全治疗。

在平时，约20%脾破裂患者因创伤较重，采用超声造影引导微创治疗难以奏效，需要手术止血；约20%的患者因伤情属于Ⅱ级以下未伴活动性出血，可采用单纯保守治疗，既不需要开腹手术，也不需要微创治疗，因此术前快速、准确的影像学评估是关键。另外，单纯保守治疗和微创治疗后，影像学监测与随访可及时发现保守治疗失败或再出血。有研究显示，在脾创伤后影像学评估及治疗后监测与随访期间，常规超声和超声造影均发挥着关键作用。

三、肾脏创伤超声造影引导经皮微创治疗术

目前，肾脏创伤治疗可采用手术、微创治疗和单纯保守治疗的方法，微创治疗主要包括选择性动脉栓塞、腹腔镜以及超声引导的微波、射频及海扶治疗等。超声造影

引导的经皮微创治疗是近年来发展起来的微创治疗新技术，为肾脏创伤的早期救治提供了更方便、快捷的方法。

【适应证】

（1）Ⅲ级和Ⅳ肾创伤（injury scale of the american association for the surgery of trauma，AAST）累及集合系统、肾被膜的肾实质裂伤。

（2）Ⅰ～Ⅱ级肾创伤伴活动性出血者。

（3）在保守治疗期间发现创伤灶处活动性出血或腹膜后积液量增加者。

（4）肾脏穿刺所致医源性破裂出血。

【禁忌证】

（1）创伤程度为Ⅲ类伤情（相当于 AAST 分级的 V 级）的肾脏创伤。

（2）存在凝血功能障碍的基础病，如血友病、血小板减少症等。

（3）合并腹膜后或腹腔其他部位损伤，需要即刻进行手术者。

（4）失血导致血红蛋白在 70g/L 以下时，为相对禁忌证，需在输血同时进行超声介入治疗。

（5）无安全进针路径。

【介入前准备】

1. 仪器及物品

（1）超声设备：具备超声造影条件的彩色多普勒超声仪，徒手或使用穿刺引导架。

（2）经皮穿刺器具：最常用 21G 多孔 PTC 穿刺注射针或乙醇注射治疗针。

（3）消毒用物品：超声介入穿刺包（内含弯盘 1 个、止血钳 2 把、组织钳 1 把、消毒杯 1 个、无菌巾 3 块、消毒棉球 3 个、纱布 4 块、无菌试管 2 个），5～20ml 注射器，碘伏消毒液。

（4）药品：局麻药为 2% 盐酸利多卡因，局部止血药和止血胶。

（5）急救仪器及药物：如生理监护仪、电除颤仪以及常规急救药物。

2. 患者准备

（1）快速了解和浏览受伤情况，获取临床资料，包括受伤史、实验室和其他影像学检查等，超声引导治疗前可结合其他影像学进行综合评价。

（2）术前检查血常规、凝血四项等指标。

（3）术前与患者及其家属谈话，重点说明治疗目的、简要过程、风险和可能的并发症、费用等，并签署知情同意书。

【操作方法】

1. 体位 左肾损伤时患者取右侧卧位，右肾损伤时患者取左侧卧位，可采用靠垫协助固定体位。

2. 选择穿刺路径 首先常规超声检查肾脏形态、大小和实质回声，观察腹膜后和腹腔积液情况。随后，超声造影显示肾脏创伤位置、创伤灶形态及是否存在活动性出血，综合判定伤情，对具备超声造影引导经皮肾脏微创治疗适应证者，超声造影条件下选择经皮穿刺路径，避开较大血管，将选择好的穿刺点在体表做标记。

3. 穿刺点消毒及麻醉 对穿刺部位进行常规皮肤消毒，铺巾。采用无菌消毒膜包裹超声探头，可使用穿刺引导支架，或采用徒手方法，启动超声造影条件，再次确定进针路径，在进针点处采用 2% 盐酸利多卡因行局部麻醉，局麻深度应达肾被膜。

4. 肾脏创伤超声造影引导的经皮微创治疗术 在超声造影引导下，用 21G 的 PTC 针进行穿刺，进入靶目标区；拔除针芯，首先于低和（或）无增强的创伤灶内多点注射局部止血药，继之，于创伤灶及活动性出血部位多点注射黏合止血胶（图 8-4-3），最后封闭针道，拔针。

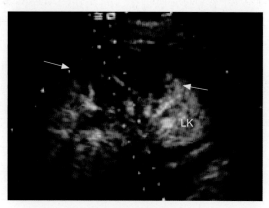

图 8-4-3 超声造影引导肾创伤经皮治疗
与图 8-4-2 系同一患者。在超声造影引导下，使用 20G PTC 穿刺针于肾创伤灶（箭头所示）内多点注射蛇毒凝血酶，LK—左肾

5. 术后观察及随访 鉴于创伤后 72 小时内容易发生再出血，1 周左右也可出现；外伤性动静脉瘘和假性动脉瘤多在伤后 2 周左右出现，所以肾脏创伤介入治疗期间、治疗后超声伤情监测和随访措施包括：①治疗后的前 3 天进行常规超声检查，每天 1 次；②于治疗后第 1 天、3 天、14 天、1 个月、3 个月分别进行超声造影检查随访；③依据病情需要随时进行常规超声或超声造影检查。

术后超声监测的主要内容包括：①治疗后创伤灶是否有再出血；②创伤灶愈合情况；③腹膜后和腹腔积血量的变化情况。

6. 疗效评价 肾脏创伤的超声造影引导经皮注射治疗即刻疗效评价，若活动性出血停止、腹部后和腹腔积血无增加、生命体征稳定，则为治疗有效，否则需采用超声造影确定是否存在活动性出血，以便采取进一步治疗措施。

【注意事项】

（1）采用平静呼吸状态下选择穿刺路径，超声造影引导避开穿刺路径上的较大血管和重要结构。

（2）注射黏合止血胶在肾实质处，避开肾盂和肾盏，以免造成粘连、积水。

（3）若在治疗后监测与随访期间发现活动性出血，可进行第二次超声造影的经皮注射治疗，以彻底止血。

【并发症】

1. 周围器官结构损伤导致出血 超声引导下清晰显示靶目标以及所使用穿刺针较细，此种情况少见。

2. 气胸 右季肋部穿刺，若反复穿刺或穿刺针划破胸膜，可出现此情况。多数情况下气体量少，可自行吸收，必要时可行超声引导下胸腔穿刺行闭式引流。

3. 局部疼痛 较轻，患者常可以忍受。

【临床价值】

肾脏创伤经影像学评估后，可选择超声造影引导经皮注射止血治疗，与其他微创治疗如选择性动脉栓塞、腹腔镜以及超声引导的微波、射频及海扶等比较，更方便、快捷，可用于急诊床旁和创伤现场。

对于V级肾脏创伤，超声造影引导经皮注射止血治疗常不能奏效，需要即刻手术止血；在没有手术条件的偏远地区或后送途中，可首先采用超声造影对伤情进行评估，在超声造影引导下进行止血治疗，实施损伤控制，再转运至有条件的医院进行手术，以赢得手术时间。而对于那些伤情在Ⅱ级及其以下且未伴活动性出血者，可采用单纯保守治疗，既不需要开腹手术，也不需要微创治疗。在治疗方法选择、治疗期间和治疗后监测与随访中，超声和超声造影都可发挥重要作用。

第5节 超声引导急腹症微创治疗

一、急性化脓性胆囊炎超声引导穿刺置管引流术

【概述】

急性化脓性胆囊炎的传统治疗方法是手术，但对于低风险的老年患者，胆囊手术切除的死亡率为10%，高风险的老年患者胆囊切除的死亡率则上升20%～40%。对于合并重要器官疾病的患者，急诊手术的并发症和死亡率同样较高。超声引导经皮经肝胆囊穿刺引流（percutaneous transhepatic gallbladder drainage，PTGD）属于微创治疗技术，使用此技术可使手术风险高的患者缓解症状，以择期手术。此技术也可用于低位梗阻性黄疸术前减黄治疗。

【适应证】

1. 急性化脓性胆囊炎　老年合并重要器官疾病及妊娠期患者，急诊手术风险高，临床上出现寒战、高热，白细胞计数高于20×10^9/L，胆囊张力高，局部出现腹膜刺激征等。

2. 胆囊出血伴感染　各种原因导致胆囊出血合并感染后，出现上述症状和体征。

3. 梗阻性黄疸　胆囊管以下部位梗阻性，行超声引导经皮经肝胆管穿刺置管术（PTCD）困难者，采用PTGD可用于胆汁引流，降低胆红素，减轻黄疸。

【禁忌证】

（1）凝血功能异常：凝血酶原时间＞30秒，凝血酶原活动度＜40%，或血小板计数＜50×10^9/L。

（2）多脏器功能衰竭，不能耐受超声引导穿刺的患者。

（3）腹腔积液较多，胆囊颈体部与肝脏分离。

（4）患者不能配合。

（5）近期使用抗凝或抗聚药物，需停药后再行此项治疗。

（6）无安全进针路径。

【介入前准备】

1. 仪器及物品

（1）超声设备：彩色多普勒超声仪，腹部或浅表探头，徒手或使用穿刺引导架。

（2）穿刺置管器具：最常用 18G PTC 针穿刺，多侧孔猪尾型引流导管、导丝、扩皮器，单腔中心静脉导管，破皮用小尖刀、蝴蝶贴或包扎敷料。

（3）消毒用物品：超声介入穿刺包（内含弯盘 1 个、止血钳 2 把、组织钳 1 把、消毒杯 1 个、无菌巾 3 块、消毒棉球 3 个、纱布 4 块、无菌试管 2 个），培养瓶，5～20ml 注射器，碘伏消毒液，抗反流引流袋。

（4）药品：局麻药主要为 2% 盐酸利多卡因，生理盐水，其他临床需要注入的药物。

（5）急救仪器及药物：如生理监护仪、电除颤仪以及常规急救药物。

2. 患者准备

（1）术前检查血常规、血清四项、凝血四项等指标。

（2）必要时查心电图、相关肿瘤标志物。

（3）术前与患者及其家属谈话，重点说明治疗目的、简要过程、风险和可能的并发症、费用等，并签署知情同意书。

【操作方法】

1. 体位　患者取平卧位或左侧卧位，或半坐式左侧卧位，必要时采用靠垫协助固定体位。

2. 选择穿刺路径　常规超声检查测定胆囊大小，壁厚度，观察腔内透声性，显示胆囊窝、其他部位腹腔是否有积液，并做记录。彩色多普勒协助选择穿刺路径，①经过正常肝脏深度大于 1.5cm，多数位于右腋前线或右锁骨中线第 7～9 肋间附近；②胆囊的穿刺点选择在胆囊体部中心或稍偏颈部，进针路径尽量与胆囊壁垂直；③穿刺路径上避开肝实质内的大血管；④将选择好的穿刺点在体表做标记。

3. 穿刺点消毒及麻醉　对穿刺部位进行常规皮肤消毒，铺巾。采用无菌消毒膜包裹超声探头，使用穿刺引导架时，正确安装穿刺引导架。启动超声再次确定进针路径（图 8-5-1a），在进针点处采用 2% 盐酸利多卡因行局部麻醉，局麻深度应达肝被膜处，在皮肤进针点处用尖刀破口 2～3mm。

4. 超声引导穿刺及置管引流　在彩色实时超声引导下用 18G PTC 针进行穿刺，进入胆囊腔预定部位；拔除针芯，显示胆汁流出或使用注射器抽出部分胆汁，送入导丝后退出 PTC 穿刺针（图 8-5-1b），进行扩皮，将引流导管沿导丝放入胆囊腔（图 8-5-1c），确认引流是否通畅，如不通畅可进行调整，必要时重新置管。局部采用配套的蝴蝶贴固定，压迫穿刺点 10 分钟左右，抽出 5ml 左右脓性胆汁做细菌培养及药敏试验，最后外接一次性抗反流引流袋。

5. 术后观察　术后即刻观察胆囊窝、其他部位腹腔是否有积液，并留图。嘱患

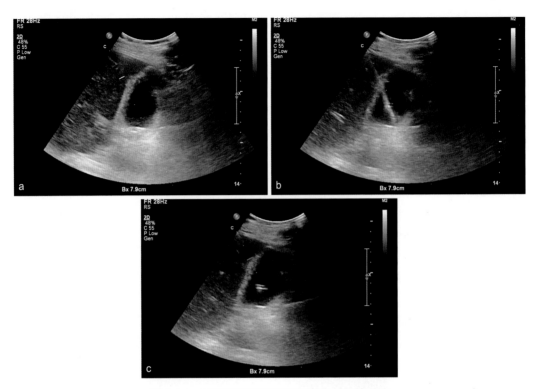

图 8-5-1　超声引导下经皮肝胆囊穿刺置管引流

a. 超声引导下确定穿刺路径，虚线所示为拟进针路径；b. 导丝沿穿刺针经皮经肝进入胆囊腔；c. 置入导管于胆囊腔内

者静卧 24 小时，避免大幅度活动，观察有无不适反应。记录每日引流量和颜色。

【注意事项】

（1）选择穿刺路径时，在平静呼吸状态下可清楚显示靶目标；遇到系膜胆囊时，要正确调整进针角度，争取一次成功。

（2）沿导丝放入引流管时勿用力过猛，以免导丝打弯，放置失败。

（3）嘱患者及家属注意保护外引流管，避免脱出，若发现引流管位置异常，应及时处理。

（4）注意引流液的量及颜色以及患者临床症状，防止出血和胆汁漏。

（5）待患者症状解除，可考虑择期手术；术后 2 周左右造瘘窦道形成，在试行闭管后考虑拔管。

（6）引流液较黏稠时，可用生理盐水或含抗生素的冲洗液经引流管冲洗，每日 1～2 次。

（7）皮肤包扎敷料每周消毒更换 1 次，抗反流引流袋每周更换 1 次。

（8）需长期留置外引流管者，应 2～3 个月更换 1 次引流管。

【并发症】

1. 胆心综合征　穿刺过程中或穿刺后出现心前区疼痛、心律失常或心电图改变，系胆囊受到刺激后通过神经和（或）体液内分泌反射所致的心脏改变，多见于原有冠心病患者。做好术前预防和术中及时处理是避免严重并发症发生的关键。

2. 出血　穿刺时刺伤肝内或胆囊壁血管，或患者凝血功能异常、血小板过低等造成。轻者使用止血药后出血逐渐减少，最后消失；重者需行超声造影或血管造影确定出血位置，进行止血，或手术止血。

3. 菌血症　穿刺后患者出现寒战，随后高热，多数系一过性菌血症。穿刺时进针缓慢，进入胆囊后抽出部分含脓液的胆汁再进行下一步操作，可减少高压感染液入血。其次，一旦发生给予镇静、补液、抗感染、退热等对症处理可好转。

4. 胆汁漏　未经过一段正常肝组织，或选择了胆囊游离缘，或穿过胆囊腹腔面壁等，易引起胆汁漏入腹腔，引起化学性腹膜炎。穿刺过程中，正确选择进针路径和始终实时监视下完成操作，可有效避免胆汁漏发生。

5. 其他　气胸、恶心呕吐、过敏反应等，发生率相对低，但术前要做到心中有数。

【临床价值】

（1）超声引导 PTGD 方法相对简单，创伤小，适用于不能耐受急诊手术的高危患者。

（2）含脓液的胆汁引流后，感染症状得到迅速缓解，患者临床症状明显减少。

（3）引流后，胆囊的高张力、高压力状态解除，胆囊壁的血液循环和淋巴循环得到及时改善，避免胆囊坏疽及穿孔。

（4）自外引流管对胆囊腔的冲洗和注药，治疗急性化脓性胆囊炎显效更快。

（5）对胆囊管以下胆管梗阻者，通过胆囊内胆汁引流，降低血胆红素水平，改善肝功能。

超声引导 PTGD 技术不管对结石性胆囊炎还是非结石性胆囊病变，均不是最终治疗方法，多数情况下是为了暂时控制感染，降低高血清胆红素，缓解临床症状，以降低急诊手术风险，为择期手术赢得最佳时机，降低并发症和死亡率。

二、肝脓肿超声引导穿刺置管引流术

【概述】

肝脓肿属于继发性疾病，糖尿病血糖未得到有效控制者易患，近年来肺炎克雷伯菌感染呈上升趋势。肝脓肿多数临床主要表现为寒战、高热，乏力、食欲缺乏、恶心和呕吐等，部分患者疾病急骤，就诊时即出现低蛋白血症和血小板计数明显降低。超声引导经皮经肝脓肿穿刺抽液和置管引流术是早期微创治疗技术，使死亡率从 70% 显著降低至 0～15%，且使用此技术多数患者可望治愈，避免开腹手术。

【适应证】

（1）肝脓肿局限、液化完全：超声能清晰显示肝脓肿病灶，常规超声显示液化区，或超声造影明确病灶局限且出现明显液化灶。

（2）肝脓肿合并产气菌感染：肝内显示脓肿病灶，病灶内见气体，患者临床症状和体征较重，需早期引流。

（3）肝脓肿直径＜5cm或多发时，可采用超声引导穿刺抽液、冲洗和注药的方法；较大的肝脓肿需置管引流。

【禁忌证】

（1）疑诊肝包虫病伴感染者，需明确诊断后再做处理；肝脓肿液化不全时，可先使用内科治疗，待时机成熟再行穿刺或置管引流。

（2）凝血功能异常：凝血酶原时间＞30秒，凝血酶原活动度＜40%，或血小板计数＜$50×10^9$/L。

（3）全身衰竭，不能耐受超声引导穿刺。

（4）大量腹腔积液，穿刺或置管容易出血者。

（5）患者不能配合。

（6）近期使用抗凝抗聚药物，需停药后再治疗，停药期间采用内科治疗。

（7）无安全进针路径。

【介入前准备】

1. 仪器及物品

（1）超声设备：彩色多普勒超声仪，腹部或浅表探头，徒手或使用穿刺引导架。

（2）穿刺置管器具：最常用18G PTC针穿刺，一次性多侧孔猪尾型引流导管（8～12F）、导丝、扩皮器，单腔中心静脉导管，小尖刀、缝线、蝴蝶贴或包扎敷料。

（3）消毒用物品：超声介入穿刺包（内含弯盘1个、止血钳2把、组织钳1把、消毒杯1个、无菌巾3块、消毒棉球3个、纱布4块、无菌试管2个），培养瓶，5～20ml注射器，碘伏消毒液，抗反流引流袋。

（4）药品：局麻药主要为2%盐酸利多卡因，生理盐水，其他临床需要注入的药物等。

（5）急救仪器及药物：如生理监护仪、电除颤仪以及常规急救药物。

2. 患者准备

（1）术前CT或MRI检查，超声引导穿刺前需结合其他影像学进行分析。

（2）术前检查血常规、血清四项、凝血四项等指标。

（3）必要时查心电图、相关肿瘤标志物。

（4）术前与患者及其家属谈话，重点说明治疗目的、简要过程、风险和可能的并发症、费用等，并签署知情同意书。

【操作方法】

1. 体位　患者取平卧位或侧卧位，或半坐卧位，必要时采用靠垫协助固定体位。

2. 选择穿刺路径　常规超声检查测定肝脓肿大小，评价腔内透声性，观察腹腔是否有积液，必要时超声造影确定脓腔液化程度，存图记录。彩色多普勒协助选择穿刺路径，以最短路径、最安全为原则，并要求：①经过一段正常肝组织，其厚度大于1cm；②穿刺路径上避开肝实质内的较大血管；③将选择好的穿刺点在体表做标记。

3. 穿刺点消毒及麻醉　对穿刺部位进行常规皮肤消毒，铺巾。采用无菌消毒膜包裹超声探头，使用穿刺引导架时，正确安装穿刺引导架。启动超声再次确定进针路径，在进针点处采用 2% 盐酸利多卡因行局部麻醉，局麻深度应达肝被膜处，在皮肤进针点处用尖刀破口 2～3mm。

4. 超声引导穿刺抽液冲洗及置管引流　在彩色实时超声引导下用 18G PTC 针进行穿刺，进入肝脓肿液腔的液化区；拔除针芯，显示脓液流出或使用注射器抽出脓液，将部分脓液推注到培养管中待送检；将脓液完全抽出后，注入生理盐水或甲硝唑注射液反复冲洗后可拔针。若脓腔较大，可在使用注射器抽出少量脓液后送入导丝，退出 PTC 穿刺针，沿导丝扩皮，将引流导管沿导丝放入脓腔内（图 8-5-2），确认引流是否通畅，如不通畅可进行调整，必要时重新

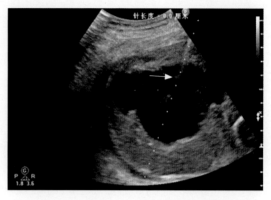

图 8-5-2　超声引导下肝脓肿穿刺置管引流
虚线所示为进针路径，箭头所示为穿刺针针尖位置

置管。局部采用配套的蝴蝶贴或缝合固定，压迫穿刺点 10 分钟左右，沿引流管抽出 5ml 左右脓液做细菌培养＋药敏，最后外接一次性抗反流引流袋。

5. 术后观察　术后即刻观察穿刺部位及腹腔是否有积液，并留图。嘱患者静卧 24 小时，避免引流管脱出，观察有无不适反应。记录每日引流量和颜色。

6. 拔管时机　多数 2 周左右，患者体温和炎性指标恢复正常，临床症状明显改善；引流管夹闭试验，少于 10ml/24h；常规超声或超声造影显示脓腔明显缩小或消失。

【注意事项】

（1）选择穿刺路径时，采用平静呼吸状态下清楚显示靶目标，彩色多普勒引导避开肝内较大血管和重要结构，争取一次穿刺成功。

（2）沿导丝放入引流管时勿用力过猛，以免导丝打弯，放置失败。

（3）嘱患者及家属注意保护外引流管，避免脱出，若发现引流管位置异常，应及时处理。

（4）注意引流液的量及颜色以及患者临床症状，防止出血和脓液外漏入腹腔。

（5）引流脓液较黏稠时，可用生理盐水或含敏感抗生素的冲洗液经引流管冲洗，每天 2 次；冲洗脓腔时，压力不要过大以及注入量不要超过抽出量；以避免脓肿壁破裂而发生感染播散。

（6）皮肤处敷料每周消毒更换 1 次，抗反流引流袋每日更换 1 次。

【并发症】

1. 肝脏损伤及出血　①局麻或穿刺针进肝被膜时患者不能有效屏气，易划伤肝被膜；②穿刺或置管过程中术者用力过猛可导致肝损伤；③患者原有肝脏基础病如肿瘤，穿刺或置管可加重损伤；④穿刺时刺伤肝内血管，或患者凝血功能异常、血小板过低等。首先做好术前准备和术中及时处理是避免严重并发症的关键；轻者使用止血

药后出血逐渐减少，最后消失；重者需行超声造影或血管造影确定出血位置，进行止血，或手术止血。

2. 菌血症　穿刺后患者出现寒战，随后高热，多数系一过性菌血症。穿刺时进针缓慢，进入脓肿腔后抽出部分含脓液再进行置管，可减少高压脓液入血。其次，一旦发生给予镇静、补液、抗感染、退热等对症处理可好转。

3. 胆汁漏　未经过一段正常肝组织，或穿刺过程中损伤胆管，并使胆汁漏入腹腔，引起化学性腹膜炎。穿刺过程中，正确选择进针路径和始终实时监视下完成操作，可有效避免胆汁漏发生。

4. 引流不畅　肝脓肿早期液化不全时置入导管后引流出的脓液较少，或脓肿分隔较多，小腔间互相不通，或脓液较黏稠而所选引流管较细时，均属于引流不畅，可根据实际情况及时调整或冲洗。

5. 其他　气胸、恶心呕吐、过敏反应等，发生率相对低，但术前要做到心中有数。

【临床价值】

（1）超声引导肝脓肿穿刺抽液冲洗或置管引流方法相对简单，创伤小，可在患者床旁进行，更适用于病情重的监护室患者。

（2）脓液抽液冲洗或置管引流后，感染症状会在24小时内得到迅速缓解，疗效确切。

（3）引流后脓腔的高张力、高压力状态解除，避免穿孔后腹腔感染。

（4）可自外引流管对脓腔进行冲洗和注药，疗效更明显。

超声引导肝脓肿穿刺抽液冲洗或置管引流可使多数肝脓肿得到治愈，然而，影像学引导的肝脓肿穿刺抽液冲洗或置管引流并不能完全替代开腹手术治疗，对于脓肿大，引流不畅，中毒症状严重者仍需积极剖腹探查并脓肿切开引流。

三、超声引导经皮经肝胆管穿刺置管引流术

【概述】

经皮经肝胆管穿刺置管引流（percutaneous transhepatic biliary drainage，PTBD）是治疗急性梗阻性化脓性胆管炎的有效方法，同时，还是其他原因所致梗阻性黄疸术前减低血清胆红素、改善肝功能的确切技术，而且对于产生梗阻性黄疸的晚期肿瘤患者还是姑息治疗措施之一。

【适应证】

1. 急性梗阻性化脓性胆管炎　患者表现为上腹痛、寒战、高热、黄疸等，及时PTBD可降低炎症反应，缓解临床症状。

2. 梗阻性黄疸术前减黄　占位性病变导致的梗阻性黄疸，术前胆红素高，肝功能损伤重，术前PTBD可有效降低手术并发症和死亡率。

3. 合并梗阻性黄疸的晚期肿瘤　患者不但不能承受手术，而且无法施行ERCP，

或 ERCP 失败者，行 PTBD 进行胆道减压姑息治疗。

4. 肝内胆管扩张　内径≥5mm，穿刺置管成功率高；若肝内胆管内径 3～4mm，穿刺难度大，有失败风险时，可在短期内超声复查，以确定置管引流时机。

【禁忌证】

（1）凝血功能异常：凝血酶原时间＞30 秒，凝血酶原活动度＜40%，或血小板计数＜50×10^9/L。

（2）全身衰竭，不能耐受超声引导穿刺，或患者不能配合。

（3）大量腹腔积液，穿刺或置管容易出血者。

（4）近期使用抗凝或抗聚药物，需停药后再治疗，停药期间采用内科治疗。

（5）无安全进针路径。

（6）肝内胆管无明显扩张，其内径＜3mm，需短期内复查，再确定是否穿刺置管。

（7）穿刺部位皮损或有感染者。

（8）女性患者应避开月经周期。

【介入前准备】

1. 仪器及物品

（1）超声设备：彩色多普勒超声仪，腹部或浅表探头，徒手或使用穿刺引导架。

（2）穿刺置管器具：最常用 18G PTC 针穿刺，一次性多侧孔猪尾型引流导管（8～10F）、导丝、扩皮器，单腔中心静脉导管，小尖刀、缝线、蝴蝶贴或包扎敷料。

（3）消毒用物品：超声介入穿刺包（内含弯盘 1 个、止血钳 2 把、组织钳 1 把、消毒杯 1 个、无菌巾 3 块、消毒棉球 3 个、纱布 4 块、无菌试管 2 个），培养瓶，5～20ml 注射器，碘伏消毒液，抗反流引流袋。

（4）药品：局麻药主要为 2% 盐酸利多卡因，生理盐水，其他临床需要局部注入的抗生素等。

（5）急救仪器及药物：如生理监护仪、电除颤仪以及常规急救药物。

2. 患者准备

（1）术前 CT 或 MRI 检查，超声引导穿刺前需结合其他影像学进行分析。

（2）术前禁食 4～8 小时。

（3）术前检查血常规、血清四项、凝血四项、肝功能等指标。

（4）必要时查心电图、相关肿瘤标志物。

（5）术前与患者及其家属谈话，重点说明治疗目的、简要过程、风险和可能的并发症、费用等，并签署知情同意书。

【操作方法】

1. 体位　患者取平卧位或侧卧位，或半坐卧位，必要时采用靠垫协助固定体位。

2. 选择穿刺路径　常规超声显示左右肝管是否相通，测量左右叶肝内胆管宽度及较平直段的长度，观察肝周及腹腔是否有积液，存图记录。彩色多普勒协助选择穿刺路径及目标胆管，并推荐：①尽量选择远离肝门的二级以上肝内胆管，禁止直接穿刺左右肝管和胆总管；②若左右叶胆管相通，可选左叶肝内胆管，也可选右叶肝内胆管，但优先选择右叶肝内胆管；若左右叶肝内胆管不相通，可先后分别穿刺左右叶肝内胆管；右前叶下支、左外叶下支相对表浅，是较常用的穿刺胆管，左叶矢状部胆管也可选择；③穿刺路径上避开肝实质内的较大血管；④将选择好的穿刺点在体表做标记。

3. 穿刺点消毒及麻醉　对穿刺部位进行常规皮肤消毒，铺巾。采用无菌消毒膜包裹超声探头，使用穿刺引导架时，正确安装穿刺引导架。启动超声再次确定进针路径，在进针点处采用2%盐酸利多卡因行局部麻醉，局麻深度应达肝被膜处，在皮肤进针点处用尖刀破口2～3mm。

4. 超声引导穿刺置管引流　在实时超声引导下用18G PTC针以与目标胆管呈锐角或平行的角度穿刺胆管，针尖斜面朝向肝门；拔除针芯，显示胆汁流出或使用注射器抽出少量胆汁，送入导丝，退出PTC穿刺针，超声确认导丝于胆管内，沿导丝扩皮，将引流导管沿导丝放入胆管腔内（图8-5-3），超声确认引流管完全进入需引流的胆管内，并确认引流是否通畅，如不通畅可进行调整，必要时重新置管。局部采用配套的蝴蝶贴或缝合固定，压迫穿刺点10分钟左右，沿引流管抽出5ml左右胆汁做细

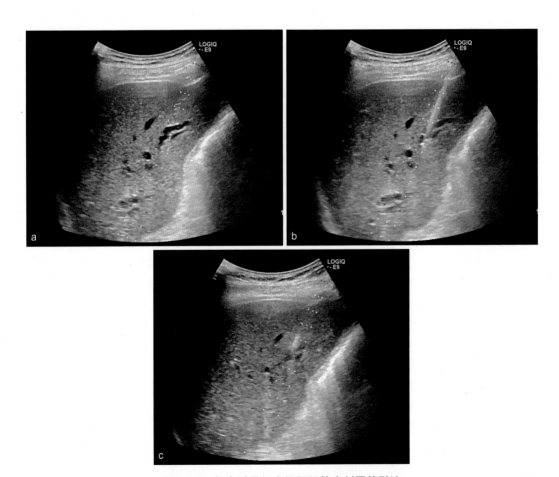

图 8-5-3　超声引导经皮经肝胆管穿刺置管引流
a. 超声引导下确定进针路径；b. 超声引导下沿进针路径进针；c. 沿导丝置入引流管

菌培养及药敏试验，之后外接一次性抗反流引流袋。

5. 术后观察　术后即刻观察穿刺部位及腹腔是否有积液，并留图。嘱患者静卧24 小时，避免引流管脱出，观察有无不适反应。记录每日引流量和颜色。

【注意事项】

（1）选择穿刺路径时，采用平静呼吸状态下清楚显示靶目标，彩色多普勒引导避开肝内较大血管和重要结构，争取一次穿刺成功。

（2）沿导丝放入引流管时勿用力过猛，以免丝打弯，放置失败。

（3）引流管放置尽量深，避免部分侧孔在肝外，导致胆汁漏。

（4）嘱患者及家属注意保护外引流管，避免脱出，若发现引流管位置异常，应及时处理。

（5）注意引流液的量及颜色以及患者临床症状，防止出血和脓液外漏入腹腔。

（6）引流液较黏稠时，可用生理盐水或含敏感抗生素的冲洗液经引流管冲洗，特别急性梗阻性化脓性胆管炎 PTBD 后，可早晚各冲洗 1 次。

（7）皮肤处敷料每周消毒更换 1 次，抗反流引流袋每日更换 1 次。

（8）需长期留置外引流管者，应 2～3 个月更换 1 次引流管。

（9）术后 2 周左右造瘘窦道形成，可考虑拔管。

【并发症】

1. 胆道出血　①穿刺过程中伤及肝内门静脉或肝动脉；②穿刺或置管过程中术者用力过猛可导致肝损伤；③患者凝血功能异常、血小板过低等。轻者使用止血药后出血逐渐减少，最后消失；重者需行超声造影或血管造影确定出血位置，进行止血，或手术止血。

2. 菌血症　穿刺后患者出现寒战，随后高热，多数系一过性菌血症。穿刺时进针缓慢，进入化脓性胆管炎的胆管后抽出部分含脓液胆汁再进行置管，可减少高压脓液入血。一旦发生给予镇静、补液、抗感染、退热等对症处理可好转。

3. 胆汁漏　反复多次穿刺，或胆管内压力过大，未能及时减压，或引流管固定不牢，部分侧孔脱出肝实质，使胆汁漏入腹腔，引起化学性腹膜炎。

4. 引流不畅　感染性胆汁或胆汁淤积时间较长，使用的引流管偏细均可引起引流不畅，可根据实际情况及时冲洗或调整。

5. 腹痛　扩张明显张力较高的胆管穿刺针进入后，拔出针芯可见胆汁流出，此时若急于置入导丝并拔出穿刺针时，高压胆汁快速溢出至腹腔，引起瞬间剧烈腹痛，或右叶胆管穿刺时，溢出胆汁刺激肝被膜和膈肌引起局部剧烈疼痛及放射痛。

6. 其他　腹腔出血、气胸、恶心呕吐、过敏反应等，发生率相对低，但术前要做到心中有数。

【临床价值】

（1）超声引导 PTBD 方法相对简单，创伤小，可在患者床旁进行，更适用于病情较重的监护室患者。

（2）急性梗阻性化脓性胆管炎置管引流后，感染症状会在 24 小时得到迅速缓解，疗效确切。

（3）梗阻性黄疸引流后胆道系统的高张力、高压力状态解除，为择期根治手术提供保障，或实施有效的肿瘤晚期的姑息治疗。

超声引导 PTBD 技术对多数梗阻性黄疸患者来说不是最终治疗方法，通过引流，降低高血清胆红素，缓解临床症状，以有效降低急诊手术风险，为择期手术赢得最佳时机，降低并发症和死亡率。需要长期留置外引流管者，应 2～3 个月更换 1 次引流管，或在超声引导和 X 线联合引导下放置内引流或支架。

四、输尿管或肾盂梗阻超声引导穿刺置管引流术

【概述】

超声引导穿刺肾盂置管引流是治疗输尿管或肾盂梗阻的有效方法，特别是对于急性梗阻者，可及时解除梗阻，挽救肾脏功能。由于操作简便、成功率高，超声引导的肾盂置管引流在急诊科患者床旁已得到应用。

【适应证】

1. 急性上尿路梗阻　患者表现为尿少或尿闭，腰痛。

2. 肾盂积脓　患者腰痛，伴发热，甚至出现全身中毒症状。

3. 输尿管损伤后狭窄　输尿管瘘合并肾盂积水，置管后可缓解尿瘘，并保护肾功能。

【禁忌证】

（1）凝血功能异常：凝血酶原时间＞30 秒，凝血酶原活动度＜40%，或血小板计数＜$50×10^9$/L。

（2）全身衰竭，不能耐受超声引导穿刺，或患者不能配合。

（3）近期使用抗凝或抗聚药物，需停药后再治疗，停药期间采用内科治疗。

（4）无安全进针路径。

（5）肾盂无明显扩张作为相对禁忌证，可采用短时间内大量饮水和下腹部加压法，使肾盂扩张其前后径大于 1cm 后再行置管，主要用于输尿管损伤伴尿瘘的患者。

（6）严重高血压、糖尿病者，需经过临床纠正后再行置管。

（7）穿刺部位皮损或有感染者。

（8）合并严重的代谢失调、高钾血症等时，需经过临床纠正后再行置管。

（9）女性患者需避开月经周期。

【介入前准备】

1. 仪器及物品

（1）超声设备：彩色多普勒超声仪，腹部或浅表探头，徒手或使用穿刺引导架。

（2）穿刺置管器具：最常用 18G PTC 针穿刺，一次性多侧孔猪尾型引流导管（8～10F）、导丝、扩皮器，单腔中心静脉导管，小尖刀、缝线、蝴蝶贴或包扎敷料。

（3）消毒用物品：超声介入穿刺包（内含弯盘 1 个、止血钳 2 把、组织钳 1 把、

消毒杯 1 个、无菌巾 3 块、消毒棉球 3 个、纱布 4 块、无菌试管 2 个），培养瓶，5～20ml 注射器，碘伏消毒液，抗反流引流袋。

（4）药品：局麻药主要为 2% 盐酸利多卡因，生理盐水，其他临床需要局部注入的药物等。

（5）急救仪器及药物：如生理监护仪、电除颤仪以及常规急救药物。

2. 患者准备

（1）术前 CT 或 MRI 检查，超声引导穿刺前可结合其他影像学进行分析。

（2）术前检查血常规、血清四项、凝血四项、肾功能等指标。

（3）必要时查心电图。

（4）术前与患者及其家属谈话，重点说明治疗目的、简要过程、风险和可能的并发症、费用等，并签署知情同意书。

【操作方法】

1. 体位　患者取侧卧位，腰下垫靠垫以垫高对侧腹部并协助固定体位。

2. 选择穿刺路径　常规超声显示双侧肾脏，测量积水侧肾盂前后径，观察肾周、腹膜后及腹腔是否有积液，存图记录。穿刺点的体表位置多选择在后外侧，相当于腋中线与腋后线之间，彩色多普勒协助选择穿刺路径，并推荐选择肾盂扩张的中下盏且少血管区（图 8-5-4）。

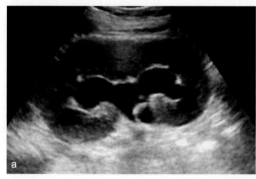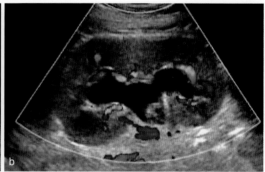

图 8-5-4　女，56 岁，宫颈癌术后

a. 常规超声显示右侧肾盂积水；b. 彩色多普勒协助选择穿刺路径，以中下盏且少血管区为进针处

3. 穿刺点消毒及麻醉　对穿刺部位进行常规皮肤消毒，铺巾。采用无菌消毒膜包裹超声探头，使用穿刺引导架时，正确安装穿刺引导架。启动超声再次确定进针路径，在进针点处采用 2% 盐酸利多卡因行局部麻醉，局麻深度应达肾被膜处，在皮肤进针点处用尖刀破口 2～3mm。

4. 超声引导穿刺置管引流　在实时超声引导下用 18G PTC 针穿刺进入目标肾盂；拔除针芯，显示尿液流出，送入导丝，退出 PTC 穿刺针，沿导丝扩皮，将引流导管沿导丝放入肾盂内，超声确认引流管位于肾盂内，并确认引流是否通畅，如不通畅可进行调整，必要时重新置管（图 8-5-5）。局部采用配套的蝴蝶贴固定，压迫穿刺点 10 分钟左右，随后外接一次性抗反流引流袋。

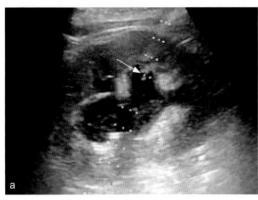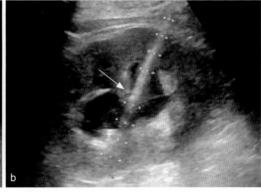

图 8-5-5　男，73 岁，直肠内分泌癌术后复发

a. 实时超声引导下用 18G PTC 针穿刺经肾实质少血管区进入目标肾盂，箭头所示为穿刺针；

b. 沿穿刺针送入导丝，沿导丝扩皮，将引流导管沿导丝放入肾盂内，箭头所示为引流管

5. 术后观察　术后即刻观察穿刺部位、肾脏周围、腹腔及腹膜后是否有积液，并留图。嘱患者静卧 24 小时，避免引流管脱出，观察有无不适反应。记录每日引流量和颜色。

【注意事项】

（1）选择穿刺路径时，采用平静呼吸状态下清楚显示靶目标，彩色多普勒引导避开肾脏较大血管和重要结构，争取一次穿刺成功。

（2）沿导丝放入引流管时勿用力过猛，以免导丝打弯，放置失败。

（3）嘱患者及家属注意保护外引流管，避免脱出，若发现引流管位置异常，应及时处理。

（4）注意引流液的量及颜色以及患者临床症状，防止出血和脓液外漏。

（5）引流液较黏稠时，可用生理盐水或含敏感抗生素的冲洗液经引流管冲洗，特别是肾盂积脓引流后，可早晚各冲洗 1 次。

（6）皮肤处敷料每周消毒更换 1 次，抗反流引流袋每日更换 1 次。

（7）需长期留置外引流管者，应 2～3 个月更换 1 次引流管。

（8）术后 2 周左右造瘘窦道形成，可考虑拔管。

【并发症】

1. 出血　①置管后引流液呈淡粉色，少量出血多可自行缓解；②穿刺或置管过程中术者用力过猛可导致肾实质损伤或肾周血肿；③患者凝血功能异常、血小板过低等。轻者使用止血药后出血逐渐减少，最后消失；重者需行超声造影或血管造影确定出血位置，进行止血，或手术止血。

2. 菌血症　对肾盂积脓穿刺后患者出现寒战，随后高热，多数系一过性菌血症。穿刺时进针缓慢，进入肾盂后抽出部分脓液再进行置管，可减少高压脓液入血。一旦发生给予镇静、补液、抗感染、退热等对症处理可好转。

3. 引流不畅　肾盂积液黏稠或合并结石或使用的引流管偏细均可致引流不畅，可根据实际情况及时冲洗或调整。

4. 其他　肺、脾及胸膜损伤等并发症发生率相对低，但术前要做到心中有数。

【临床价值】

（1）超声引导经皮肾盂造瘘方法相对简单，创伤小，可在患者床旁进行，更适用于急性上尿路梗阻的急诊患者。

（2）肾盂积脓者置管引流后，感染症状会在 24 小时内得到迅速缓解，疗效确切。

（3）输尿管损伤所致尿液外漏者，可避免尿漏，为择期手术提供保障。

对于多种原因导致的上尿路梗阻者，超声引导经皮肾盂造瘘可即刻解除梗阻，挽救肾脏功能，从而有效降低急诊手术风险，为择期手术赢得时机，降低并发症和死亡率。需要长期留置外引流管者，应 2～3 个月更换 1 次引流管。

五、阑尾周围脓肿超声引导穿刺置管引流术

【概述】

急性阑尾炎阑尾穿孔的早期，感染由阑尾扩展至其周围腹腔，或仅在浆膜处有脓性渗出，若炎症不能得到有效控制，积存的脓液常由大网膜或周围肠袢包围而局限，若未能及时处理，转化为阑尾周围脓肿，一旦脓肿形成多需手术切口引流。为避免手术创伤和炎症进一步扩散，近年来，多采用超声引导下脓肿穿刺置管引流，待炎症得到有效控制后再行阑尾切除。

【适应证】

（1）阑尾周围脓肿：98% 患者表现右下腹压痛和反跳痛，并出现发热，炎症指标升高。

（2）急性阑尾炎发病超过 48 小时，形成肿块，一期手术切除会导致炎症扩散，超声观察存在液化区。

（3）年老体弱或伴有重要器官疾病或各种原因不能耐受麻醉、手术的急性阑尾炎患者，超声显示阑尾区有积液。

【禁忌证】

（1）凝血功能异常：凝血酶原时间＞30 秒，凝血酶原活动度＜40%，或血小板计数＜50×10^9/L。

（2）患者不能耐受超声引导穿刺，或完全不能配合。

（3）近期使用抗凝或抗聚药物，需停药后再行此项治疗。

（4）无安全进针路径，穿刺置管易损伤周围肠管或大血管者。

【介入前准备】

1. 仪器及物品

（1）超声设备：彩色多普勒超声仪，腹部或浅表探头，徒手或使用穿刺引导架。

（2）穿刺置管器具：最常用 18G PTC 针穿刺，一次性多侧孔猪尾型引流导管（12～14F）、导丝、扩皮器，单腔中心静脉导管，小尖刀、缝线、蝴蝶贴或包扎敷料。

（3）消毒用物品：超声介入穿刺包（内含弯盘 1 个、止血钳 2 把、组织钳 1 把、

消毒杯 1 个、无菌巾 3 块、消毒棉球 3 个、纱布 4 块、无菌试管 2 个)，培养瓶，5～20ml 注射器，碘伏消毒液，抗反流引流袋。

（4）药品：局麻药主要为 2% 盐酸利多卡因，生理盐水，其他临床需要局部注入的药物等。

（5）急救仪器及药物：如生理监护仪、电除颤仪以及常规急救药物。

2. 患者准备

（1）术前 CT 和 X 线平片检查，超声引导穿刺前应结合其他影像学进行分析，便于避开肠管。

（2）术前检查血常规、血清四项、凝血四项等指标。

（3）必要时查心电图。

（4）术前与患者及其家属谈话，重点说明治疗目的、简要过程、风险和可能的并发症、费用等，并签署知情同意书。

【操作方法】

1. 体位　患者平卧位或左侧卧位，必要时用靠垫协助固定体位。

2. 选择穿刺路径　常规超声显示右下腹阑尾区，测量脓肿大小及距前腹壁的距离，观察穿刺路径上是否有肠管、大血管及女性卵巢等重要结构。观察腹腔是否存在游离液体，存图记录。在彩色多普勒协助下选择穿刺路径，避开前方肠管尤为重要。

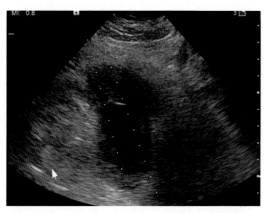

图 8-5-6　超声引导下阑尾周围脓肿穿刺置管引流

3. 穿刺点消毒及麻醉　对穿刺部位进行常规皮肤消毒，铺巾。采用无菌消毒膜包裹超声探头，使用穿刺引导架时，正确安装穿刺引导架。启动超声再次确定进针路径（图 8-5-6），在进针点处采用 2% 盐酸利多卡因行局部麻醉，局麻深度应达脓肿壁处，在皮肤进针点处用尖刀破口 2～3mm。

4. 超声引导穿刺置管引流　在彩色实时超声引导下用 18G PTC 针穿刺进入脓肿区；拔除针芯，显示脓液流出或抽吸出脓液，送入导丝，退出 PTC 穿刺针，沿导丝扩皮，置入 12～14F 猪尾型引流管，超声确认引流管位于脓腔内，并确认引流是否通畅，如不通畅可进行调整。局部采用配套的蝴蝶贴或缝线固定，压迫穿刺点 10 分钟左右，随后外接一次性抗反流引流袋。

5. 术后观察　术后即刻观察穿刺部位、腹腔是否有积液，并留图。嘱患者静卧 24 小时，避免引流管脱出，观察有无不适反应。记录每日引流量和颜色。

【注意事项】

（1）选择穿刺路径时，采用平静呼吸状态下清楚显示靶目标，彩色多普勒引导避开肠管和大血管等结构；穿刺前可结合 CT 图像，以有效避开肠管。

（2）沿导丝放入引流管时勿用力过猛，以免导丝打弯，放置失败。

（3）嘱患者及家属注意保护外引流管，避免脱出，若发现引流管位置异常，应及时处理。

（4）注意观察引流液的量及颜色以及患者临床症状和体征。

（5）当引流液较黏稠时，可用生理盐水或含敏感抗生素的冲洗液经引流管冲洗，压力适中，避免炎症扩散。

（6）穿刺置管处的敷料每日消毒更换 1 次，引流袋每日更换 1 次。

（7）脓液完全引流出后，患者的临床症状完全改善，结合感染指标的变化可考虑拔除引流管。

【并发症】

1. 肠管损伤　①阑尾周围脓肿时，其周围的肠管壁炎症、水肿，可出现蠕动减弱，可与脓肿壁粘连，加之周围网膜的包裹，局部回声较杂乱，此时区别脓肿壁与肠管结构极为重要，是避免损伤肠管的关键；②脓肿位置较深，穿刺前方易有肠管遮挡，超声难以确定是否存在麻痹的肠管结构时盲目进针，易导致肠管损伤。

2. 出血　操作过程中损伤周围较大血管，或局部炎症侵蚀血管，穿刺操作时脓肿内出血；部分年老体弱患者因病情延误导致凝血功能异常、血小板降低时穿刺置管引流亦易出血。多数患者少量出血可自行停止。

3. 菌血症　较大的阑尾周围脓肿，张力高，穿刺置管过程中出现寒战，随后高热，多数系一过性菌血症。穿刺时进针缓慢，进入脓腔后抽出部分脓液再进行置管，可减少高压脓液入血。一旦发生给予镇静、补液、抗感染、退热等对症处理可好转。

4. 引流不畅　脓液黏稠或引流管偏细均可引起引流不畅，可根据实际情况及时冲洗或调整。

【临床价值】

对于临床不能实施一期手术的急性阑尾炎伴阑尾周围脓肿形成者，采用超声引导下穿刺置管引流可迅速缓解患者的临床症状，达到局部切开引流的效果，且方法简便易行，创伤小，尤其适用于年老体弱或伴有重要器官疾病或各种原因不能耐受麻醉及手术的急性阑尾炎患者。阑尾周围脓肿彻底引流后可根据临床需要再行择期阑尾残端切除。

多数阑尾周围脓肿可采用超声引导经皮穿刺置管引流来缓解早期炎症症状，在患者床旁即可完成上述操作，但部分患者阑尾位置较深，受前方肠管内肠气影响超声置管较困难，需要采用 CT 引导经皮穿刺置管引流技术。

六、腰大肌脓肿穿刺置管引流术

【概述】

腰大肌脓肿系脓液积聚在腰大肌筋膜室（compartment），原发性和继发性腰大肌脓肿分别占 30% 和 70%。临床上患者表现为腰背疼痛和功能障碍、发热、全身炎症反应等。部分患者通过单纯内科治疗恢复，多数患者需要穿刺或切开引流。随着影像学引导的经皮穿刺置管引流技术的发展与成熟，已被写进指南，成为便捷、有效的常规方法，使外科切开引流的应用相对减少。

【适应证】

（1）结合 MRI 或 CT 检查，超声显示腰大肌脓肿；患者表现腰背疼痛，感染指标升高。

（2）超声引导下能较清晰显示病灶，且有安全的穿刺路径。

【禁忌证】

（1）凝血功能异常：凝血酶原时间＞30秒，凝血酶原活动度＜40%，或血小板计数＜50×10^9/L。

（2）患者不能耐受超声引导穿刺，或完全不能配合。

（3）近期使用抗凝抗聚药物，需停药或使用低分子肝素行替代治疗后再行穿刺置管引流。

（4）无安全进针路径，穿刺置管易损伤周围肠管或大血管者。

【介入前准备】

1. 仪器及物品

（1）超声设备：彩色多普勒超声仪，腹部或浅表探头，徒手或使用穿刺引导架。

（2）穿刺置管器具：最常用 18G PTC 针穿刺，一次性多侧孔猪尾型引流导管（12～14F）、导丝、扩皮器、单腔中心静脉导管，小尖刀、缝线、蝴蝶贴或包扎敷料。

（3）消毒用物品：超声介入穿刺包（内含弯盘1个、止血钳2把、组织钳1把、消毒杯1个、无菌巾3块、消毒棉球3个、纱布4块、无菌试管2个），培养瓶，5～20ml注射器，碘伏消毒液，抗反流引流袋。

（4）药品：局麻药主要为 2% 盐酸利多卡因，生理盐水，其他临床需要局部注入的药物等。

（5）急救仪器及药物：如生理监护仪、电除颤仪以及常规急救药物。

2. 患者准备

（1）术前行 CT 或 MRI 检查，超声引导穿刺前应结合其他影像学进行分析，便于避开肠管、大血管、肝、脾及肾等重要脏器结构。

（2）术前检查血常规、血清四项、凝血四项等指标。

（3）必要时查心电图。

（4）术前与患者及其家属谈话，重点说明治疗目的、简要过程、风险和可能的并发症、费用等，并签署知情同意书。

【操作方法】

1. 体位　患者取俯卧位或侧卧位，必要时腹部垫枕以协助固定体位。

2. 选择穿刺路径　常规超声显示脓肿结构，测量脓肿大小及距皮肤的距离，观察穿刺路径上是否有肠管、大血管、肝、脾及肾等重要脏器结构。观察腹腔和腹膜后是否存在游离液体，存图记录。在彩色多普勒协助下选择穿刺路径。

3. 穿刺点消毒及麻醉　对穿刺部位进行常规皮肤消毒，铺巾。采用无菌消毒膜包裹超声探头，使用穿刺引导架时，正确安装穿刺引导架。启动超声再次确定进针路径，在进针点处采用 2% 盐酸利多卡因行局部麻醉，局麻深度近脓肿壁处，在皮肤进针点处用尖刀破口 2～3mm。

4. 超声引导穿刺置管引流　在彩色多普勒实时引导下用 18G PTC 针穿刺进入脓肿中心，拔除针芯，显示脓液流出或抽吸出脓液，送入导丝，退出 PTC 穿刺针，沿导丝扩皮，置入 12～14F 猪尾型引流管（图 8-5-7），超声确认引流管位于脓腔内，并确认引流是否通畅，如不通畅可进行调整。局部采用配套的蝴蝶贴或缝线固定，压迫穿刺点 10 分钟左右，随后外接一次性抗反流引流袋。

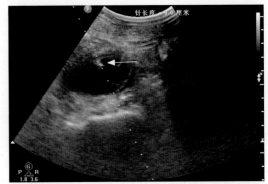

图 8-5-7　超声引导下腰大肌脓肿穿刺置管引流
虚线为进针路径，箭头所示为穿刺针针尖位置

5. 术后观察　术后即刻观察穿刺部位、腹腔、腹膜后是否有积液，并留图。嘱患者静卧 24 小时，避免引流管脱出，观察有无不适反应。记录每日引流量和颜色。

【注意事项】

（1）选择穿刺路径时，采用平静呼吸状态下清楚显示靶目标，彩色多普勒引导避开大血管、腹腔及腹膜内的重要脏器；穿刺前应结合 MRI 或 CT 图像，以有效避开穿刺路径上的重要结构。

（2）沿导丝放入引流管时勿用力过猛，以免导丝打弯，放置失败。

（3）嘱患者及家属注意保护外引流管，避免脱出，若发现引流管位置异常，应及时处理。

（4）注意观察引流液的量及颜色以及患者临床症状和体征。

（5）当引流液较黏稠时，可用生理盐水或含敏感抗生素的冲洗液经引流管冲洗，压力适中，避免炎症扩散次。

（6）穿刺置管处的敷料每日消毒更换 1 次，引流袋每日更换 1 次。

（7）脓液完全引流后，患者的临床症状完全改善，结合感染指标的变化可考虑拔除引流管。

【并发症】

1. 出血　局部炎症侵蚀血管，穿刺操作时脓肿内出血；部分年老体弱患者因病情延误导致凝血功能异常、血小板降低时穿刺置管引流亦易出血；少量出血可自行停止。采用彩色多普勒实时引导，误伤周围大血管的可能性相对小。

2. 菌血症　张力较高的脓肿，穿刺置管过程会引起部分细菌入血，出现寒战，随后高热，多数系一过性菌血症。穿刺时进针缓慢，进入脓腔后抽出部分脓液再进行置管，可减少高压脓液入血。一旦发生给予镇静、补液、抗感染、退热等对症处理可好转。

3. 引流不畅　脓液黏稠或引流管偏细均可引起引流不畅，可根据实际情况及时冲洗或调整。

4. 肠管损伤　超声引导穿刺前行 MRI 或 CT 检查，结合其他影像学图像，在超声的实时引导下可有效避免肠管损伤。

【临床价值】

通过超声引导的穿刺置管引流，腰大肌脓肿患者的急性期临床症状可得到迅速缓解，结合抗结核或其他抗生素治疗可实现完全治愈。此方法简便易行，创伤小，更适用于年老体弱或伴有重要器官疾病或各种原因不能耐受麻醉、手术的患者。

由于部分腰大肌脓肿系结核性寒性脓肿，外科切开引流创伤相对大，切开难以愈合，因此影像学引导穿刺置管引流被作为首选的治疗方法。在超声引流前结合其他影像图像进行分析，便于操作过程中安全有效选择穿刺路径。对于少部分影像学引导经皮穿刺置管引流不彻底的患者，尚需外科切开引流方能彻底治愈。

七、卵巢囊肿蒂扭转与附件扭转的穿刺松解治疗

【概述】

卵巢囊肿蒂扭转是临床急症，多发生于育龄期妇女。在不孕症治疗中使用促排卵药物时，由于改变了卵巢的体积和质量，发生附件扭转也见报道。发生卵巢囊肿蒂扭转或附件扭转后患者表现为下腹部疼痛，多为单侧，疼痛可呈间歇性，且与体位变化有关，可伴恶心、呕吐。由于扭转后可发生坏死，及静脉血栓脱落导致肺栓塞，因此临床较为重视，其传统的治疗方法是附件切除。不管腹腔镜还是开腹手术切除，弊端是切除一侧卵巢，患者对未来是否存在生育能力有顾虑。超声引导的经皮或经阴道穿刺抽液治疗可使卵巢囊肿蒂扭转或附件扭转得到松解，为保留卵巢及附件赢得更多机会。

【适应证】

（1）卵巢囊肿蒂扭转或附件扭转，尤其是妊娠合并卵巢囊肿蒂扭转。

（2）采用促排卵治疗不孕时，卵巢过度刺激所致附件扭转。

【禁忌证】

（1）凝血功能异常：凝血酶原时间＞30 秒，凝血酶原活动度＜40%，或血小板计数＜50×10^9/L。

（2）患者不能耐受超声引导穿刺，或完全不能配合。

（3）使用抗凝或抗聚药物，需停药或使用低分子肝素替代治疗后再行穿刺引流。

（4）无安全进针路径，穿刺置管易损伤周围肠管或大血管者。

【介入前准备】

1. 仪器及物品

（1）超声设备：彩色多普勒超声仪，腹部或浅表探头，徒手或使用穿刺引导架。

（2）穿刺置管器具：最常用 18G～21G PTC 针穿刺，破皮用小尖刀。

（3）消毒用物品：超声介入穿刺包（内含弯盘 1 个、止血钳 2 把、组织钳 1 把、消毒杯 1 个、无菌巾 3 块、消毒棉球 3 个、纱布 4 块、无菌试管 2 个），培养瓶，5～20ml 注射器，碘伏消毒液。或使用经阴道穿刺消毒专用包。

（4）药品：局麻药主要为 2% 盐酸利多卡因，生理盐水，其他临床需要局部注入的硬化剂等。

（5）急救仪器及药物：如生理监护仪、电除颤仪以及常规急救药物。

2. 患者准备

（1）术前行 CT 检查，超声引导经腹穿刺前结合其他影像学进行分析，便于避开肠管、大血管等重要结构。

（2）术前检查血常规、血清四项、凝血四项等指标。

（3）术前与患者及其家属谈话，重点说明治疗目的、简要过程、风险和可能的并发症、费用等，并签署知情同意书。

【操作方法】

1. 体位 患者取仰卧位或截石位。

2. 选择穿刺路径 常规超声显示囊肿，测量囊肿大小及距皮肤的距离，观察穿刺路径上是否有肠管、大血管等重要结构。观察腹腔和腹膜后是否存在游离液体，存图记录。在彩色多普勒协助下选择穿刺路径。

3. 穿刺点消毒及麻醉 对穿刺部位进行常规皮肤或会阴及阴道消毒，铺巾。采用无菌消毒膜包裹超声探头，使用穿刺引导架时，正确安装穿刺引导架。启动超声再次确定进针路径，在进针点皮肤处采用 2% 盐酸利多卡因行局部麻醉，局麻深度至腹膜，经阴穿刺时无需局麻。

4. 超声引导穿刺抽液 在彩色多普勒实时引导下用 18G～21G PTC 针穿刺进入囊肿中心；拔除针芯，显示囊液流出或抽吸囊液（图 8-5-8），分隔较多呈多房样时，可调整针尖进入多个囊腔抽吸。抽吸过程中多数患者疼痛得到缓解。抽吸完毕彩色多普勒观察局部及卵巢的血供恢复情况。

【注意事项】

（1）卵巢囊肿蒂扭转或附件扭转者可发生静脉血栓脱落导致肺栓塞，穿刺治疗可在急诊科床旁进行，便于紧急处理。

（2）选择穿刺路径时，采用平静呼吸状态下清楚显示靶目标，彩色多普勒引导避开肠管及大血管等重要结构；穿刺结合 CT 检查等，以有效避开穿刺路径上的重要结构。

（3）巧克力囊肿扭转者，囊液黏稠，难以抽出，应在抽出少部分囊液后用生理盐水稀释后抽吸；即使不能完全抽吸干净，通过抽吸出部分积液，囊内压减小，多数扭转可以得到松解。

（4）治疗后嘱患者卧床休息 24 小时，注意临床表现，症状持续存在或再发腹痛者，可考虑腹腔镜下治疗。

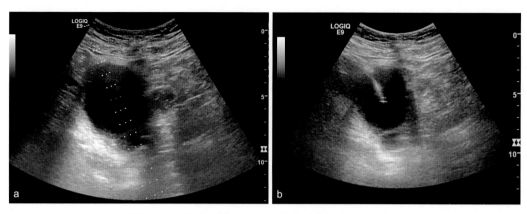

图 8-5-8　超声引导下经皮卵巢囊肿蒂扭转穿刺松解

a. 卵巢囊肿；b. 超声引导下穿刺抽液

【并发症】

1. 出血　穿刺过程中误伤血管或凝血功能异常、血小板降低时穿刺置管引流亦易出血；少量出血可自行停止。采用彩色多普勒实时引导，误伤周围大血管的可能性相对小。

2. 肠管损伤　经腹超声引导穿刺前行 MRI 或 CT 检查，结合其他影像学图像，在超声的实时引导下可有效避免肠管损伤。

【临床价值】

卵巢囊肿蒂扭转或附件扭转是临床急症，主要危害是卵巢附件坏死以及静脉血栓脱落导致肺栓塞，早期得到松解可有效避免上述并发症。研究显示，扭转后 16 小时内得到松解，多数可保留卵巢功能。经腹或经阴道超声能够显示扭转的卵巢囊肿及附件，并可在超声引导进行穿刺抽液减压，扭转松解。多数患者在抽出部分囊液减压后疼痛症状得到缓解。

急诊抽液减压后卵巢囊肿蒂扭转或附件扭转得到有效松解，患者临床症状随即消失。通过急诊处理，部分患者的囊液残留，待炎症完全消失，可择期行超声引导的囊肿硬化治疗或腹腔镜囊肿摘除术。

第6节　超声引导大静脉穿刺置管

【概述】

经外周静脉中心静脉管（peripherally inserted central catheter，PICC）和中心静脉置管（central venous catheter，CVC）是将特制导管置入中心静脉腔的方法。应用几乎涉及临床所有科室，是急救复苏、急危重病和大中手术必不可少的技术。传统主要采用盲穿法进行，对临床医生要求高，对于血管畸形、肥胖、水肿等患者，穿刺失败率高。尤其是盲穿并发症如脏器损伤、气胸、局部出血时有发生。随着便携式超声设备的临床应用，超声引导的大静脉穿刺置管方便、准确，特别是在急危重病患者的抢救中快捷、高效。

【适应证】

临床需要行 PICC 和 CVC 者。特别是肥胖、穿刺部位血管畸形、水肿及小儿等外周静脉穿刺困难者。

【禁忌证】

相对禁忌证主要包括患者不能配合，此时可适当使用镇静药，局麻药和肝素过敏者，穿刺部位感染等。

【介入前准备】

1. 仪器及物品

（1）超声设备：彩色多普勒超声仪，浅表探头，徒手或使用穿刺引导架。

（2）穿刺置管器具：最常用 18G PTC 针穿刺，破皮用小尖刀。

（3）消毒用物品：超声介入穿刺包（内含弯盘 1 个、止血钳 2 把、组织钳 1 把、消毒杯 1 个、无菌巾 3 块、消毒棉球 3 个、纱布 4 块、无菌试管 2 个），5～20ml 注射器，碘伏消毒液，PICC 或 CVC 导管及配套装置，缝线，无菌贴膜。

（4）药品：局麻药主要为 2% 盐酸利多卡因、生理盐水、肝素等。

（5）急救仪器及药物：如生理监护仪、电除颤仪以及常规急救药物。

2. 患者准备

（1）术前检查血常规、血清四项、凝血四项等指标。

（2）术前与患者及其家属谈话，重点说明治疗目的、简要过程、风险和可能的并发症、费用等，并签署知情同意书。

【操作方法】

1. 体位 患者取仰卧位，必要时采用靠垫协助固定体位。

2. 选择穿刺路径 常规超声显示目标血管，使穿刺路径上避开重要结构，在彩色多普勒协助下确定穿刺路径。

3. 穿刺点消毒及麻醉 对穿刺部位进行常规皮肤消毒，铺巾。采用无菌消毒膜包裹超声探头，使用穿刺引导架时，正确安装穿刺引导架。启动超声再次确定进针路径，在进针点皮肤处采用 2% 盐酸利多卡因行局部麻醉。

4. 超声引导穿刺置管 在彩色多普勒实时引导下用 18G PTC 针穿刺进入目标静脉腔中心；拔除针芯，显示静脉血流出，送入导丝，退出 PTC 穿刺针，沿导丝扩皮，将 CVC 管或 PICC 管沿导丝放入静脉腔内，超声确认导管完全进入管腔内（图 8-6-1），并保持通畅，如不通畅可进行调整。局部使用缝合固定，压迫穿刺点 10 分钟左右。术后即刻超声观察穿刺部位是否有血肿。

【注意事项】

（1）右侧锁骨下静脉穿刺时，注意避开肺尖、右侧锁骨下动脉和臂丛神经；颈内静脉穿刺时要避开颈总动脉和迷走神经；股静脉穿刺时需避开股动脉。

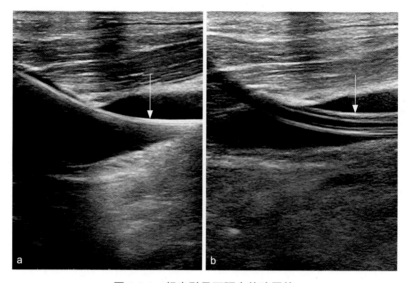

图 8-6-1　超声引导下颈内静脉置管

a. 超声引导下穿刺针穿刺后导丝置入（箭头所示）；b. 沿导丝置入静脉导管（箭头所示）

（2）上臂浅静脉穿刺时需要避开相应伴行动脉。

【并发症】

（1）超声引导外周静脉穿刺成功率可达 100%，有效避免盲穿反复进针导致的假性动脉瘤、气胸及误伤周围重要结构，并发症发生率极低。

（2）置管静脉血栓形成：置管 1 周后静脉管腔或 PICC、CVC 管周可有血栓形成，部分可造成拔管困难。

【临床价值】

超声引导外周静脉穿刺置管准确、安全，对穿刺医生的技术要求相对低，避免反复多次穿刺，更适用于创伤和急危重病的抢救时，并可有效避免盲穿并发症。超声在 CVC 或 PICC 置管后血栓监测及拔管时机选择中也发挥着重要作用。

第 7 节　经皮经门脉穿刺栓塞治疗肝硬化门脉高压出血

【概述】

门脉高压所致食管胃底静脉曲张破裂出血是临床急症，抢救不及时易导致出血性休克，甚至死亡。经皮经肝胃底静脉栓塞治疗（percutaneous transhepatic variceal embolization，PTVE）是在临床应用历史较长的止血技术，曾是 20 世纪 80 年代介入治疗胃 - 食管静脉曲张破裂出血的主要方法。常规方法中多采用盲穿或其他影像学引导下经皮门静脉穿刺，后者不是实时引导，穿刺局部常有并发症。在急诊情况下，超声引导经皮经肝门脉穿刺准确、快速，可以有效避免并发症如脏器损伤、气胸、局部出血发生。

【适应证】

肝硬化门脉高压所致食管胃底静脉曲张破裂出血患者，需要紧急止血以挽救生命。

【禁忌证】

（1）凝血功能异常：凝血酶原时间＞30 秒，凝血酶原活动度＜40%，或血小板计数＜50×10⁹/L，需要边纠正凝血状态边行止血治疗。

（2）全身衰竭，不能耐受经皮经肝胃底静脉栓塞治疗者。

【介入前准备】

1. 仪器及物品

（1）超声设备：便携式彩色多普勒超声仪，腹部或浅表探头，徒手或使用穿刺引导架。

（2）穿刺置管器具：最常用 18G PTC 针穿刺，破皮用小尖刀。

（3）消毒用物品：超声介入穿刺包（内含弯盘 1 个、止血钳 2 把、组织钳 1 把、消毒杯 1 个、无菌巾 3 块、消毒棉球 3 个、纱布 4 块、无菌试管 2 个），5～20ml 注射器，碘伏消毒液。

（4）药品：局麻药主要为 2% 盐酸利多卡因、生理盐水、黏合剂等。

（5）急救仪器及药物：如生理监护仪、电除颤仪以及常规急救药物。

2. 患者准备

（1）术前检查血常规、血清四项、凝血四项等指标。

（2）术前与患者及其家属谈话，重点说明治疗目的、简要过程、风险和可能的并发症、费用等，并签署知情同意书。

【操作方法】

1. 体位　患者取平卧位，必要时采用靠垫协助固定体位。

2. 选择穿刺路径　常规超声显示肝脏目标门静脉，多数选择门静脉右支，部分可选择门静脉左支（图 8-7-1）。使穿刺路径上避开重要结构，在彩色多普勒协助下确定穿刺路径。

3. 穿刺点消毒及麻醉　对穿刺部位进行常规皮肤消毒，铺巾。采用无菌消毒膜包裹超声探头，使用穿刺引导架时，正确安装穿刺引导架。启动超声再次确定进针路径（图 8-7-2），在进针点皮肤处采用 2% 盐酸利多卡因行局部麻醉。

4. 超声引导穿刺抽液　在彩色多普勒实时引导下用 18G PTC 针经皮经肝穿刺进入目标门静脉腔；拔除针芯，显示静脉血流出，送入导丝（图 8-7-3），退出 PTC 穿刺针，置入 5F 导管鞘，经鞘置入 5FCobra 导管、直侧管，导管头端置于脾静脉或肠系膜上静脉，行门脉系统的数字减影血管造影（DSA），观察胃冠状静脉、胃短静脉及脾胃静脉迂曲扩张情况以及与胃底食管静脉曲张的关系，判断有无脾肾分流。DSA 引导下将导管超选至曲张静脉近端，经导管置入弹簧钢圈，再次造影示曲张静脉血流缓慢，分流道血流消失，随后，经导管缓慢注入组织栓塞黏合剂 0.5ml，最后造影确认血流阻断，曲张静脉消失。拔出导管、导管鞘，包扎穿刺点。

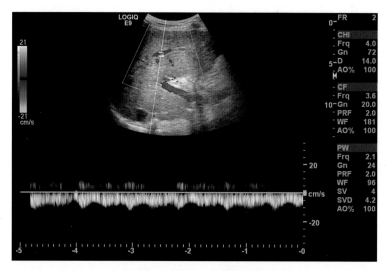

图 8-7-1　超声确定栓塞血管

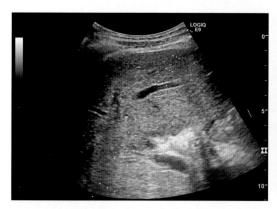

图 8-7-2　超声引导下选择进针路径

虚线所示为拟进针路径

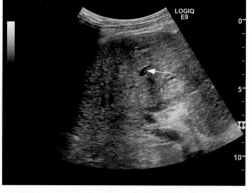

图 8-7-3　超声引导下门静脉腔内置入导丝

箭头所示为导丝

5. 术后观察　术后观察穿刺部位及腹腔是否有积液，并留图。嘱患者静卧 24 小时，观察有无不适反应。

【注意事项】

（1）选择穿刺路径时，采用平静呼吸状态下清楚显示靶目标，彩色多普勒引导避开肝内较大血管和重要结构，争取一次穿刺成功。

（2）在超声引导下沿导丝放入 5F 导管鞘，清晰显示导管鞘进入靶血管，勿用力过猛，以免损伤血管。

（3）对于门脉较细、门脉变异大、门静脉海绵样变或伴血栓形成者经皮经肝穿刺容易失败，穿刺前要做好超声评估。

【并发症】

超声引导经皮经肝门静脉穿刺成功率高，可避免盲穿反复进针导致的出血、气胸、胆汁漏等并发症。

【临床价值】

门脉高压所致食管胃底静脉曲张破裂出血死亡率高达 45%，急诊有效止血是降低死亡率的关键。经皮经肝门静脉穿刺栓塞治疗止血效果较传统三腔管压迫和内镜下硬化剂治疗效果更确切，病死率明显降低。超声引导经皮经肝门静脉穿刺在实时超声引导下，穿刺准确率高，穿刺并发症少，是进一步栓塞止血治疗的关键，能有效减少穿刺时间，为该类患者的抢救赢得时机。

（唐　杰　吕发勤　黎檀实）

参 考 文 献

陈亮，顾建平，何旭，等，2005. 超选择性动脉栓塞治疗肝脾损伤出血［J］. 医学影像学杂志，15（3）：217-219.

董宝玮，朱世亮，刘英棣，1990. 临床介入性超声学［M］. 北京：中国科学技术出版社：118-120，151-154.

冯占斌，李崇明，成蕊宁，等，2008. 超声引导下心包穿刺置管 31 例临床体会［J］. 白求恩军医学院学报，6（2）：95-96.

阚志超，经翔，于长鹿，等，2010. 经皮经肝胃底静脉栓塞治疗肝硬化合并胃底静脉曲张出血［J］. 武警医学院学报，19（5）：402-404.

李楠，敖国昆，吴凯，等，2005. 急诊经皮经肝胃冠状静脉栓塞术联合食道静脉套扎治疗食管静脉曲张出血 14 例［J］. 实用医学杂志，（16）1811-1812.

刘吉斌，2004. 现代介入性超声诊断与治疗［M］. 北京：科学技术文献出版社：58-65，72，77，85.

吕发勤，黎檀实，唐杰，2014. 超声微创介入治疗在急救医学中的应用［J］. 临床急诊杂志，15（1）：1-4.

吕发勤，黎檀实，2012. 超声技术在重症急性胰腺炎诊断和微创治疗中的应用前景［J］. 中华急诊医学杂志，10：1077-1079.

吕海龙，姜玉峰，彭心宇，等，2012. 经皮经肝胆囊穿刺置管引流术后并发症的防治［J］. 中国普通外科杂志，2（21）：235-237.

潘凡，江艺，张小进，等，2012. 床旁经皮经肝胆囊穿刺引流术在高龄急性化脓性胆囊炎患者中的应用价值［J］. 临床肝胆病杂志，28（1）：21-22.

钱林学，王宝恩，2003. 联合导向下经皮经肝胃冠状静脉栓塞治疗食管胃底静脉曲张出血［J］. 中华肝脏病杂志，（11）：667-668.

王月香，唐杰，安力春，等，2006. 超声造影引导微波凝固治疗Ⅰ～Ⅲ级肝外伤的实验研究［J］. 中国医学影像技术，22（2）：173-176.

吴阶平，裘法祖. 吴孟超，等，2008. 黄家驷外科学［M］. 7 版. 北京：人民卫生出版社：1324-1344.

Albayram F, Hamper UM, 2001. Ovarian and adnexal torsion: spectrum of sonographic findings with pathologic correlation［J］. J Ultrasound Med, 20 (10): 1083-1089.

Allah MH, Salama ZA, El-Hindawy A, et al, 2012. Role of peritoneal ultrasonography and ultrasound-guided fine needle aspiration cytology/biopsy of extravisceral masses in the diagnosis of ascites of undetermined origin [J]. Arab J Gastroenterol, 13 (3): 116-124.

Amerstorfer EE, Haberlik A, Riccabona M, 2015. Imaging assessment of renal injuries in children and adolescents: CT or ultrasound? [J]. Pediatr Surg, 50 (3): 448-455.

Avritscher R, Krishnamurthy S, Ensor J, et al, 2010. Accuracy and sensitivity of computed tomography-guidedpercutaneous needle biopsy of pulmonary hilarlymph nodes [J]. Cancer, 116 (8): 1974-1980.

Ba MC, Long H, Wu YB, 2013. Treatment of gestational choriocarcinoma and massive ascites by hypothermic intraperitonealperfusion chemotherapy guided by ultrasound followed by cytoreductive surgery [J]. Pak J Med Sci, 29 (2): 663-665.

Bednarek M1, Budzyński P, Poźniczek M, et al, 2012. Percutaneous ultrasound-guided drainage of the biliary tree in palliative treatment of mechanical jaundice: 17 years of experience [J]. WideochirInne Tech MaloInwazyjne, 7 (3): 193-196.

Blaivas M, 2005. Emergency diagnostic paracentesis to determine intraperitoneal fluid identity discovered on bedside ultrasound of unstable patients [J]. J Emerg Med, 29 (4): 461-465.

Britton PD, Provenzano E, Barter S, et al, 2009. Ultrasoundguidedpercutaneous axillary lymph node core biopsy: how often is the sentinel lymph node being biopsied? [J]Breast, 18 (1): 13-16.

Buchanan MS, Backlund B, Liao MM, et al, 2014. Use of ultrasound guidance for central venous catheter placement: survey from the American Board of Emergency Medicine Longitudinal Study of Emergency Physicians [J]. AcadEmerg Med, 21 (4): 416-421.

Cağlar M, Cetinkaya N, Ozgü E, et al, 2014. Persistent ascites due to sclerosing encapsulating peritonitis mimicking ovarian carcinoma: A case report [J]. J Turk GerGynecol Assoc, 15 (3): 201-203.

Cantasdemir M, Kara B, Cebi D, et al, 2003. Computed tomography-guided percutaneous catheter drainage of primary and secondary iliopsoas abscesses [J]. Clin Radiol, 58: 811-815.

Chang EM, Kim A, Kim JW, et al, 2010. Ultrasound-guided transvaginal aspiration as initial treatment for adnexal torsion following ovarianhyperstimulation [J]. Eur J ObstetGynecolReprod Biol, 152 (1): 60-63.

Chawla K, D' Souza A, N SB, et al, 2012. Primary tubercular psoas abscess: A rare presentation [J]. J Infect Dev Ctries, 6: 86-88.

Coelho FF, Perini MV, Kruger JA, et al, 2014. Management of variceal hemorrhage: current concepts [J]. Arq Bras Cir Dig, 27 (2): 138-144.

Cornily JC, Pennec PY, Castellant P, et al, 2008. Cardiac tamponade in medical patients: A 10-year follow-up survey [J]. Cardiology, 111: 197-201.

Covey AM, Brown KT, 2006. Palliative percutaneous drainage in malignant biliary obstruction. Part 1: indications and preprocedure evaluation [J]. J Support Oncol, 4: 269-273.

Covey AM, Brown KT, 2006. Palliative percutaneous drainage in malignant biliary obstruction. Part 2: Mechanisms and postprocedure management [J]. J Support Oncol, 4: 329-335.

Covey AM, Brown KT, 2008. Percutaneous transhepatic biliary drai-nage [J]. Tech VascIntervRadiol, 11: 14-20.

Crowe DR, Eloubeidi MA, Chhieng DC, et al, 2006. Fine-needle aspiration biopsy of hepatic lesions: computerized tomographic-guided versus endoscopic ultrasound-guided FNA [J]. Cancer, 108 (3): 180-185.

Dave BR, Kurupati RB, Shah D, et al, 2014. Outcome of percutaneous continuous drainage of psoas abscess: A clinically guided technique [J]. Indian J Orthop, 48 (1): 67-73.

Deutsch GB, Sathyanarayana SA, Singh N, et al, 2014. Ultrasound-guided placement of midline catheters in the surgical intensive care unit: a cost-effective proposal for timely central line removal [J]. J Surg Res, 191 (1): 1-5.

Dinç H, Ahmetoğlu A, Baykal S, et al, 2002. Image-guided percutaneous drainage of tuberculous iliopsoas and spondylodiskitic abscesses: midterm results [J]. Radiology, 225 (2): 353-358.

Duan X, Zhang K, Han X, et al, 2014. Comparison of Percutaneous Transhepatic Variceal Embolization (PTVE) Followed by Partial SplenicEmbolization versus PTVE Alone for the Treatment of Acute Esophagogastric Variceal Massive Hemorrhage [J]. J VascIntervRadiol, 25 (12): 1858-1865.

Egan AM1, McPhillips D, Sarkar S, et al, 2014. Malignant pleural effusion [J]. QJM, 107 (3): 179-184.

Feeney DA, Ober CP, Snyder LA, et al, 2013. Ultrasound criteria and guided fine-needle aspiration diagnostic yields in small animal peritoneal, mesenteric and omental disease [J]. Vet Radiol Ultrasound, 54 (6): 638-645.

Fortune B, Garcia-Tsao G, 2014. Current Management Strategies for Acute Esophageal Variceal Hemorrhage [J].CurrHepatol Rep, 13 (1): 35-42.

Gaballah M, Krishnamurthy G, Keller MS, et al, 2014. US-guided placement and tip position confirmation for lower-extremity central venous access in neonates and infants with comparison versus conventional insertion [J]. J VascIntervRadiol, 25 (4): 548-555.

Hayashi N, Sakai T, Kitagawa M, et al, 1997. US-guided left-sided biliary drainage: nine-year experience [J]. Radiology, 204 (1): 119-122.

Hieken TJ, Trull BC, Boughey JC, et al, 2013. Preoperative axillary imaging with percutaneouslymph node biopsy is valuable in the contemporary management of patients with breast cancer [J]. Surgery, 154 (4): 831-838.

Huang CC1, Lo HC, Tzeng YM, et al, 2007. Percutaneous transhepatic gall bladder drainage: a better initial therapeutic choice for patients with gall bladder perforation in the emergency department [J]. Emerg Med J, 24 (12): 836-884.

Ihama Y1, Fukazawa M, Ninomiya K, et al, 2012. Peritoneal bleeding due to percutaneous transhepatic gallbladder drainage: An autopsy report [J]. World J Hepatol, 4 (10): 288-290.

Inglis R, King AJ, Gleave M, et al, 2011. Pericardiocentesis in contemporary practice [J]. J Invasive Cardiol, 23 (6): 234-239.

Jama GM, Scarci M, Bowden J, et al, 2014. Palliative treatment for symptomatic malignant pericardial effusion [J]. Interact CardiovascThorac Surg, 19 (6): 1019-1026.

Jones PW1, Moyers JP, Rogers JT, et al, 2003. Ultrasound-guided thoracentesis: is it a safer method? [J]. Chest, 123 (2): 418-423.

Keckler SJ, Tsao K, Sharp SW, et al, 2008. Resource utilization and outcomes from percutaneous drainage and interval appendectomy for perforated appendicitis with abscess [J]. J Pediatr Surg, 43 (6): 977-980.

Kelly LJ, 2014. Getting the most from ultrasound guidance for CVC insertion [J]. Br J Nurs, 23 (2): S24, S26-8, S30.

Kim IG1, Kim JS, Jeon JY, et al, 2011. Percutaneous transhepatic gallbladder drainage changes emergency laparoscopic cholecystectomy to an elective operation in patients with acute cholecystitis [J]. J LaparoendoscAdvSurg Tech A, 21 (10): 941-946.

Kristensen MS, Teoh WH, Graumann O, et al, 2014. Ultrasonography for clinical decision-making and intervention in airway management: from the mouth to the lungs and pleurae [J]. Insights Imaging, 5 (2): 253-279.

Kumar S, Asrani SK, Kamath PS, 2014. Epidemiology, Diagnosis and Early Patient Management of Esophagogastric Hemorrhage [J]. Gastroentero lClin North Am, 43 (4): 765-782.

Kupesic S, Plavsic BM, 2010. Adnexal torsion: color Doppler and three-dimensional ultrasound [J]. Abdom Imaging, 35 (5): 602-606.

Laganà D, Carrafiello G, Mangini M, et al, 2008. Image-guided percutaneous treatment of abdominal-pelvic abscesses: a 5-year experience [J]. Radiol Med, 113 (7): 999-1007.

Lasso Betancor CE, Garrido Pérez JI, Murcia Pascual FJ, et al, 2014. Ovarian torsion. long-term follow-up of the black-bluish ovary after laparoscopic detorsion [J]. Cir Pediatr, 27 (1): 26-30.

LeeVan E, Zmora O, Cazzulino F, et al, 2016. Management of pediatric blunt renal trauma: A systematic review [J]. J Trauma Acute Care Surg, 80 (3): 519-528.

Lim N, Desarno MJ, Lidofsky SD, et al, 2014. Hospitalization for variceal hemorrhage in an era with more prevalent cirrhosis [J]. World J Gastroenterol, 20 (32): 11326-11332.

Lin Q, Lv F, Luo Y, et al, 2015. Contrast-enhanced ultrasound for evaluation of renal trauma during acute hemorrhagic shock: a canine model [J]. J Med Ultrason (2001), 42 (2): 199-205.

Liu FL, Li H, Wang XF, et al, 2014. Acute acalculous cholecystitis immediately after gastric operation: case report and literatures review [J]. World Gastroenterol, 20 (30): 10642-10650.

Lv F, Ning Y, Zhou X, et al, 2014. Effectiveness of contrast enhanced ultrasound in classification emergency treatment of abdominal parenchymal organ trauma [J]. Eur Radiol, 24 (10): 2640-2648.

Lv FQ, Duan YY, Liu X, et al, 2007. Establishment of a Rabbit of Superior Vena Cava Obstruction. Exp [J]. Anim, 56 (2): 111-117.

Lv FQ, Duan YY, Yuan LJ, et al, 2008. Doppler superior vena cava flow evolution and respiratory variation in superior vena cava syndrome [J]. Echocardiography, 25 (4): 360-365.

Lv FQ, Tang J, Li WX, et al, 2008. Hemostatic agents injected directly into hepatic injury sites for liver trauma hemorrhage by the guidance of contrast-enhanced ultrasound: an animal experiment [J]. Ultrasound Med Biol, 34 (10): 1604-1609.

Marin D, Ho LM, Barnhart H, et al, 2010. Percutaneous abscess drainage in patients with perforated acute appendicitis: effectiveness, safety, and prediction of outcome [J]. Am J Roentgenol, 194 (2): 422-429.

McBeth P, Crawford I, Tiruta C, et al, 2013. Help is in your pocket: the potential accuracy of smartphone- and laptop-based remotely guidedresuscitativetelesonography [J]. Telemed J E Health, 19 (12): 924-930.

Meyer P, Cronier P, Rousseau H, et al, 2014. Difficult peripheral venous access: clinical evaluation of a catheter inserted with the Seldinger method under ultrasound guidance [J]. J Crit Care, 29 (5): 823-827.

Moghadamfalahi M, Podoll M, Frey AB, et al, 2014. Impact of immediate evaluation of touch imprint cytology from computed tomography guided coreneedle biopsies of mass lesions: Single institution experience [J]. Cytojournal, 11: 15.

Moore EE, Shackford SR, Pachter HL, et al, 1989. Organ injury scaling: spleen, liver, and kidney [J]. J Trauma, 29 (12): 1664-1666.

Navve D, Hershkovitz R, Zetounie E, et al, 2013. Medial or lateral location of the whirlpool sign in adnexal torsion: clinical importance [J]. J Ultrasound Med, 32 (9): 1631-1634.

OKinoshita H1, Hashimoto M, Nishimura K, et al, 2002. Two cases of acute cholecystitis in which percutaneous transhepatic gallbladder aspiration (PTGBA) was useful [J]. Kurume Med J, 49 (3): 161-165.

Patel N, Rafique AM, Eshaghian S, et al, 2013. etrospective comparison of outcomes, diagnostic value, and complications of percutaneous prolonged drainage versus surgical pericardiotomy of pericardial effusion associated with malignancy [J]. Am J Cardiol, 15, 112 (8): 1235-1239.

Perbet S, Pereira B, Grimaldi F, et al, 2014. Guidance and examination by ultrasound versus landmark and radiographic method for placement of subclavian central venous catheters: study protocol for a randomized controlled trial [J]. Trials, 15: 175.

Petralia G, Conte G, Fiori ED, et al, 2013. Contrast-enhanced ultrasound sonography optimises the assessment of lymph nodes in oncology [J]. Ecancermedicalscience, 7: 328.

Pieri S, Agresti P, Altieri AM, et al, 2009. Percutaneous management of complications of tuberculouss-pondylodiscitis: Short- to medium-term results [J]. Radiol Med, 114: 984-995.

Poonai N, Poonai C, Lim R, et al, 2013. Pediatric ovarian torsion: case series and review of the literature

［J］. Can J Surg, 56 (2): 103-108.

Oge T, Ozalp SS, Yalcin OT, et al, 2012. Peritoneal tuberculosis mimicking ovarian cancer［J］. Eur J Obstet Gynecol Reprod Biol, 162 (1): 105-108.

Que Y, Tao C, Wang Y, et al, 2009. Nodules in the thickened greater omentum: a good indicator of lesions?［J］. J Ultrasound Med, 28 (6): 745-748.

Que Y, Wang X, Liu Y, et al, 2009. Ultrasound-guided biopsy of greater omentum: an effective method to trace the origin of unclear ascites［J］. Eur J Radiol, 70 (2): 331-335.

Rando K, Castelli J, Pratt JP, et al, 2014. Ultrasound-guided internal jugular vein catheterization: a randomized controlled trial［J］. Heart Lung Vessel, 6 (1): 13-23.

Rousseau-Bussac G, Crequit P, Alifano M, et al, 2014. Management of malignant pericardial effusion in lung cancer［J］. Rev Mal Respir, 31 (8): 746-53.

Saltzman AJ, Paz YE, Rene AG, et al, 2012. Comparison of surgical pericardial drainage with percutaneous catheter drainage for pericardial effusion［J］. J Invasive Cardiol, 24 (11): 590-593.

Sasaki KJ, Miller CE, 2014. Adnexal torsion: review of the literature［J］. J Minim Invasive Gynecol, 21 (2): 196-202.

Schoellnast H, Komatz G, Bisail H, et al, 2010. CT-guidedbiopsy of lesions of the lung, liver, pancreas or of enlarged lymph nodes: value of additional fine needle aspiration (FNA) to core needle biopsy (CNB) in an offsite pathologist setting［J］. AcadRadiol, 17 (10): 1275-1281.

Seo S, Yoo C, Yoon DH, et al, 2014. Clinical features and outcomes in patients with human immunodeficiency virus-negative, multicentric Castleman's disease: a single medical center experience［J］. Blood Res, 49 (4): 253-258.

Shakti D, Hehn R, Gauvreau K, et al, 2014. Idiopathic pericarditis and pericardial effusion in children: contemporary epidemiology and management［J］. J Am Heart Assoc, 3 (6): e001483.

Shibasaki S1, Takahashi N, Toi H, et al, 2014. Percutaneous transhepatic gallbladder drainage followed by elective laparoscopic cholecystectomy in patients with moderate acute cholecystitis under antithrombotic therapy［J］. J HepatobiliaryPancreat Sci, 21 (5): 335-342.

Shimada M, Harimoto N, Maehara S, et al, 2002. Minimally invasive hepatectomy: modulation of systemic reactions to operation or laparoscopic approach?［J］. Surgery, 131 (1 Suppl): S312-317.

Shimizu I, Okazaki Y, Takeda W, et al, 2014. Use of percutaneous image-guided coaxial core-needle biopsy for diagnosis of intraabdominallymphoma［J］. Cancer Med, 3 (5): 1336-1341.

Suzuki T. 2014. Ultrasound and venipuncture［J］. Masui, 63 (9): 988-1001.

Tang H, Pan T, Qin X, et al, 2012. A portable thoracic closed drainage instrument for hemopneumothorax［J］. J Trauma Acute Care Surg, 72 (3): 671-675.

Tang J, Lv FQ, Li WX, et al, 2008. Local Injection of Haemostatic Agent Using Contrast-enhanced Ultrasound Guidance for Treatment of Blunt Hepatic Haemorrhage: An Animal Study［J］. American Journal of Roentgenology, 191 (3): W107-111.

Tang J, Lv FQ, Li WX, et al, 2008. Percutaneous injection of hemostatic agents for severe blunt hepatic trauma: an experimental study［J］. Eur Radiol, 1604-1609.

Tian X, Wang Q, Zhang C, et al, 2011. Modified percutaneous transhepatic variceal embolization with 2-octylcyanoacrylate for bleedinggastric varices: long-term follow-up outcomes［J］. Am J Roentgenol, 197 (2): 502-509.

Torchia MG, Misselwitz B, 2002. Combined MR lymphangiography and MR imaging-guided needle localization of sentinel lymph nodes using Gadomer-17［J］. AJR Am J Roentgenol, 179 (6): 1561-1565.

Torzilli G, Makuuchi M, Komatsu Y, et al, 1999. US guided biliary drainage during hepatopancreatico-jejunostomy for diffuse bile duct carcinoma［J］. Hepatogastroenterology, 46 (26): 863-866.

Tsang TS, Enriquez-Sarano M, Freeman WK, et al, 2002. Consecutive 1, 127 therapeutic echocardiographically guided pericardiocenteses: Clinical profile, practice patterns, and outcomes spanning 21 years [J]. Mayo ClinProc, 77: 429-436.

Uzunkoy A, Harma M, Harma M, 2004. Diagnosis of abdominal tuberculosis: experience from 11 cases and review of the literature [J]. World J Gastroenterol, 10 (24): 3.

Valsky DV, Esh-Broder E, Cohen SM, et al, 2010. Added value of the gray-scale whirlpool sign in the diagnosis of adnexal torsion [J]. Ultrasound Obstet Gynecol, 36 (5): 630-634.

Vayre F, Lardoux H, Pezzano M, et al, 2000. Subxiphoidpericardiocentesis guided by contrast two-dimensional echocardiography in cardiac tamponade: Experience of 110 consecutive patients [J]. Eur J Echocardiography, 1: 66-71.

Veerapand P, Chotimanvijit R, Laohasrisakul N, et al, 2004. Percutaneous ultrasound-guided fine needle aspiration of abdominal lymphadenopathy in AIDS patients [J]. J Med Assoc Thai, 87 (4): 400-404.

Vegas A, Denault A, Royse C, 2014. A bedside clinical and ultrasound-based approach to hemodynamic instability - Part II: bedside ultrasound in hemodynamic shock: continuing professional development [J]. Can J Anaesth, 61 (11): 1008-1027.

Vozianov S, Sabadash M, Shulyak A, 2015. Experience of renal artery embolization in patients with blunt kidney trauma [J]. Cent European J Urol. 68 (4): 471-477.

Wang J, Gao L, Tang S, et al, 2013. A retrospective analysis on the diagnostic value of ultrasound-guided percutaneous biopsy for peritoneal lesions [J]. World J SurgOncol, 11: 251.

Wang J, Tian XG, Li Y, et al, 2013. Comparison of modified percutaneous transhepatic variceal embolization and endoscopiccyanoacrylate injection for gastric variceal rebleeding [J]. World J Gastroenterol, 19 (5): 706-714.

Wang Y, Xie Y, Wu X, et al, 2013. Laparoscopic management of pedicle torsion of adnexal cysts [J]. OncolLett, 5 (5): 1707-1709.

Wroński M, Cebulski W, Karkocha D, et al, 2013. Ultrasound-guided percutaneous drainage of infected pancreatic necrosis [J]. SurgEndosc, 27 (11): 4397-4398.

Yacoub WN, Sohn HJ, Chan S, et al, 2008. Psoas abscess rarely requires surgical intervention [J]. Am J Surg, 196 (2): 223-227.

Yakasai IA, Bappa LA, 2012. Diagnosis and management of adnexal masses in pregnancy [J]. J Surg Tech Case Rep, 4 (2): 79-85.

Yamaguchi H, Ito M, Toyoda N, 2000. Real-time ultrasonographically guided transvaginal instillation for intraperitoneal chemotherapy ofovarian carcinoma [J]. GynecolOncol, 79 (2): 332-335.

Zerem E, Salkic N, Imamovic G, et al, 2007. Comparison of therapeutic effectiveness of percutaneous drainage with antibiotics versus antibiotics alone in the treatment of periappendiceal abscess: is appendectomy always necessary after perforation of appendix? [J]. SurgEndosc, 21 (3): 461-466.

Zhu K, Meng X, Zhou B, et al, 2013. Percutaneous transsplenic portal vein catheterization: technical procedures, safety, and clinical applications [J]. J VascIntervRadiol, 24 (4): 518-527.

Zochios VA, Wilkinson J, Dasgupta K, 2014. The role of ultrasound as an adjunct to arterial catheterization in critically ill surgical and intensive care unit patients [J]. J Vasc Access, 15 (1): 1 4.